GOLDMANN

HEINZ G.
KONSALIK

Hrsg.

Die fesselndsten Arztgeschichten

GOLDMANN VERLAG

Mitarbeit bei der Auswahl: Anna Carlott Fontana
Der Quellen- und Rechte-Nachweis befindet sich auf Seite 416

Der Goldmann Verlag
ist ein Unternehmen der Verlagsgruppe Bertelsmann

Made in Germany · 1. Auflage · 12/91
Umschlagentwurf: Design Team, München
Umschlagfoto: Zefa/Stockmarket, Düsseldorf
Satz: IBV Satz- und Datentechnik GmbH, Berlin
Druck: Elsnerdruck, Berlin
Verlagsnummer: 11586
MV · Herstellung: Stefan Hansen
ISBN 3-442-11586-8

Inhalt

CHRISTIAN BARNARD Ein gebrochenes Herz 7
WILL BERTHOLD Ein Doktor macht noch keinen Arzt . . 32
MICHAIL BULGAKOW Das Handtuch mit dem Hahn . . . 48
TAYLOR CALDWELL Hysterie 63
ROBIN COOK Die Abtreibung 92
A. J. CRONIN Sir Walters letzter Patient 130
MARIE LOUISE FISCHER Wettlauf mit der Zeit 139
RICHARD GORDON Rumbelows Sensation 150
PETER HEIM Jeder Mensch ist etwas ganz Besonderes . . 173
RUDYARD KIPLING Botschaft aus dem Jenseits 208
JOHN KNITTEL Damnoorah 214
HEINZ G. KONSALIK Die Reihenuntersuchung 236
HEINZ G. KONSALIK In der »Schwimmenden Stadt« . . . 266
HEINZ G. KONSALIK Das Ultimatum 297
AXEL MUNTHE Ein Modearzt 356
MIKA WALTARI Sinuhe – »Er, der einsam ist« 374

Christian Barnard

Ein gebrochenes Herz

Eine Krankenschwester mit großen Augen über der Gesichtsmaske zupfte Deon schüchtern am Ärmel. »Dr. Moorhead, Herr Professor.«

Er versuchte, sich zu beherrschen, aber seine Stimme war heiser. »Was ist mit ihm?«

»Er sagt, er ist gleich soweit. Dann können Sie anfangen, Herr Professor.«

Er nickte und ging vor ihr her zum Operationssaal. Der Narkosearzt machte ihm schweigend Platz, und Deon blickte auf den Operationstisch und das gleichmäßig schlagende Herz hinunter. Und wieder ging ihm durch den Kopf, was das Kind zu ihm gesagt hatte.

Sie hieß Marietje und war acht Jahre alt. Wie gewöhnlich hatte er es bis gestern abend vermieden, sie zu sehen. Sie hatte rotes Haar, Sommersprossen und eine Stupsnase und ließ sich willig untersuchen. Er hatte das kleine Mädchen ermutigend angelächelt und seine Hand auf ihre Brust gelegt. Peter Moorhead stand am Fußende des Bettes, sie sahen sich stirnrunzelnd an. Deon hatte sein Stethoskop liegen lassen, und jeder wollte der erste sein, ihm ein anderes zu reichen. Ein junger Assistenzarzt gewann das Rennen und lächelte verlegen, als Deon ihm mit einem kurzen Nicken dankte.

Ein anderer Assistent fummelte ungeschickt mit der Röntgenplatte herum, und Deon nahm sie ihm ungeduldig aus der Hand. Er hielt sie gegen das Licht und zog mit dem Finger die Umrißlinie des erweiterten Herzens nach. Dann sah er zum erstenmal direkt in das Kindergesicht. Kluge grüne Augen blickten ihm aufmerksam entgegen. Sie war nicht so teilnahmslos, wie sie tat. Was mochte sie über ihren Zustand wissen?

Er zwinkerte ihr freundlich zu. Sofort trat ein weicher Schimmer in ihre Augen.

»Du bist Dr. van der Riet«, verkündete sie.

»Stimmt. Und du bist Marietje.«

»Ja«, stimmte sie feierlich zu. Plötzlich lächelte sie, hievte sich auf ihre Ellbogen und sagte vertraulich zu ihm: »Weißt du, ich habe ein gebrochenes Herz.«

Mechanisch ging er an das Waschbecken in der linken Ecke, das er immer benutzte, so wie er an Operationstagen immer dieselbe Route ins Krankenhaus nahm, seinen Wagen in derselben Parklücke abstellte, immer den Eingang »Nicht für Weiße« benutzte, am Fahrstuhl links abbog und die Treppe auf der »Nur für Weiße«-Seite hochging. Er folgte dieser Routine, um sein Selbstvertrauen zu stärken, aber er mußte sich selbst eingestehen, daß auch ein Quentchen Aberglaube dabei war. Das sollte mein Vater wissen, dachte er oft, daß sein Sohn, der nüchterne Wissenschaftler, der die Religion als rührseligen Mumpitz abtut, vor seiner Arbeit ein Stoßgebet zum Himmel schickt!

Er drehte die Hähne auf und mischte das Wasser, bis es warm lief. Genüßlich ließ er das sprudelnde Naß über Hände und Unterarme laufen. Er seifte sich ein, langte nach der Bürste neben sich und machte sich daran, die linke Handfläche zu schrubben. Etwas stimmte nicht, aber er war zu vertieft in seine Gedanken an die Operation, um sich darum zu kümmern. Mit langen Strichen bürstete er die Innenseite seines Unterarms. Da wußte er, was es war: die Bürste! Es war ein neues Modell mit einem Holzgriff statt der gewohnten Plastikverarbeitung. Er fuhr mit dem Finger über die Borsten. Sie waren steif und hart.

»Was soll das hier?« fuhr er die junge Hilfsschwester an, die mit der Flasche Desinfektionslösung neben ihm stand.

Sie wich erschrocken zurück, als er ihr mit der Holzbürste vor dem Gesicht herumwedelte.

»Ich weiß nicht, Herr Professor.« Sie biß sich auf die Unterlippe.

»Wo ist die Oberschwester?« bellte er.

Das Mädchen stellte die Plastikflasche ab und huschte eilig hinaus. Deon warf die Bürste hin und seifte weiter.

Die Oberschwester war eine große, dickliche Frau mit ängstlichen Augen. Wie er aus Erfahrung wußte, war sie aber nicht aus der Ruhe zu bringen. »Kann ich Ihnen helfen, Herr Professor?«

Deon ärgerte sich schon über den Anraunzer, den er der Kleinen verpaßt hatte, und sagte daher betont mild: »Diese Dinger sind unmöglich, Schwester. Die haben Borsten wie ein Stachelschwein.« Er fuhr sich mit der Bürste über den Unterarm und zeigte ihr die roten Striemen, die sie auf seinen Armen hinterließ. »Für den Fußboden sind die sicher ideal, aber ich möchte gern wissen, wie sie hierherkommen.«

Die Oberschwester seufzte. »Ich hab' ja gleich gesagt, daß wir sie nicht brauchen können. Aber die Verwaltung hat sie bestellt. Soll ich Sie mit dem Verwaltungsdirektor verbinden?«

Er schüttelte resigniert den Kopf. »Ich muß jetzt in den Operationssaal. Lassen Sie nur.« Er wandte sich wieder dem Becken zu, an dem das Wasser noch lief. »Ich kümmere mich später darum, Schwester.«

Er wusch sich fertig und ging in den Operationssaal, sorgfältig bemüht, seine Beklemmung zu verbergen. Seine Arme schmerzten von der harten Bürste und der Desinfektionslösung. Eine Schwester half ihm in den Operationsmantel, aber er nahm es kaum wahr, denn seine ganze Aufmerksamkeit galt der Patientin auf dem Tisch. Das hohe Piepsen des Monitors ertönte gleichmäßig etwa neunzigmal in der Minute. Das Manometer zeigte, daß der mittlere Arteriendruck etwa siebzig betrug.

»Wie geht es ihr, Tom?«

Der Narkosearzt nickte, ohne aufzusehen. »Alles in Ordnung.«

Warum bin ich nur so verkrampft? dachte Deon. Es ist doch nur ein Scheidewanddefekt. Sogar die Assistenzärzte wagen sich neuerdings an so eine Operation. Warum also die Nervosität? Wegen der Bemerkung mit dem gebrochenen Herzen? Mach dich doch nicht lächerlich!

Er spülte den Puder von seinen Gummihandschuhen und nahm seinen Platz links vom Tisch ein. Peter wechselte auf den Platz des Ersten Assistenten ihm gegenüber, und der junge Franzose, Dr. Carrère, der erst seit zwei Wochen zum Team gehörte, stellte sich neben Deon.

Der Herzbeutel war offen, und das Herz schlug in vollkommenem Sinusrhythmus. Jeder Vorhofkontraktion folgte – Bruchteile einer Sekunde später – die Systole der Herzkammern. Die erweiterte rechte Herzkammer und die Lungenarterie wölbten sich vor. Deon legte vorsichtig einen Finger auf das Herz. Es vibrierte bei jeder Kontraktion, wenn Blut durch das Loch in der Scheidewand spritzte. Dieses Loch wollte er jetzt schließen. Aber zuerst mußte er drankommen. Ohne aufzusehen, streckte er der Operationsschwester die Hände entgegen. »Pinzette und Schere, bitte.«

Die Schwester legte ihm übereifrig die Schere in die linke und die Klemme in die rechte Hand. Den Blick weiter auf das Herz gerichtet, legte er die Instrumente nieder, streckte die Hände wieder aus und wiederholte scharf: »Pinzette und Schere, bitte.«

Die Schwester errötete bis an die Haarwurzeln, als sie ihren Fehler erkannte, und wechselte die Instrumente blitzschnell um.

Dabei verdrehte sie die Augen. Das entging Deon nicht, und er konnte förmlich sehen, was sie dachte: Wieder so ein Tag! Er warf ihr einen strengen Blick zu.

Er merkte, wie ihm die Hände zitterten, aber es war nicht schlimmer als sonst. Sie arbeiteten präzise und sicher. Sein Selbstvertrauen kehrte allmählich zurück, und die Operation nahm ihren normalen Verlauf, bis die Maschine die Funktion von Herz und Lunge übernommen hatte. Die Kühlung schützte Herz, Gehirn und andere lebenswichtige Organe vor einem etwaigen Sauerstoffmangel, eine zusätzliche Sicherheitsmaßnahme. Er arbeitete mit Netz und doppeltem Boden.

Jetzt mußte er die rechte Herzkammer öffnen, um an das Loch heranzukommen.

»Messer.«

Ein vorsichtiger Einschnitt, etwa zwei Zentimeter lang, zwischen und parallel zu zwei Ästen der rechten Kranzarterie, die über die vordere Kammernwand lief.

»Untere Saugpumpe anstellen, bitte.«

Peter arbeitete sich mit dem Saugkopf durch den Einschnitt und saugte die Kammernhöhle leer.

»Haken. Peter, halten Sie diesen hier. Und Sie, Dr. Carrère, den anderen. Nicht so! Herrgott, nun halten Sie ihn doch so, wie ich ihn Ihnen gebe!«

Deon spähte in die Kammer, die nun von den beiden Wundhaken aufgehalten wurde.

»Was ist denn mit der Scheißlampe? Ich kann überhaupt nichts sehen!« Der Ärger stieg in ihm hoch wie Wasser in einem Brunnen. Er mußte sich unbedingt beherrschen.

Der Narkosearzt verstellte die Operationslampe. »Besser so?«

»Sehen Sie denn nicht, daß sie mich blendet?« schrie Deon ihn an.

»Und jetzt?« fragte Tom Morton-Brown mit sanfter Geduld. Er war ein kleiner, schlagfertiger Londoner, dessen Akzent, trotz des vornehmen Doppelnamens, in Krisenmomenten verdächtig nach Cockney klang. »So richtig?«

»Richtig nicht, aber jetzt lassen Sie's schon so, in Gottes Namen.«

Tom sog scharf die Luft ein, aber Deon ignorierte ihn. Er hielt einen Lappen der Trikuspidalklappe hoch, die den rechten Vorhof mit der rechten Herzkammer verbindet.

»Da ist er«, sagte Peter.

Deon brummte zustimmend. Es war ein typischer Defekt im Membrangebiet der Scheidewand, wenn er sich auch etwas tiefer als gewöhnlich in den Muskelteil neben der Trikuspidalklappe erstreckte.

»Kleiner Haken.«

Die Schwester reichte ihm das Instrument.

»Haben Sie keinen mit längerem Griff?«

»Nein, Herr Professor, das ist der einzige, den wir haben.«

Er preßte unter der Maske die Lippen zusammen.

»Ziehen Sie ihn nach oben, Peter, damit ich den unteren Rand des Lochs sehen kann.«

Blut strömte ins Herz und versperrte ihm die Sicht.

»Nicht so weit, Peter! Jetzt haben Sie die Schlagadernklappe undicht gemacht!«

Peter lockerte seinen Griff. Die Saugpumpe machte ein schlurfendes Geräusch, und das Blut verschwand.

»Aortenklammer.«

Deon wollte die Aorta gleich über der Klappe kreuzweise unterbinden. Das würde verhindern, daß das Blut durch die Klappe sickerte. Außerdem wurde dadurch der Blutstrom in die Kranzarterien aufgehalten. Das Herz konnte sich dann entspannen, den Schlag verlangsamen und schließlich ganz zu schlagen aufhören.

»Aortenklammer sitzt«, rief er.

Der Narkosearzt mußte nun notieren, wie lange das Herz jeweils ohne Sauerstoff war, und ihn alle fünf Minuten warnen. War das Herz zu lange ohne Sauerstoff, konnte das einen Muskelschaden bewirken.

Deon beobachtete, wie die Herzschläge sich allmählich verlangsamten. Sein geübtes Ohr würde automatisch aufmerken, wenn sich der Rhythmus verändern sollte, und ein Alarmsignal in seinem Gehirn auslösen.

Jetzt konnte er klar die Umgrenzung des Defekts erkennen. Er war zu groß, als daß man ihn einfach mit ein paar Nähten hätte schließen können. Er mußte einen Flicken aufsetzen.

Die Schwester legte einen Nadelhalter in seine ausgestreckte Hand. Mit der zweiten Nadel hielt sie das andere Fadenende fest, damit der Faden sich nicht verheddern konnte.

Drei Stiche durch den Rand der Trikuspidalklappe.

Piep... piep... piep, machte der Monitor.

Peter folgte jedem Stich mit einer kleinen Arterienklemme.

Vier Stiche in den Rand, der durch den Ring der Aortenklappe gebildet wird. Nicht den äußersten Rand mitfassen, sonst leckt die Klappe.

Piep... piep... piep...

Die Klammer saß jetzt sieben Minuten an der Aorta.

»Ziehen Sie doch nicht so wild am Haken...«, fauchte Deon Carrère an. »Das hier ist ein Herz, kein Magen!« Mit einem Ruck drehte er sich zu Martin um. »So saugen Sie doch, Mann! Ich kann ja überhaupt nichts sehen durch all das Blut!«

Er nähte an der Muskelscheidewand am Trikuspidalring entlang. Bleib vom Rand weg. Faß nur die halbe Wand. Bleib vom Nervenknoten weg.

Das Herz hörte auf zu schlagen. In seinem Gehirn schrillte eine unsichtbare Klingel. Er beugte sich über das Herz, das schlaff und leblos in der Brusthöhle lag. »Lockern Sie den Haken«, schrie er den Franzosen an. Lag es am Sauerstoffmangel, oder hatte er beim letzten Stich etwas verletzt?

Piep, machte der Monitor.

»War das ein weitergeleiteter Schlag, Tom?« fragte er flehend.

Der Narkosearzt schüttelte leicht den Kopf. »Weiß nicht, Deon. Die Pause zwischen der Vorhoftätigkeit und der Kammerantwort ist ziemlich lang. Ich kann es nicht sicher sagen.«

Deon starrte fassungslos auf das Herz, während ihm die Gedanken verzweifelt durch den Kopf schossen. Sollte er den letzten Stich entfernen? Die Aortenklammer abnehmen und das Herz wieder erwärmen? Oder sollte er einfach weitermachen?

»Kammerflimmern«, konstatierte Morton-Brown über die Trennwand hinweg.

»Sie kühlen zu stark«, fuhr Deon den Techniker an der Herz-Lungen-Maschine an, aber er wußte, daß das nicht der Grund war, denn seit mindestens zehn Minuten war kein Blut mehr durch den Herzmuskel geflossen.

Beruhige dich, sagte er sich. Der Stillstand ist durch Sauerstoffmangel verursacht worden. Du wirst sehen, es wird schon wieder. Entspanne dich und arbeite ruhig weiter.

Er nahm den Nadelhalter wieder zur Hand und fuhr fort zu nähen. »Teflonfilz, bitte.« Und zum Narkosearzt gewendet: »Ich nehme jetzt die Aortenklammer ab.«

»Zwölf Minuten«, sagte Morton-Brown knapp.

Das Herz straffte sich. Das Flimmern wurde stärker. Deon schnitt einen Plastikflicken in der Größe und Form des Defekts zurecht, dann steckte er die Nadel abwechselnd durch den Flicken und das Scheidewandgewebe und fügte ihn genau auf die Lücke zwischen den beiden Klammern, sauber und fest, wie einen Flicken auf eine zerschlissene Hose.

»Wärmen!« rief er.

»Wärmung läuft«, erwiderte der Techniker prompt.

Deon machte in jeden der Fäden drei Knoten, damit der Flicken sich nicht lösen konnte. »Ich sauge jetzt die Luft aus dem linken Herzen. Nadel und Spritze, Schwester!«

Er mußte warten und wedelte ungeduldig mit der Hand. »Halten Sie bitte die Herzspitze hoch, Peter!«

Deon führte die Nadel durch die Herzspitze in die linke Kammernhöhle und saugte die schaumigen Blutblasen heraus. In Kürze war das Blut luftfrei. Er spritzte es in den Herzbeutel, und Peter saugte es in die Herz-Lungen-Maschine zurück. Mit langsamen, sorgfältigen Stichen, um das Zittern seiner Hände zu verbergen, schloß Deon die Kammernöffnung.

»Wie hoch ist die Herztemperatur?«

Morton-Brown warf einen Blick auf die Skala. »Normal.«

»Was ist normal?« brauste Deon auf.

Der Narkosearzt seufzte resigniert. »Siebenunddreißig Grad Celsius. Wollen Sie es auch in Fahrenheit haben?«

Deon ignorierte die pampige Antwort. Der Einschnitt war nun geschlossen, und das Herz fibrillierte heftig, hatte aber noch keinen eigenen Sinusrhythmus angenommen, wie es manchmal vorkam. Er mußte mit einem elektrischen Schock defibrillieren.

»Reichen Sie mir mal die Platten.«

Sie wurden ihm hastig in die Hand geschoben, und der Narkosearzt schloß sie an.

»Wie hoch soll der Schock sein?« fragte er. »Dreißig Watt?«

»Wir fangen mit dreißig an.«

»O. K. Dreißig Watt laufen.«

Deon schob eine Platte hinter das Herz und die andere vor die rechte Hauptkammer. So hielt er das Herz zwischen den beiden Metallplatten. »O. K., Tom.«

Der Körper des Kindes bäumte sich auf. Das Herz zuckte und lag dann unschlüssig still. Dann zog es sich zusammen. Piep... Und noch einmal: piep... piep... Alle Blicke hingen wie gebannt an dem Oszillographen und seinem Zackenmuster. Deons Ohren hatten ihm die schreckliche Nachricht schon mitgeteilt: Der Puls war zu langsam. Die Herzvorkammern rasten hektisch, gefolgt vom gleichmäßigen Schlag der Hauptkammern.

Kompletter Herzblock.

Die Herzkammern reagierten nicht mehr auf den Stimulus aus den Vorhöfen, sie hatten nun ihren eigenen Rhythmus angenommen. Es war wie ein Duett, bei dem jeder Musiker stur nach seinem eigenen Takt spielt.

»Wie hoch ist der Puls?«

Der Narkosearzt sah auf den Oszillographen. »Fünfundvierzig.«

Kompletter Herzblock. Der Stich mußte also doch den Nervenknoten verletzt haben. Warum hatte er das verdammte Ding nicht herausgenommen? Er hatte gemeint, es riskieren zu können. Idiot. Das Risiko trägt der Patient, nicht du. Aber das war doch unmöglich. Er war so sorgfältig vorgegangen!

Das langsame, penetrante Piep – piep des Monitors schien lauter und schriller zu werden und seine Denkfähigkeit zu lähmen.

Etwas mußte geschehen. Aber was? Da war es ihm gelungen, Marietjes »gebrochenes Herz« zu reparieren, und dabei hatte er ihr einen noch viel schlimmeren Schaden zugefügt. Herzblock konnte zum sofortigen Tod führen.

Er kam sich vor, als habe ein Kind ihm ein kostbares Spielzeug anvertraut, das er nachlässig aus den Händen gleiten und am Boden hatte zerschellen lassen.

Sollte er das Herz öffnen, den Flicken herausschneiden und noch einmal ganz von vorn anfangen? Aber wie konnte er sicher sein, daß er damit nicht noch mehr Schaden anrichtete? Oder sollte er das Loch offen lassen?

»Geben Sie mir ein Messer«, sagte er zur Schwester. Aber er ließ die Hand mit dem gezückten Skalpell wieder sinken. Sei vernünftig, ermahnte er sich. Laß dich nicht aus lauter Ratlosigkeit zu einer übereilten und törichten Handlung hinreißen. Verlaß dich auf deine Erfahrung. Was sagt sie dir? Abwarten, und inzwischen einen Schrittmacher einsetzen.

»Schrittmacher-Elektroden, Schwester.«

Seine Hände schlotterten, als er begann, die kleinen Elektroden auf die Wand der rechten Herzkammer zu nähen. Peter drückte die erste Elektrode mit einer Klemme aufs Herz, während Deon den Stich verknotete. Der Faden riß aus dem Herzmuskel wieder heraus.

»Halten Sie das verdammte Ding doch still!« zischte Deon mit zusammengebissenen Zähnen. »Sehen Sie sich das an! Das ist Ihre Schuld!« Und zu dem Franzosen: »Doktor, würden Sie so freundlich sein, mir die Klemme zu halten, da Dr. Moorhead sich wohl nicht dazu in der Lage sieht.«

Er wußte, daß er sich gemein und würdelos benahm, aber er konnte sich nicht beherrschen. Sein Versagen, das Bewußtsein, daß er die Operation verpfuscht hatte, sickerte durch die Wände des Operationssaals wie eine trübe, übelriechende Welle, die immer höher stieg und sie alle zu überschwemmen drohte.

Peter war aufgeregt und ratlos. Der Franzose stand da wie eine Säule, unfähig, sich zu rühren. Die Schwester, die sonst sehr tüchtig war, ließ um ein Haar den Nadelhalter fallen, den sie ihm reichen wollte. Die Hilfsschwestern standen verschreckt da und wagten kaum, aufzusehen. Die Techniker starrten wie versteinert hinter ihrer Maschine hervor.

Alles war verloren. Dieses Kind würde ihm auch auf dem Tisch bleiben.

»Vierzig«, sagte die unerbittliche Stimme des Narkosearztes. »Zweiundvierzig. Vierundvierzig. Fünfundvierzig... Zweiundvierzig.«

Deon mußte an sich halten, um nicht laut loszubrüllen. »Halten Sie den Mund. Ich habe selber Ohren«, herrschte er Tom an.

Wieder entsetztes Schweigen im Saal.

Er verband den Elektrodendraht mit der langen Leitung und reichte das andere Ende dem Narkosearzt. »Anschließen. Schrittmacher auf hundertzwanzig einstellen.«

Die Vorhöfe schlugen noch immer in wahnwitzigem Tempo,

als wollten sie die trägen Hauptkammern mitreißen. Nichts geschah. Piep... piep... Zu langsam.

»O. K., Tom. Einschalten.«

Vom Monitor kam keine Geräuschveränderung.

»Ist der Schrittmacher in Gang?« fragte Deon erregt.

»Ja«, antwortete Morton-Brown ruhig. Er war der einzige, den das Chaos der letzten Viertelstunde nicht zu erschüttern schien.

»Dann erhöhen Sie.«

»Gut. Eins. Eins-fünf. Zwei. Zwei-fünf.«

Endlich reagierte das Herz auf die elektrischen Impulse des Schrittmachers und sprang abrupt von fünfundvierzig auf hundertzwanzig Schläge in der Minute.

»O. K., lassen Sie's dabei.«

Deon fühlte, wie die letzten Kraftreserven ihn verließen. Aber mechanisch tat er das Notwendigste: Er ließ die Herz-Lungen-Maschine abstellen, prüfte die Herztätigkeit, ließ wieder und wieder den Druck messen, entfernte die Katheter aus den Venen und der Aorta und schloß die Einschnitte, nähte Kanülen in den Herzbeutel und das Mittelfell. Seine Hände arbeiteten wieder mit der üblichen Präzision, aber er empfand keine Freude.

Der Augenblick, als er über das Kind gebeugt stand und unfähig war zu entscheiden, wie er sein Leben retten konnte, hatte sich tief in sein Gedächtnis eingebrannt.

Er ließ Peter und den Assistenzarzt die Wunde schließen, zog Mantel und Handschuhe aus und trat hinaus auf den Gang. Dort riß er sich die Maske vom Gesicht und warf sie in einen Eimer. Mit schleppenden Schritten ging er ins Arztzimmer. Die Wanduhr zeigte Viertel vor eins. Robby war sicher schon gegangen. Plötzlich erinnerte er sich, daß er um drei Uhr die Verabredung mit Trish hatte. Am liebsten hätte er sie aufgeschoben. Er war wie betäubt.

Er goß sich Kaffee ein. Er war kalt. Ein Teller mit belegten Broten stand auf dem Tisch, aber er hatte keinen Appetit. Er ging zurück in den Operationssaal, um dem Ende der Operation zuzusehen.

Die Oberschwester tauchte in der Tür zu ihrem Büro auf. »Professor!« rief sie.

Er wandte sich ihr mit einem fragenden Stirnrunzeln zu.

»Ich habe mit der Verwaltung gesprochen – wegen der Bürsten«, begann sie.

»Bürsten?« Es dauerte eine Weile, bis ihm einfiel, was sie meinte. »Ach so, ja, die Bürsten!«

»Die sagen, man könne nichts machen.«

»Man könne nichts machen«, echote er mechanisch.

Sie schien verblüfft über seine unerwartet zahme Reaktion. »Sie haben diese Sorte bestellt, weil sie die billigste war.«

»Es ist immer dasselbe«, brauste er nun doch auf. »Man sollte meinen, daß die Ärzte dabei auch ein Wörtchen mitzureden hätten.«

»Ich bin ganz Ihrer Meinung, Herr Professor. Aber ich fürchte, wir werden sie aufbrauchen müssen. Es sind vierzigtausend bestellt worden.«

»Vierzigtau... Das soll doch wohl ein Witz sein!«

Sie sah darin offenbar keinen Grund zur Erheiterung. »Sie sind wirklich scheußlich, aber wir werden sie benutzen müssen.«

»Aber vierzigtausend!« Er brach in wieherndes Gelächter aus. »Vierzigtausend!«

Die Schwester starrte ihn verständnislos an.

»Die reichen ja bis ins nächste Jahrhundert!« Er konnte sich nicht halten vor Lachen. Alles war so traurig, Lachen schien die einzige Rettung zu sein. Lachen ist gesund, dachte er. Hätten wir genug Komiker – die Ärzte könnten bald zumachen. Lache, während alles um dich herum in Trümmer fällt. Lache über Leid und Schmach aller lebenden Kreaturen. Lache über den Tod, und er wird sich davontrollen. Lache über die kleinlichen Vorschriften des Bürokratismus. Läutere die Verderbtheit der Welt im Fegefeuer des Gelächters. Lache, denn Weinen wird dir nichts nützen.

»Also vielen Dank, Schwester«, sagte er dann. »Ich werde selbst mit der Verwaltung sprechen.«

Peter und der Assistent kamen zusammen aus dem Operationssaal. Bald würde Marietje ins Aufwachzimmer gefahren werden.

Der Nachmittagsverkehr verdichtete sich, und es war nach vier, als er das Kinderkrankenhaus erreichte.

Moolman war diensthabender Arzt in der Intensivstation, ein großer, schlampiger junger Mann mit einer Brille, deren Bügel unordentlich mit Leukoplast geflickt waren. Seine Schaufelhände hingen an den Gelenken lose herunter, sein Gesicht trug einen ständig um Verzeihung bittenden Ausdruck. Er war nicht gerade ein Mann, der einem absolutes Vertrauen einflößte.

»Wie steht's?« fragte Deon. Seine Augen huschten über den Oszillographen, die Drainageflaschen, den Urinbehälter, die Fieberkurve. Er registrierte und analysierte die Informationen blitzschnell und zog die Schlüsse.

»Sie war etwas unruhig«, sagte Moolman. »Da hab' ich ihr fünf Milligramm Pethidin gegeben. Jetzt ist sie wieder still.«

Marietje lag mit geschlossenen Augen da. Über Mund und Nase war eine Sauerstoffmaske gestülpt, und ein dünner Schlauch kam aus einem Nasenloch. Deon fühlte ihre Füße. Sie waren warm und gut durchblutet. Zumindest die Zirkulation war in Ordnung.

Deon wandte sich wieder Moolman zu. »Sie haben ihr noch kein Lasix gegeben?«

»Nein, Professor.« Der junge Arzt beobachtete die rote Blutsäule in dem Venenmanometer. Auf der Kurve war der Puls als eine gerade Linie aufgezeichnet: gleichmäßige hundertzweiundzwanzig Schläge in der Minute. Der mechanische Schrittmacher war nicht fähig, sich den Bedürfnissen des Körpers anzupassen. Deon war versucht, das Ding wieder abzustellen, nur um zu sehen, was geschehen würde. Aber er wußte, daß es keinen Sinn hatte.

»Gut. Dann geh' ich jetzt nach Hause. Alles in Ordnung auf den Stationen?«

»Das Manyani-Kind, Sir.«

»Manyani?« Ach ja, das war das afrikanische Kind vom Transkei. Tetralogie. Er hatte es letzte Woche operiert, und das Kind hatte sich gut erholt. »Ja, was gibt es denn?«

»Vor einer halben Stunde hat mich die Stationsschwester angerufen, Sir. Das Kind war sehr unruhig, und sie wollte wissen, ob sie ihm etwas Morphium geben sollte.«

»Ja? Und?« Deon hatte seinen Leuten eingeschärft, sich kurz und bündig auszudrücken. Moolman hatte seinen Instruktionen offenbar wenig Aufmerksamkeit geschenkt.

»Da dachte ich, ich seh' es mir lieber erst mal an«, stammelte der Assistenzarzt weiter, »und ich fand, daß sich die Atmung während des Tages ständig beschleunigt hatte. Der Kreislauf war nicht so gut wie heute morgen, und das Kind war heute nur zweimal naß.«

Deon fand den langatmigen Krankenbericht ermüdend. Er ließ Moolman stehen, während er noch sprach, und ging zur Tür. »Kommen Sie, wir sehen uns das Kind mal an.«

Dem Manyani-Kind ging es schlecht. Die Atmung war zu schnell, der Puls zu hoch. Das Kind war kalt und viel blauer als am Morgen bei der Visite. Deon lieh sich Moolmans Stethoskop aus und untersuchte die Lunge. Die Hälfte der rechten Lunge war außer Betrieb.

»Ich glaube, das Kind hat einen Kollaps des mittleren und unteren Lappens.« Deon gab prägnant seine Anweisungen: »Bringen Sie es zurück auf die Intensivstation. Lassen Sie eine Röntgenaufnahme machen und legen Sie eine Infusion an. Wir werden eine Drainage legen, um die Lungen ordentlich leerzusaugen, dann lassen wir es über Nacht am Sauerstoffgerät. Ich bin zu Hause zu erreichen. Rufen Sie mich an, sobald Sie die Röntgenaufnahme gesehen haben.« Er ging zur Tür. Er fühlte, wie die Spannung ihn umklammerte, diese Mischung von Erregung und Überwachsein, die ihm Verstand und Sinne schärfte. Es sah aus, als hätte das Kind nicht die notwendige Physiotherapie bekommen. Die Stationen für Nicht-Weiße waren immer überfüllt und hatten meist zu wenig Personal. Dieses Kind hier gehörte zurück auf die Intensivstation. Kinder gaben einem nur eine Chance, und wenn man die versäumte, hatte man verloren.

Das Telefon auf dem Nachttisch schnarrte. Er starrte es erschrocken an, dann ging er schnell hinüber und riß den Hörer von der Gabel. »Ja?«

»Professor van der Riet?«

»Ja. Ja.«

»Moolman, Sir. Es tut mir leid, daß ich Sie belästigen muß, Sir.«

»Schon gut. Was ist?«

»Sie sagten, ich soll Sie anrufen, sobald ich die Röntgenaufnahmen gesehen habe.« Der junge Arzt schien bekümmert.

»Ich weiß. Wie ist das Ergebnis?«

»Die Aufnahme zeigt, daß etwa zwei Drittel der rechten Lunge dunkel sind. Der Radiologe sagt, es ist ein Kollaps des Unter- und Mittellappens.«

»Gut. Ich habe Ihnen ja die Anweisungen gegeben. Haben Sie das Kind auf die Intensivstation gebracht?«

Der junge Mann hüstelte verlegen. »Die Schwester sagt, sie kann das Kind nicht aufnehmen, Sir.«

»Die Schwester sagt – was?«

»Sie sagt, sie kann kein Bantu-Kind aufnehmen, weil ein weißes Kind auf der Intensivstation liegt«, quetschte Moolman unglücklich hervor. »Ich habe eine Infusion angelegt. Wir werden wohl die Intubation auf Station vornehmen müssen.«

»Den Teufel werden wir... War das der einzige Grund? Das weiße Kind?«

»Jawohl.« Zögernd fügte Moolman hinzu: »Ich glaube aber nicht, daß es die Entscheidung der Schwester war. Die Schwester Oberin hat angeordnet, daß sie das Kind nicht aufnehmen kann.«

»Mit welchem Recht schreibt die Oberin mir vor, wo ich meine Patienten behandle?«

»Ich glaube, es war eine Anordnung der Verwaltung, Sir.«

»Das ist doch die Höhe! Ich habe... Ach, lassen wir das. Nun hören Sie mir mal gut zu! Sie gehen jetzt auf die Station, nehmen das Kind in die Arme und tragen es selbst runter zur Intensivstation. Und es soll keiner wagen, Sie daran zu hindern! Und sehen Sie zu, ob Sie Tom irgendwo auftreiben können.«

»Hab' ich schon, Sir. Er ist unterwegs.«

»Guter Junge. Was macht Marietje?«

»Es geht ihr gut – außer dem Block.«

»O. K. Nun tun Sie, was ich Ihnen gesagt habe. Ich bin gleich da.« Deon legte den Hörer auf und wandte sich zu seiner Frau. »Wo ist Lisa?« fragte er.

»In ihrem Zimmer«, erwiderte Elizabeth.

»Gut. Da soll sie vorläufig bleiben. Ich muß wieder ins Krankenhaus, aber es dürfte nicht allzu lange dauern.«

Sie sah schweigend weg.

Während er seine Krawatte neu knotete, dachte er ärgerlich an die Einmischung der Verwaltung. Er war der Überzeugung gewesen, daß wenigstens über dieses Problem eine Vereinbarung bestand. Als Deon anfing, am Kinderkrankenhaus zu operieren, war nur Platz für eine Intensivstation gewesen. Wie es in diesem engstirnigen Land unvermeidlich war, tauchte sofort das Rassenproblem auf. Um die Rassen getrennt zu halten, mußte er abwechselnd eine Woche nur weiße Kinder operieren, die nächste nur schwarze und farbige. In der Praxis war das natürlich nicht durchführbar. Krankheit kannte keine Rassentrennung. Oft kam es vor, daß ein weißes Kind noch zu schlecht dran war, um die Intensivstation am Ende der »weißen Woche« zu verlassen. Oder ein schwarzes Kind mußte dringend in der »weißen Woche« operiert werden. Er hatte dem Verwaltungsdirektor das Problem so taktvoll wie möglich auseinandergelegt.

»So geht es nicht weiter. In Zukunft werde ich mir nicht mehr den Kopf zerbrechen, ob das Kind, das ich operiere, die ›richtige‹ Farbe hat. Ich operiere und behandle meine Patienten, wie sie kommen, und damit basta«, hatte er abschließend gesagt.

Dr. van Rhyn sah wohl ein, daß Deon recht hatte, wagte aber nicht, sich festzulegen. »Das hört sich ja alles recht einleuchtend an, Deon, aber wir müssen uns dem Gesetz beugen. Das wissen Sie doch.«

»Wenn Sie dem Gesetz wirklich so streng folgen wollen, dürfte ich auch nicht denselben Operationssaal, dieselbe Narkosemaschine, dieselben Instrumente und dasselbe Personal für weiße und schwarze Patienten benutzen. Das Ganze ist doch eine Farce. Neulich im Hauptkrankenhaus war es dasselbe Tamtam: Nicht-weiße Schwestern dürfen wohl im Operationssaal für weiße Patienten arbeiten, aber nicht auf der Station. Und wissen Sie, was die Schwester Oberin dazu als Erklärung abgab? ›Im Operationssaal ist der Patient ja bewußtlos.‹ Haben Sie schon mal so einen Quatsch gehört?«

Dr. van Rhyn breitete hilflos die Arme aus. »Deon, meine Aufgabe ist, das Krankenhaus so zu leiten, wie es den Vorschriften entspricht.«

»Scheißvorschriften. Sie wissen ja selber, wie unsinnig sie sind. Ich habe Wichtigeres zu tun, als mich darum zu kümmern.«

Der Verwaltungsdirektor seufzte und blickte aus dem Fenster. »Sie müssen tun, was Sie für richtig halten. Ich werde Sie nicht melden. Aber irgendwann werden irgendwelche weißen Eltern einen Mordsspektakel veranstalten.«

»Ich will Ihnen sagen, was ich tun werde: Ich schicke das weiße Kind zurück auf Station und sorge dafür, daß die Eltern erfahren, daß sie es ihren Vorurteilen verdanken, wenn ihr Kind nicht die Behandlung bekommt, die es haben müßte.«

Dr. van Rhyn seufzte nur.

Der Verwaltungsdirektor stand im Gespräch mit der Oberin vor dem Eingang der Intensivstation. Deon amüsierte es, van Rhyn um Viertel nach sechs, also lange nach Dienstschluß, noch im Krankenhaus anzutreffen. Er wußte, daß ihm eine Auseinandersetzung bevorstand.

Mit einem kurzen Nicken ging er an den beiden vorbei.

»Professor van der Riet«, rief van Rhyn ihm nach.

Deon blieb vor der Glastür stehen und drehte sich um.

»Kann ich Sie einen Moment sprechen?« sagte van Rhyn.

Sollte er gleich zur Attacke übergehen, solange er noch in Rage war? Aber anderes war jetzt wichtiger.

»In ein paar Minuten.« Deon legte die Hand auf die Klinke. »Würden Sie bitte warten? Ich muß nach meinen Patienten sehen.«

Die hydraulische Tür schloß sich seufzend hinter ihm.

Moolman, Tom Morton-Brown und eine Schwester arbeiteten an einem Bett in der Ecke. Der Narkosearzt hatte das Manyani-Kind intubiert. Er sah kurz auf, als Deon neben ihm stehenblieb. Auch Moolman schaute hoch. Er versuchte, nicht zu zeigen, wie ihm zumute war, aber Deon las es in seinem Blick. Der Junge hatte den Vorschriften getrotzt und brauchte nun Beistand und Ermunterung.

»Gute Arbeit«, sagte Deon.

Moolmans schlaksige Glieder zuckten konvulsivisch wie die einer Marionette. Er wagte ein Lächeln.

Morton-Brown zog den Katheter heraus. »Hier haben wir des Rätsels Lösung«, sagte er und zeigte ihnen die Spitze, an der ein großer Klumpen Schleim klebte.

»War es das?« Das schwarze Kind rollte furchtsam mit den Augen; es wand und krümmte sich in dem festen Griff der Schwester. »Hat das den Bronchus blockiert?« fragte Deon.

»Ich kann es nicht mit Sicherheit sagen«, erwiderte der Narkosearzt, »aber gut hat es den Bronchien sicher nicht getan. Sobald es ein bißchen Sauerstoff bekommen hat, sauge ich noch mal.«

Dem Kind ging es zusehends besser. Deon nickte. »O. K., Tom. Helfen Sie bitte Moolman, das Kind an den Sauerstoff anzuschließen. Ich bin gleich wieder da.«

An Marietjes Bett blieb er stehen. Sie lag still da, ohne sich von dem Treiben an dem andern Bett im geringsten stören zu lassen. Von allen hier berührte es sie wahrscheinlich am allerwenigsten, daß ein schwarzes Kind mit ihr im selben Raum lag.

Der Verwaltungsdirektor wartete allein vor der Tür. Er ging Deon voran zum Treppenabsatz, wo sie nicht gehört werden konnten. Diese Heimlichtuerei reizte Deon.

»Was gibt's?« fragte er kurz angebunden. »Ich habe alle Hände voll zu tun, falls Sie es noch nicht bemerkt haben.«

Van Rhyn schüttelte den Kopf. »Wirklich, Deon. Das hätten Sie nicht tun sollen.«

»Wovon ist die Rede, wenn ich bitten darf?«

»Sie haben dieses schwarze Kind einfach auf der Intensivstation abgeladen. Das ist nicht fair gespielt, Mann. Sie untergraben meine Autorität, wenn Sie so was machen.«

Erbitterter Zorn stieg in Deon hoch. Dieser Bürohengst von einem Arzt: Wann hatte der zuletzt einen Patienten behandelt? Er war Verwaltungsbeamter, Bürokrat. Was wußte er schon vom Kampf mit dem Tod?

»Woher wissen Sie eigentlich von der Sache?« fragte Deon. Seine Stimme klang ihm selbst fremd in den Ohren.

»Ich muß darüber informiert sein, was in meinem Krankenhaus vorgeht«, verteidigte van Rhyn sich.

»Die Schwestern im Aufwachzimmer der Herzstation, *meiner* Herzstation«, Deon stieß das Wort böse aus, »sind angehalten, der Oberin zu melden, wen ich aufnehme. Und die Oberin wieder gibt es an Sie weiter. Stimmt's?«

In van Rhyns Kinn zuckte ein Muskel.

Diese Auseinandersetzung konnte nur damit enden, daß Deon dieses Krankenhaus für immer verließ. Und in diesem Moment war es ihm egal. Aber wenn er untergehen mußte, wollte er alles mit sich in den Abgrund reißen.

»Sehen Sie denn nicht, daß es nur zu Ihrem Besten geschah?« bat van Rhyn. »Sie wissen doch, wie starrköpfig Sie sein können. Ich mußte sicher sein, daß es keine Schwierigkeiten gibt.«

»Besten Dank!«

Deon war plötzlich erschöpft. Es hatte ja doch keinen Sinn, sich gegen das System zu stemmen. Und schließlich, was machte es schon... Er wandte sich müde ab. Da fiel ihm noch etwas ein. »Sagen Sie mir nur noch eins: Sie wissen seit Jahren, daß ich diese Station für alle Rassen gemeinsam benutze. Es war abgemacht, daß ich verantwortlich zeichne, sollte es Ärger geben. Warum sind Sie dann ausgerechnet heute eingeschritten?«

»Wie, das wissen Sie nicht?«

»Was weiß ich nicht?«

»Das Kind, das Sie heute operiert haben. Das kleine Mädchen. Wußten Sie nicht, wessen Tochter sie ist?«

»Marietje Joubert. Sie wurde aus Swellendam überwiesen. Mehr weiß ich nicht über sie.«

Dr. van Rhyn schüttelte langsam den Kopf, sprachlos ob solch ungeheuerlicher Unwissenheit. »Und Sie wissen nicht einmal, wer Joubert ist?«

»Nein. Und es ist mir auch so ziemlich wurst.«

»Aber, Mann, darum geht es doch. P. J. Joubert. Sie wissen doch, Piet Joubert, der Parlamentsabgeordnete. Er ist glühender Nationalist. Eines Tages wird er im Ministerrat sitzen. Können Sie sich vorstellen, was er dazu sagen würde, wenn er erfahren müßte, daß sein Kind mit einem schwarzen Kind zusammen in einem Raum liegt?«

Deon trat auf die Bremse, um einen Bus mit dem Schild »Nur für Weiße« vorbeizulassen. Dann bog er durch das Tor zum Kinderkrankenhaus ein. Wie oft war er durch dieses Tor gefahren, jedesmal in einer anderen Stimmung: von tiefster Niedergeschlagenheit bis zu übersprudelnder Lebensfreude.

Heute war er gutgelaunt. Nicht einmal der Streit mit dem Verwaltungsdirektor gestern abend und die ihm bevorstehenden Unannehmlichkeiten konnten ihm diese gute Laune verderben.

Er hatte van Rhyn ein Ultimatum gestellt: Entweder das Manyani-Kind blieb auf der Intensivstation, oder er, van Rhyn persönlich, ordnete an, es zurück in den Krankensaal zu schicken. Und in dem Fall trug er auch die Verantwortung.

»Schicken Sie es zurück«, hatte Deon zum Verwaltungsdirektor gesagt. »Aber dann können Sie es auch selbst behandeln. Und Gott sei Ihnen gnädig, wenn dem Kind etwas zustößt!«

Der Verwaltungsdirektor hatte sich auf dem Absatz herumgedreht und war steif den Korridor hinuntergestakt.

Aber hatte es sich gelohnt? Van Rhyn war eigentlich ein anständiger Kerl – etwas aufgeblasen und sich der Würde seines Amts bewußt, aber gutherzig und immer hilfsbereit, es sei denn, er verfing sich in den Schlingen des Bürokratismus.

Gestern abend auf dem Heimweg hatte Deon sich geschworen, den Dienst zu quittieren, ehe er dabei draufging. Wozu sollte er sich Tag für Tag im Ringen mit dem Amtsschimmel aufreiben?

Als Deon in die Intensivstation kam, sah er den Verwaltungsdirektor mit einem Ehepaar an Marietjes Bett stehen. Das mußten die Eltern sein. Der Vater hatte, wie seine Tochter, rotes Haar und Sommersprossen. Piet Joubert, der fanatische Rassenkämpfer. Ein knochiges, aggressives Gesicht, ein magerer Nacken. Mit dem ist nicht gut Kirschen essen, dachte Deon. Die Mutter wirkte angenehmer, sie war etwas füllig und lächelte entgegenkommend, wenn auch etwas unsicher. Die beiden beobachteten Deon bei jeder Bewegung, van Rhyn hingegen ignorierte ihn.

»Könnten Sie bitte ein paar Minuten draußen warten? Sie können wieder hereinkommen, sobald ich meine Patienten untersucht habe.« Er war überrascht, daß seine Stimme einigermaßen liebenswürdig klang, obwohl er die letzten beiden Wörter mit Nachdruck ausgesprochen hatte.

Sie machten Anstalten, zu gehen, aber Marietje klammerte sich an die Hand ihrer Mutter. Deon kam lächelnd an ihr Bett. Als sie ihn sah, ließ sie die Hand los. Sie waren Verbündete, er und das Kind. Sie hatten Seite an Seite gekämpft – und gesiegt.

»Dr. Moorhead hat eine Frühvisite gemacht«, sagte Moolman. »Er ist ins Hauptgebäude gefahren.«

»Ich weiß«, sagte Deon, »ich war gerade bei ihm.«

Moolman wirkte abgekämpft. Er war unrasiert, was Deon sonst nicht duldete. Aber der junge Mann hatte Tag- und Nachtdienst gemacht und war völlig erschöpft. Deon beschloß, eine Ausnahme zu machen.

Er untersuchte Marietje und prüfte ihre Fieberkurve. Es ging ihr gut, wenn man bedachte, daß sie erst gestern operiert worden war. Der Sinusrhythmus hatte sich die ganze Nacht gehalten.

Er ging weiter ans nächste Bett. Das Manyani-Kind schlief fest. Bei jedem Atemzug gluckste das Wasser im Sauerstoffbehälter. Während der Nacht war die Atemfrequenz ständig gefallen, weil die Lunge sich ausdehnte und wieder anfing zu arbeiten. Die Krise war überstanden.

»Ich spreche jetzt mit Marietjes Eltern, und dann machen wir einen Rundgang über die Stationen«, sagte Deon zu Moolman.

Van Rhyn war gegangen, und das Ehepaar stand in einer Nische am Fenster. Als Deon auf den Gang trat, kam Joubert auf ihn zu. Jetzt kommt's, dachte Deon. Gestern abend hätte er sich noch mit Wonne in ein Wortgefecht gestürzt, aber heute war alles anders. Das schwarze Kind war außer Gefahr, und Marietje war auf dem Wege der Besserung. Er hatte keinen Kampfgeist mehr in sich.

»Dr. van der Riet«, sagte Joubert.

Deon schwieg erwartungsvoll.

»Ich möchte Ihnen unsern Dank sagen für das, was Sie für unser Kind getan haben«, sagte der nationalistische Parlamentsabgeordnete und zukünftige Minister demütig. »Ist sie jetzt geheilt?«

»Sie ist über den Berg«, sagte Deon mit einem Lächeln, und zu seiner Überraschung fiel es ihm nicht einmal schwer. »Zuerst sah es etwas kritisch aus. Wir mußten das Herz mit einem Schrittmacher antreiben. Aber dann hat ihr eigenes Herz sich wieder eingeschaltet.«

Der Mann starrte ihn eindringlich an. Vermutlich bildete er sich jetzt sein Urteil über Deon. Seine hageren Züge waren von einer scharfen Intelligenz belebt.

»Wissen Sie, was sie zu mir gesagt hat?« fuhr Deon fort. »Sie sagte, ihr Herz sei gebrochen.«

»Ja, so hat ihre Mutter ihr erklärt, warum sie ins Krankenhaus mußte.«

»Das hab' ich mir schon gedacht. Nun, wir haben das gebrochene Herz wieder heil gemacht.«

»Wird sie in Zukunft normal leben können?«

»Sie wird noch ein paar Tage Ruhe brauchen, aber dann wird nichts mehr sie halten können.«

»Wir werden Ihnen ewig dankbar sein.«

Die Frau sagte nichts, lächelte nur bewegt.

Joubert räusperte sich. »Der kleine Junge da drin, neben Marietje –«

Deon merkte, wie ihm die Luft wegblieb. Also doch!

»Hatte er auch ein Loch im Herz?«

»Er hat es noch«, erwiderte Deon brüsk. »Er ist ein blaues Kind. Wir haben vorläufig nur eine kleine Operation außerhalb des Herzens gemacht. Den eigentlichen Defekt können wir erst beseitigen, wenn er größer ist.«

Auf Jouberts nächste Frage war Deon nicht vorbereitet.

»Ist er von hier? Vom Kap?«

»Nein, er ist aus der Transkei.«

»Aus welchem Teil?« fragte Joubert unbeirrt weiter.

»Ich weiß es wirklich nicht. Er wurde aus dem Krankenhaus in Umtata überwiesen. Aber woher er kommt? Keine Ahnung.«

»Sind die Eltern hier?«

Die Unterhaltung bewegte sich in eine Richtung, der Deon nicht mehr folgen konnte. Aber aus irgendeinem Grunde schien es dem Abgeordneten wichtig zu sein, also beantwortete er auch diese Frage noch.

»Leider nicht. Er ist mit dem Zug gekommen, mit einer Begleitperson.« Er war versucht hinzuzufügen: »Dritter Klasse natürlich«, aber er unterdrückte die Bemerkung.

Piet Joubert nahm ein Päckchen von der Fensterbank. Es war in buntes Papier gewickelt.

»Würden Sie das bitte dem Kind geben? Wir hatten es für Marietje gekauft, aber meine Frau und ich möchten es gern dem Kleinen schenken.«

Deon nahm das Päckchen dankend entgegen. Es fühlte sich weich an. Er ging zurück auf die Intensivstation und packte es aus. Es war ein flauschiges weißes Stoffkaninchen. Er legte es neben das schlafende schwarze Kind und ging durch die Hintertür hinaus.

Will Berthold

Ein Doktor macht noch keinen Arzt

Der Major betritt das halbzerstörte Schulzimmer im richtigen Moment, schmettert einen Rotarmisten, der sich an der gellend um Hilfe schreienden Luftwaffenhelferin vergriffen hat, mit einem Fußtritt an die Wand, staucht einen Unterleutnant zusammen, setzt sich rittlings auf einen Stuhl und stützt das kräftige Kinn auf den Handrücken.

Einen Augenblick betrachtet er die dreizehn Männer und vier Frauen, die zwei Tage nach der Kapitulation Breslaus in Kellern und Verstecken aufgestöbert worden sind, mit Augen, die so bleigrau sind wie der russische Himmel im November. Sein glattrasierter Bauernschädel sitzt fast halslos auf dem gedrungenen Rumpf. Auf seiner grünen Uniform drängen sich Orden in Platznot wie Sommersprossen im Gesicht einer Rothaarigen. Towarischtsch Soslow, Sohn eines ukrainischen Kulaken, hat es ohne Vorbildung und Kriegsschule an der Front vom gemeinen Soldaten bis zum Major gebracht. Er ist ein von der roten Propaganda gefeierter Kriegsheld – und ein solcher tut, was er will.

Die Verhöre des Unterleutnants werden sachlicher; das Ergebnis bleibt das gleiche. Wenn er mit dem Daumen über die Schulter deutet, heißt das: Ab nach Rußland, für ein paar Jahre oder für die Ewigkeit. Dann greift sich der Vernehmungsoffizier den Vierzigjährigen in der deutschen Uniform ohne Rangabzeichen aus der Gruppe wie einen Fisch aus dem Bottich, baut sich drohend vor ihm auf: »Du Offizier?«

»Hauptmann der Reserve«, erwidert der Vernommene. »Ich bin im Zivilberuf –«

»Du Faschist«, unterbricht ihn der Verhörende.

»Nein.«

»Du lügen – du SS –«

»Nein.«

Der Unterleutnant gibt den Soldaten einen Wink, dem Hauptmann die Klamotten herunterzureißen. Dann sucht er am Unterarm das Blutgruppenzeichen, offensichtlich enttäuscht, nichts zu finden.

Major Soslow winkt den Ex-Offizier, der nach einer Gallenoperation aus dem Feldlazarett geflüchtet ist, heran, betrachtet ihn prüfend. Der Gefangene ist mittelgroß, hat helle Augen und sandfarbenes Haar. Auf seiner Oberlippe hat ein Granatsplitter eine dünne Narbe hinterlassen.

»Du kämpfen gegen Rote Armee?«

»Ja – aber nicht freiwillig.«

»Du kein Nazi?«

Der Vernommene zuckt mit den Schultern. »Wenn ich nein sage, glauben Sie mir nicht; wenn ich ja sage, rammen mir Ihre Soldaten den Gewehrkolben in den Leib.«

»Gut, sehrr gut«, grinst der Major. »Dialektik sehrr gut, wie bei gelerntes Marxist. Name?«

»Brenner«, antwortet der Vierzigjährige, der den Krieg überlebt hat, aber den Frieden erst noch überstehen muß. »Dr. Arno Brenner.«

»Du Doktor?« fragt der Major. »Du in mein Büro«, befiehlt er, und der Gefangene folgt ihm mit wackeligen Knien. »Du also Doktor?« vergewissert sich der Russe noch einmal.

»Ja – Doktor juris. Ich bin Rechtsanwalt im Zivilberuf. Versicherungsspezialist –«

Soslow überhört es oder versteht ihn nicht. Er läßt sich die Überlebenssaga seines Gefangenen berichten. »Karascho«, entgegnet er und erklärt Brenner seinen Plan, auf eigene Faust ein Behelfslazarett einzurichten. »Und du Doktor – du übernehmen Lazarett, sowjetisches.«

»Aber ich bin doch kein Arzt, ich bin Jurist.«

Die gute Laune des Kriegshelden droht zu kentern wie ein Segelboot bei einem Windstoß. »Du machen – du helfen – oder du Rußland«, droht er.

»Aber das kann ich doch nicht, Herr Major.«

»Du Doktor?« fragt Soslow noch einmal.

»Ja – aber –«

»Nix aber«, schneidet der Major mit einer Handbewegung jeglichen Einwand ab, und Arno Brenner begreift entsetzt, diesem Mann nicht erklären zu können, daß in Deutschland jeder Arzt ein Doktor, aber nicht jeder Doktor ein Arzt ist.

Er nickt mit schwerem Nacken. Jeder Soldat, der ein paar Jahre Krieg hinter sich hat, ist eine Art Feldscher, aber das macht aus einem Feldgrauen noch keinen Weißkittel.

Sein problematischer Gönner will keine Zeit verlieren; er fährt Brenner in seinem Wagen zur Landwirtschaftlichen Hochschule in Kraftsborn vor Breslau. »Jetzt Lazarett«, erklärt er nicht ohne Stolz.

Das Privatkrankenhaus seines Gründers hat keine Türen, keine Betten, keine Behandlungsräume, keinen OP-Tisch, keine Samariter, keine Instrumente und keine Medikamente. Nichts als dreckige Korridore und unaufgeräumte Zimmer. Und Rotarmisten als Posten vor dem Haus.

Der Major geht mit seinem falschen Doktor von Raum zu Raum. Überall das gleiche Bild: Schmutz, umherliegendes Papier, Pappscheiben, glaslose Fenster, ein verschmierter Arztkittel und ein Stethoskop als Erstausstattung. Im letzten Raum liegen sieben verwundete Rotarmisten, die in einem regulären Sowjetlazarett keinen Platz mehr gefunden haben, auf einem Strohhaufen.

Brenner beugt sich über einen Jungen mit aufgerissenen Augen im wachsgelben Gesicht. Er fühlt den Puls, richtet sich auf. »Tot«, stellt er fest.

Der Major nickt bekümmert. »Alle werden sterben, wenn du nicht helfen. Russisch Soldat sehrr tapfer, sehrr stark, und du sie machen wieder gesund.«

Arno Brenner sitzt in der Falle.

Widerspruch wäre Selbstmord.

Den Ausschreitungen der ersten Stunden folgt in Breslau eine Art willkürlicher Ordnung. Es wird nicht mehr geplündert, es wird beschlagnahmt. Der Ex-Hauptmann ist, von Rotarmisten scharf bewacht, mit einem Beutefahrzeug unterwegs, um in der Ruinenstadt, in der in dreiundachtzig Tagen sechzigtausend Menschen ihr Leben verloren haben, ein Lazarett nach der Methode des Dr. Eisenbart zusammenzustehlen. In Kellern und Verstecken stöbert er Überlebende, die Angst und Schrecken aneinander drängen, auf.

»Euch geschieht nichts«, versichert Brenner. »Ist unter euch ein Arzt, ein Sanitäter, eine Krankenschwester?« fragt er.

Keine Antwort. Einige bewegen die Lippen ohne zu sprechen; sie denken ohne zu hoffen.

»Gehen Sie doch in das Kloster der Grauen Schwestern«, antwortet schließlich eine alte Frau. »Da finden Sie ausgebildete Krankenschwestern«, behauptet sie und beschreibt den Weg.

Gefolgt von den Rotarmisten erreicht Arno Brenner die Klosterpforte. Die Türen sind verriegelt, die Fenster verrammelt. Die Kapelle ist durch einen Gang mit dem Hauptgebäude verbunden. Der Ex-Hauptmann steigt über die Mauer, steckt den Kopf durch eine Fensterhöhle. Ein paar Altarkerzen brennen; sie machen die Angst der Nonnen nicht feierlicher. Die Priorin hält den Eindringlingen ein silbernes Kreuz wie eine Waffe entgegen.

»Ich bin Dr. Brenner und bitte um Entschuldigung. Ich konnte nicht anders in das Gebäude kommen –« Er will etwas von Nächstenliebe und Barmherzigkeit erzählen, aber die Worte bleiben ihm im Hals stecken. Er schildert die Situation in dem Lazarett, das eher einem Schweinestall ähnelt. »Wenn Sie mir helfen«, sagt er, ohne zu berichten, daß er kein Mediziner ist, »werde ich dafür sorgen, daß Major Soslow Ihr Haus unter seinen ganz persönlichen Schutz stellt. Er ist ein anständiger und mächtiger Offizier.«

Die Priorin hört dem Eindringling schweigend zu, ihre Nonnen mit den gesenkten Köpfen überragend. Sie betrachtet die beiden Rotarmisten. »Wie kann ich Ihnen trauen, Herr Doktor?«

»Sie müssen es, Schwester Oberin.«

»Ich kann keine meiner Schwestern zwingen mitzugehen«, erwidert sie.

»Ich bin bereit«, meldet sich eine der Nonnen. Sie ist klein, schmächtig. Ihrem Gesicht nach kann sie ebenso Anfang dreißig wie vierzig sein.

»Dann geh mit Gott«, entscheidet die Priorin. »Schwester Barbara ist eine ausgebildete Operationsschwester«, erklärt sie. »Sowie sie uns wissen läßt, daß wir Ihnen trauen können, werden sich ihr sicher noch andere Schwestern anschließen.«

Eine Stunde später steht Dr. Brenner mit seiner Helferin am Strohlager der verwundeten Sowjetsoldaten. Inzwischen hat Major Soslow die ersten Instrumente, Medikamente und Verbandsmaterial organisiert. Die Nonne kniet neben den Verwundeten. Zweimal schlägt sie das Kreuzzeichen. Dann beginnt sie Verbände zu wechseln. Der Eitergeruch ist penetrant. Brenner starrt auf den Schädel eines Soldaten. Wie eine winzige Kraterlandschaft kommt ihm seine Kopfhaut vor, in die sich lauter kleine Granatsplitter gebohrt haben. Schwester Barbara reicht ihm die Pinzette und eine kleine Zange. »Sie müssen die Splitter ziehen«, sagt sie ruhig.

»Ohne Betäubung?« fragt der Pseudo-Arzt.

»Haben Sie denn Äther?«

Die Nonne nimmt den Kopf des Verwundeten zwischen ihre Hände. Beim ersten Splitter, den Brenner aus der Schädeldecke zieht, brüllt er wie ein Tier im Schlachthof. Dann fällt er in Ohnmacht.

Der zweckentfremdete Rechtsanwalt schafft sein Gesellenstück und hat danach das Gefühl, die Splitter seien aus seinem Kopf entfernt worden.

Kurz vor neun Uhr erscheint Major Soslow. Seine dröhnende Stimme schallt durch das leere Haus. Sein Gesicht strahlt. Er ist blendender Laune: »Nun, wie geht's?«

»Danke«, antwortet Brenner sarkastisch. »Zwei Tote.«

»Oh –« Soslow macht eine fahrige Handbewegung. »Nitschewo. Sind nicht die ersten – nicht die letzten.«

Der Major tritt einen Schritt zur Seite, um Schwester Barbara Platz zu machen, die mit drei Mitschwestern aus dem Kloster anrückt. Im Halbdunkel bemerkt Arno Brenner eine junge Frau in sowjetischer Uniform.

»Kapitän Alexa Rudowna«, stellt Soslow vor, »wird sein verantwortlich für Verwaltung von Klinik.«

Alexa Rudowna nickt dem Ex-Hauptmann kühl zu. Sie hat graue Augen. Ihre weichen blonden Haare quellen unter dem Uniformkäppi hervor.

»Was du brauchst, Doktor – gehst du zu Kapitän Rudowna«, sagt der Major. »Sie sprechen Deutsch sehrr gut.«

»Hier fehlt alles«, wendet sich Brenner an Alexa Rudowna. »Es sind keine Betten da, keine Tragbahren, keine Instrumente, keine Medikamente, kein Verbandsstoff. Nichts – nichts.«

Die Russin macht sich Notizen. »Wie viele Betten brauchen Sie?«

»Vielleicht fünfzig«, entgegnet er.

»Hundert«, entscheidet die Uniformierte.

»So viel wie haben Platz, Genossin«, ergänzt der Major.

Der weibliche Kapitän füllt Requirierungsbefehle aus. Dann schickt sie in Trupps Rotarmisten los. Der Ex-Hauptmann verfolgt vom Fenster aus, wie sein Lazarett ausstaffiert wird. Die Soldaten stürmen in die umliegenden Häuser und werfen auf die Straße, was sie finden: Stühle, Tische, Betten, Kissen, Wäsche, Nachtgeschirre. »Das können die doch nicht machen!« fährt er die Rudowna an.

»Und was haben Sie in der Sowjetunion gemacht?« erwidert sie.

Schwester Barbara entbindet ihn einer Antwort. »Herr Doktor«, sagt sie, »Sie müssen amputieren.«

Brenner folgt ihr in ein Schulungszimmer, aus dem die Nonnen eine Art OP-Raum gemacht haben. Auf einem niederen Holztisch liegt ein Schwerverwundeter im Delirium. Auf einem Stuhl sind Instrumente ausgebreitet. Die Nonnen arbeiten lautlos. Sie sind an das gewöhnt, was jetzt kommen wird.

Auf dem Boden steht ein Waschgeschirr mit heißem Wasser und Lysoform. Der Ex-Hauptmann wäscht sich die Hände. Eine Schwester hält dem Verwundeten einen äthergetränkten Wattebausch über die Nase. Mit zwei Wehrmachtskoppeln ist er festgezurrt; auf ihren Schlössern steht: »Gott mit uns.«

»Gott steh' uns bei«, murmelt der Pseudo-Mediziner.

»Er wird es«, ermuntert ihn Schwester Barbara.

Wo muß ich anfangen, fragt sich Brenner ratlos, oberhalb des Knies, unterhalb?

Mit einem Rasiermesser schabt die Nonne dem Verwundeten die Haare am Oberschenkel ab. Dann reicht sie dem Operateur das Skalpell. Er tastet mit der Hand das Bein des Rotarmisten ab.

Die Wade unterhalb des Knies ist dunkelbraun, unförmig angeschwollen. Der Brand.

Arno Brenner schneidet.

Der Soldat stöhnt.

Der Pseudo-Chirurg zieht vorsichtig einen Kreis um den ganzen Oberschenkel. Dem Messer folgt eine dünne Blutspur. Schwester Barbara hebt das Bein des Verwundeten hoch. Es gibt keinen Aufschub mehr. Auf Brenners Stirn stehen Schweißtropfen.

Das Skalpell dringt ein. Blut sprudelt heraus.

Seine Helferin setzt einen Haken, beginnt mit dem Klammern. Ihre schnellen Hände arbeiten geschickt, routiniert. »Machen Sie weiter, Dr. Brenner«, sagt sie leise. »Ich komme schon mit.«

Er richtet sich auf. Ekel würgt ihn. Das Fleisch ist bis zum Knochen bloßgelegt.

Die Narkoseschwester am Kopfende nickt. Schwester Barbara reicht Brenner die Säge.

Er nimmt sie wie unschlüssig in die Hand, beugt sich über den Bewußtlosen, starrt ihn an. Dann streift sein Blick das blasse, ruhige Gesicht der Nonne.

Er setzt die Säge an. Bei dem leise knirschenden Geräusch hat er das Gefühl, sein eigenes Bein abzuschneiden. Der Patient atmet regelmäßig. Die Schwester am Kopfende kontrolliert das Herz. Solange sie nichts sagt, ist keine akute Gefahr, das weiß Dr. Brenner. Er merkt, wie der Griff der Säge warm und feucht wird, aber er bewegt sie gleichmäßig. Wenn nur dieses entsetzliche Geräusch nicht wäre. Wieder geht sein Blick zu Schwester Barbara. Sie hat die Schlagader abgebunden, die schwierigste Arbeit der Amputation.

Endlich ist der Knochen durch.

Dr. Brenner richtet sich auf. Er taumelt vor Schwäche.

Seine Helferin lächelt. Sie nimmt ihm die Säge aus der Hand.

»Wie kriegen wir die Infektion in den Griff?« fragt er.

»Wir haben Sulfonamide«, erwidert die Schwester. »Und der Patient ist sehr robust.«

Dr. Brenner dreht sich um. Er will nichts mehr hören, nichts mehr sehen, nichts mehr riechen, nichts mehr denken. Er überläßt die Arbeit den geübten Händen der Nonnen, hoffend, daß es diesmal gut gegangen ist.

Aber künftig? Immer tiefer schlittert er in dieses wahnwitzige Unternehmen, und er riskiert nicht nur sein Leben, sondern auch das der Schwerverwundeten.

Die Schwestern arbeiten stumm. Brenner wäscht sich die Hände und geht aus dem Raum. Er stellt sich neben den Posten.

»Ah – Doktorr«, feixt ihn der Rotarmist an.

Als Brenner wieder zurückgeht, ist der Patient weggeschafft, und er wartet, bis er mit seiner OP-Helferin allein ist. »Schwester«, beginnt er unsicher, »war die Operation – ich meine, die Amputation – war sie ungefähr richtig?«

»Ja«, antwortet sie ruhig.

»Wissen Sie«, stößt er hervor, »ich hätte es nicht tun dürfen – es war ein Frevel. Ich bin gar kein Arzt. Die Russen haben mich dazu gezwungen.«

Die Nonne sieht ihn mit kühlen grauen Augen an. Sie ist schmächtig, aber sie strahlt Vertrauen und Zuversicht aus. »Es war alles in Ordnung, Herr Doktor«, antwortet sie leise, und der Ex-Hauptmann begreift, daß Schwester Barbara von Anfang an gewußt hat, daß er kein Arzt ist.

Major Soslow geht durch das Haus. Er sieht die frischen Verbände der Verwundeten, die erste Einrichtung der Krankenzimmer, die stillen Schwestern. Er hört von der ersten Operation. Er fährt sich vergnügt und zufrieden mit der Hand über den kahlen Schädel. In seiner Gönnerlaune erlaubt er seinem Günstling, begleitet von ein paar Rotarmisten, die Sammellager deutscher Kriegsgefangener nach weiteren Helfern abzuklappern.

Ein Trupp der Hoffnungslosigkeit schleppt sich zur Verladestelle. »Dawai, dawai!« rufen die Posten, während sie die ausgemergelten Gefangenen in den zerlumpten Uniformen in die Waggons stoßen; die Deutschen sollen in die Sowjetunion abtransportiert werden.

»Stoi!« unterbricht der Ex-Hauptmann und gibt seinen Bewachern einen Wink, den Gefangenen mit dem Rangabzeichen eines Unterarztes herauszugreifen.

Der Dreißigjährige hat eingefallene Wangen, eine schmale Stirn. »Feldunterarzt Klaus Wedel«, sagt er zögernd.

»Haben Sie schon selbständig operiert?« fragt der Ex-Hauptmann mit der Rot-Kreuz-Binde am Arm.

»Lieber Gott«, erwidert der Erschöpfte, »an der Front habe ich mindestens hundert Operationen vorgenommen, die mich vor das Kriegsgericht hätten bringen müssen. Aber«, setzt er mit einer vagen Handbewegung hinzu, »vielleicht habe ich auch ein paar Dutzend Verwundete durchgebracht.«

»Ich biete Ihnen eine Chance«, sagt Brenner.

»Chance für was?« fragt der junge Mediziner.

»Nicht nach Rußland zu müssen. Ich leite hier mit deutschem Personal ein sowjetisches Lazarett, und Sie könnten mir helfen.«

Auf der Fahrt nach Kraftsborn gibt der Ex-Hauptmann keine weiteren Erklärungen. »Ich mache es kurz«, sagt er dann in seinem improvisierten Behandlungsraum. »Ich habe heute einem verwundeten Russen ein Bein amputiert und bin kein Chirurg.« Er sieht, daß diese Mitteilung den jungen Arzt nicht beeindruckt. »Mit anderen Worten: Ich bin Chefarzt und kein Mediziner.« Dann gibt der Versicherungsjurist die Vorgeschichte wieder.

Klaus Wedel wundert schon lange nichts mehr.

»Ich schlage Ihnen einen Handel zu unser beider Gunsten vor«, sagt Brenner grinsend. »Sie operieren an meiner Stelle, und ich bewahre Sie vor Sibirien.«

»Einverstanden«, erwidert der Unterarzt; er ist zu verhungert, um zu begreifen, daß ihn ein Luxusschicksal erwartet.

Lastauto auf Lastauto rollt an. Auf ihnen sind verwundete Rotarmisten, aufgeschichtet wie Kommißbrote, Sterbende neben Leichtverwundeten, Simulanten neben Fiebernden. Viele sind seit einer Woche ohne ärztliche Behandlung.

Kapitän Alexa Rudowna steht am Eingang und notiert sie wie Inventar. Fluchende Soldaten nehmen die Kranken auf die Schultern und schleppen sie in die improvisierten Krankenzimmer. Wenn die Betten nicht ausreichen, legen sie sie einfach auf den Boden.

Dr. Brenner und Klaus Wedel schuften im Operationsraum. Der »Chefarzt« wird zum Assistenten, der Assistent zum verbissen arbeitenden Chirurgen. Die findigen, langfingrigen Rotarmisten haben, vermutlich aus einer US-Hilfslieferung, eine Kiste mit Medikamenten organisiert. Schon auf den ersten Blick erkennt der Unterarzt das noch weitgehend unbekannte Penicillin-Präparat; er weiß, daß das Antibiotikum bereits Zehntausenden angloamerikanischer Soldaten das Leben gerettet hat. Obwohl Klaus Wedel keine Erfahrung in der Anwendung hat, setzt er das Medikament sofort ein und bringt ein paar Patienten durch, die er schon aufgegeben hat.

Die hygienischen Zustände verbessern sich. Kraftsborn verfügt jetzt über siebenunddreißig Betten und eine fast komplette Instrumentensammlung. Es gibt ausreichend Verpflegung mit viel Wodka, den das Personal vorwiegend zur Desinfektion verwendet. Stolz führt Major Soslow russische Stabsoffiziere durch die Räume.

Der falsche Chefarzt heimst viel Lob ein, aber er vergißt nicht, daß er auf einem Vulkan sitzt, der jeden Moment ausbrechen kann. Er trägt jetzt einen schneeweißen Ärztekittel, macht täglich zweimal Visite, fühlt Puls, betrachtet Fieberkurven und verordnet – soweit vorhanden – Medikamente.

Ranghöchster Besucher ist General Popow, ein vierschrötiger Hüne und Typ des Mannes, der eine halbe Gans verspeist, dazu eine volle Flasche Wodka trinkt und hinterher Krakowiak tanzt. »Müssen wir feiern!« ordnet der General an.

Der ehemalige Schulungsraum verwandelt sich in einen Vergnügungsraum. Die Ordonnanzen haben Erfahrung, wie man so etwas organisiert; es ist schon die zehnte oder elfte Siegesfeier. Verpflegung und Schnaps werden herangekarrt. Als besondere Auszeichnung erhält Dr. Arno Brenner einen Ehrenplatz an der Tafel des Generals.

Schon am Nachmittag hat eine kleine Militärkapelle lautstark geprobt. Auf der Anrichte stehen Batterien von Schnapsflaschen. Ordonnanzen flitzen hin und her. Ein Toast folgt dem anderen: zuerst auf Väterchen Stalin, auf General Popow, Major Soslow, die Rudowna und den Chefarzt Dr. Brenner. Immer ein halbes Wasserglas voll, und der Gastgeber achtet streng darauf, daß auch ordentlich ausgetrunken wird.

Nach dem vierten Gang wird dem Pseudo-Mediziner schummrig vor den Augen, und dabei ist noch kein Ende der ungeheuren Fresserei und Sauferei abzusehen.

»Du Brüderchen«, stößt der General mit Brenner an. »Deutsch nix gut – hup – du guter Doktor – Freund von Rote Armee.« Zwischendurch langt Popow sich immer wieder an den Bauch; sein vor Wonne, Schweiß und Fett glänzendes Gesicht verkrampft sich. Er muß Schmerzen im Leib haben, die sich immer weniger unterdrücken lassen. Aber der General will seinen Freunden nicht den Spaß verderben.

Er übergießt den siebten Gang mit saurem Rahm, den die Russen so lieben. Eine weiße Spur tropft über seine Ordensreihe. Er steht auf, wischt Rahm und Hände ab und fordert die Rudowna zum Tanz auf.

Das Vergnügen endet jäh.

Der General wankt plötzlich und stürzt zu Boden wie eine gefällte Eiche. Die Musik bricht ab. Nur das Stöhnen des Schmerzgepeinigten ist zu hören.

Auf Brenners Anordnung tragen Ordonnanzen den General vorsichtig in den Behandlungsraum und entkleiden ihn. Zum Glück ist Klaus Wedel gleich zur Stelle. Er tastet den Leib Popows ab, nickt.

»Der Blinddarm«, stellt er fest. »Ich fürchte, kurz vor dem Durchbruch.«

»Der General muß sofort operiert werden«, wendet sich Brenner an Soslow. »Und zwar in einem sowjetischen Lazarett. Wir haben hier nicht die richtigen Mittel, und ich möchte die Verantwortung nicht übernehmen.«

Der Major schüttelt energisch den Kopf. »Du keine Sabotage an russischem General, sonst –« Er macht die charakteristische Geste der Zeit. »Du jetzt zeigen, was du können, Doktor! Du retten General – oder –«

Es gibt keinen weiteren Widerstand. Medizinisch gesehen ist es auch nur vernünftig: Ein Transport würde den Patienten noch mehr gefährden.

»Fragen Sie den General, wie lange er diese Schmerzen schon hat«, wendet sich Brenner an die Rudowna.

»Drei Tage«, entgegnet sie, »vielleicht schon vier.«

»Dazu Schnaps und fette Gänsebrust. Mensch Klaus«, raunt Brenner dem Unterarzt zu, »wenn ihm was passiert, sind wir beide geliefert.«

»Keine Angst«, versetzt Wedel und läßt den General in den Operationsraum schaffen.

Brenner drängt alle Zaungäste hinaus, auch den widerstrebenden Major.

Schwester Barbara stülpt dem Patienten eine Narkosemaske über das Gesicht.

»Bitte laut zählen, Herr General«, befiehlt Brenner.

Popow hat eine Bärennatur; der Alkohol tut ein übriges.

»Dreißig – vierzig – fünfundvierzig – fünfzig«, zählt er. Der Äther zeigt keine Wirkung. »Dreiundsiebzig – fünfundsiebzig – neunundsiebzig.« Die Stimme wird schwächer, bricht ab.

»Na endlich«, sagt Brenner erleichtert und hält Popows Lider hoch. Die weißen Augäpfel sind verdreht. »Ich glaube, du kannst anfangen, Klaus.«

Auch die Schwestern haben begriffen, daß diese Operation auf keinen Fall danebengehen darf. Im Raum herrscht eine fast unerträgliche Spannung. Nur das röchelnde Atmen des Narkotisierten ist zu hören.

Wedel setzt das Skalpell an. Das scharfe Operationsmesser wandert einen Zentimeter nach rechts. Vorsichtig beginnt er zu schneiden. Er muß viel Kraft anwenden, der General hat eine Haut wie Leder. Ein Blutstrom quillt aus dem Leib. Die Schwestern halten die klaffende Wunde mit Spreizern auseinander. Der Operateur trennt das Fettgewebe durch.

Schwester Barbara träufelt in regelmäßigen Abständen Äther auf die Maske. Sie muß es nach Gefühl dosieren; die improvisierte Anästhesie ist gefährlicher als die Operation.

Der Unterarzt durchschneidet das Bauchfell, fährt mit zwei Fingern in die Bauchhöhle, tastet den Blinddarm ab, nickt seinen Helfern zu, bevor er mit geschickten Händen den Blinddarm entfernt, stillt die Blutung, vernäht die Wunde.

Der General atmet ruhig und regelmäßig. Er liegt noch in der Narkose, als man ihn hinausfährt.

»Das wär's, Arno«, sagt Wedel. »Wir bringen ihn durch – mit unserem letzten Penicillin.«

Es ist gut gegangen. Vielleicht zum letzten Mal. Lange läßt sich die makabre Groteske nicht mehr durchstehen. Wenn zum Beispiel Dr. Wedel einen Fehler macht oder der sowjetische Geheimdienst NKWD sich für die medizinische Vorbildung des Dr. Brenner interessiert. Die Grauen Schwestern wissen ausnahmslos Bescheid. Zwar kann man sich auf ihr Stillschweigen verlassen, aber wenn der große Bluff auffliegt, haben sie sich mitschuldig gemacht.

»Ich habe mich entschlossen, Klaus«, sagt Dr. Brenner, »ich werde Soslow alles gestehen.«

»Um Gottes willen«, erwidert der Arzt. »Dann sind wir alle geliefert.«

»Nein«, entgegnet der Jurist. »Nur ich. Ihr könnt doch nichts dafür, daß ich ein medizinischer Hochstapler bin.«

»Vielleicht denken die Russen genauso – oder ganz anders.« Wedel betrachtet den Mann, dessen Freund er geworden ist. »Ich hoffe, du weißt, was du tust.«

Die nächste Siegesfeier findet ohne Musik und ohne Schlemmerei unter vier Augen statt. Major Soslow überschlägt sich mit Lob. Wie wird er sich verhalten, wenn die Blamage bekannt wird, wenn er befürchten muß, seine fixe Idee könnte ihn zum Gespött machen?

»Sie müssen mir zuhören, Herr Major«, springt Brenner ins kalte Wasser. »In Deutschland gibt es viele Doktoren – für Physik, für Philosophie, für Volkswirtschaft, für das Rechtswesen und noch vieles andere.« Er muß es ein paarmal erklären.

»Du also kein richtiger Doktor«, begreift Soslow, »du kein Arzt?«

»So ist es.«

»Und du operieren General?«

»Zusammen mit Dr. Wedel.«

»Und der General lebt noch«, erwidert Soslow.

»Er ist wieder kerngesund«, antwortet Brenner.

Das Lachen droht Soslow zu ersticken. Sein Kopf schwillt an, rötet sich. Tränen kullern ihm aus den Augen. »Du machen General gesund und du kein Doktor –« Ganz plötzlich wird er still. Sein Kopf nimmt wieder normale Farbe an. Er denkt angestrengt nach. »Du mich belogen, du mich betrogen. Du Ganeff – kein richtiger Doktor. Du gehen nach Workuta! Drei Jahre – vier – fünf – nitschewo.« Er steht so jäh auf, daß der Stuhl umfällt. »Ich schreiben Marschpapiere!«

Arno Brenner erfaßt, daß die Angst, die Mühe, daß alles umsonst war und er tiefer in der Affäre steckt als zu ihrem Beginn.

Soslow kommt zurück, betrachtet sein Opfer mit ausdruckslosem Gesicht. »Du Angst?« fragt er dann.

»Allerdings«, erwidert der Ex-Hauptmann.

»Du Angst vor mir?«

»So ist es.«

Der Major lächelt. »Richtig. Ich mächtiger Mann. Hier«, sagt er, »Billett für Workuta.« Er reicht ihm ein Papier in russischer und deutscher Sprache.

»Aber das ist ja ein Entlassungsschein aus sowjetischer Kriegsgefangenschaft«, sagt Brenner, verwirrt und überrascht.

»Brüderchen«, erwidert Major Soslow, »ich nach Berlin – und du gehen mit.«

Michail Bulgakow

Das Handtuch mit dem Hahn

Wer noch nie im Pferdewagen öde Feldwege entlanggezockelt ist, dem brauche ich nichts darüber zu erzählen, er begreift es doch nicht. Wer es aber schon erlebt hat, den möchte ich nicht daran erinnern.

Kurz und gut: Für die vierzig Werst, die die Kreisstadt Gratschowka vom Krankenhaus in Murjewo trennen, brauchten der Fuhrmann und ich genau vierundzwanzig Stunden. Kurios genau: Um zwei Uhr nachmittags am 16. September 1917 passierten wir den letzten Kornspeicher am Stadtrand des bemerkenswerten Gratschowka, und um fünf nach zwei am 17. September desselben unvergeßlichen siebzehner Jahres stand ich auf dem vom Septemberregen gepeitschten sterbenden und zerlaugten Gras im Hof des Krankenhauses von Murjewo. Da stand ich und war in folgender Verfassung: die Beine dermaßen steif, daß ich gleich hier im Hof in Gedanken Lehrbücher durchblätterte, stumpf bemüht, mich zu entsinnen, ob tatsächlich eine Krankheit existiert, bei der die menschlichen Muskeln erstarren, oder ob ich das nachts im Dorf Grabilowka nur geträumt hatte. Wie hieß sie auf lateinisch, die verfluchte Krankheit? Jeder Muskel schmerzte unerträglich und erinnerte an Zahnweh. Von den Zehen ganz zu schweigen, sie ließen sich im Stiefel nicht mehr bewegen und lagen reglos wie hölzerne Stummel. Ich gebe zu, in einer Anwandlung von Kleinmut habe ich flüsternd die Medizin verwünscht wie auch die Studienbewerbung, die ich fünf Jahre zuvor beim Rektor der Universität eingereicht hatte. Von oben schüttete es unterdes wie aus einem Sieb. Mein Mantel war vollgesogen wie ein Schwamm. Mit den Fingern der rechten Hand versuchte ich vergeblich den Koffergriff zu fassen und spuckte schließlich ins nasse Gras. Meine Finger konnten nichts greifen, und wieder fiel mir, der ich mit allerlei Kenntnissen aus interessanten medizinischen Büchern vollgestopft war, eine Krankheit ein: die Paralyse. Paralyse, sagte ich, weiß der Teufel, weshalb, verzweifelt zu mir.

»A-an eure Straßen hier muß man sich erst g-gewöhnen«, sprach ich mit hölzernen blauen Lippen.

Dabei glotzte ich den Fuhrmann böse an, obwohl er eigentlich am Zustand der Straße keine Schuld trug.

»Ach, Genosse Doktor«, antwortete er und konnte die Lippen unter dem blonden Schnurrbärtchen kaum bewegen. »Ich fahr' hier schon fünfzehn Jahre und hab' mich auch noch nicht daran gewöhnt.«

Ich erschauerte und betrachtete verzagt das zweigeschossige Gebäude mit der abblätternden weißen Farbe, die ungeweißten Balkenwände des Feldscherhäuschens und meine künftige Residenz, ein zweigeschossiges, blitzsauberes Haus mit geheimnisvollen grabesartigen Fenstern, und stieß einen langen Seufzer aus. Sogleich durchzuckte meinen Kopf statt lateinischer Wörter der genießerische Satz, den in meinem von der Kälte und dem Geschaukel benommenen Gehirn ein dicker Tenor mit hellblauen Hüften sang: Sei mir gegrüßt, ersehntes Obdach... Leb wohl, leb wohl für lange, goldrotes Bolschoitheater, Moskau, Schaufenster... ach, lebt wohl.

Das nächste Mal ziehe ich den Schafspelz an, dachte ich mit wütender Verzweiflung und zerrte steiffingrig an den Kofferriemen. Allerdings ist das nächste Mal schon Oktober, da kann ich gleich zwei Schafspelze anziehen. Und vor einem Monat fahre ich nicht nach Gratschowka. Auf keinen Fall. Überlegen Sie selbst, wir mußten übernachten! Zwanzig Werst hatten wir zurückgelegt und befanden uns in wahrer Grabesfinsternis... Nacht... In Grabilowka mußten wir übernachten... Der Lehrer nahm uns auf... Heute morgen sind wir nun um sieben losgefahren... und dann kommt man – du lieber Gott – langsamer als ein Fußgänger vorwärts. Ein Rad kracht in ein Loch, das andere hebt sich in die Luft, der Koffer – rums – auf die Füße... Dann auf die eine Seite, auf die andere, mit der Nase nach vorn, dann mit dem Genick. Und von oben gießt und gießt es, und man friert durch bis auf die Knochen. Hätte ich etwa voraussehen können, daß ein Mensch mitten im grauen und sauren September auf dem Feld frieren kann wie im grimmigen Winter? Wie sich zeigt, kann er. Und während man eines langsamen Todes stirbt, sieht man immer nur ein und dasselbe. Rechts das bucklige, abgeknabberte Feld, links ein verkümmertes Waldstück, daneben halbzerfallene graue Hütten, fünf oder sechs an der Zahl. Es scheint, als gäbe es keine lebende Seele darin. Schweigen, Schweigen ringsum...

Endlich gab der Koffer nach. Der Fuhrmann beugte sich darüber und schob ihn auf mich zu. Ich wollte ihn am Riemen fassen, doch meine Hand versagte, und mein dickgeschwollener, mir zum Ekel gewordener Weggefährte, vollgestopft mit Büchern und allem möglichen Plunder, plumpste, mir gegen die Beine schlagend, ins Gras.

»Ach, du lie...«, setzte der Fuhrmann erschrocken an, doch ich machte ihm keine Vorwürfe, denn meine Beine taugten ohnehin bloß noch zum Wegschmeißen.

»He, ist da wer? He!« schrie der Fuhrmann und schlug mit den Armen um sich wie ein Hahn mit den Flügeln. »He, ich hab' den Doktor hergebracht!«

Da drückten sich Gesichter an die dunklen Fenster des Feldscherhäuschens, eine Tür klappte, dann sah ich einen Mann in zerrissenem Mantel und Stiefeln durchs Gras auf mich zuhumpeln. Respektvoll riß er zwei Schritte vor mir die Schirmmütze vom Kopf, lächelte verschämt und begrüßte mich mit heiserem Stimmchen: »Guten Tag, Genosse Doktor.«

»Wer sind Sie denn?« fragte ich.

»Jegorytsch bin ich«, stellte er sich vor, »der hiesige Wächter. Wir warten ja schon so auf Sie.«

Sogleich ergriff er den Koffer, schulterte ihn und trug ihn weg. Ich stakste hinter ihm her, erfolglos bemüht, die Hand in die Hosentasche zu schieben, um das Portemonnaie hervorzuholen.

Der Mensch braucht eigentlich sehr wenig. Vor allem braucht er ein wärmendes Feuer. Beim Aufbruch in die Einöde von Murjewo hatte ich mir, das fiel mir jetzt ein, noch in Moskau vorgenommen, mich würdevoll zu geben. Mein jugendliches Aussehen hatte mir schon auf den ersten Schritten das Dasein vergällt. Jedem mußte ich mich vorstellen: »Doktor Soundso.«

Und jeder zog unweigerlich die Augenbrauen hoch. »Wirklich? Ich dachte, Sie wären Student.«

»Nein, ich bin schon fertig«, antwortete ich dann mürrisch und dachte: Ich muß mir eine Brille zulegen, jawohl. Aber diese Anschaffung hatte keinen Zweck, denn meine Augen waren gesund und noch nicht von Lebenserfahrung getrübt. Da mich somit keine Brille vor freundlich herablassendem Lächeln schützte, trachtete ich, mir achtunggebietendes Gehaben anzugewöhnen. Ich versuchte, gemessen und gewichtig zu sprechen, hastige Bewegungen nach Möglichkeit zu vermeiden und nicht zu rennen wie ein Dreiundzwanzigjähriger, der die Universität gerade hinter sich hat, sondern zu gehen. Doch wie ich nun nach vielen Jahren weiß, gelang mir das sehr schlecht.

Gerade jetzt brach ich diesen meinen ungeschriebenen Verhaltenskodex. Zusammengekrümmt und in Socken saß ich da, nicht in meinem stillen Kämmerlein, sondern in der Küche, und drängte mich wie ein Feueranbeter hingerissen und leidenschaftlich an die im Herd lodernden Birkenscheite. Links von mir stand mit dem Boden nach oben ein Zuber, darauf lagen meine Schuhe, ein kahl gerupfter Hahn mit blutigem Hals und daneben der Haufen seiner bunten Federn. Ich hatte nämlich noch im Zustand der Erstarrung eine ganze Reihe von Handlungen ausgeführt, die das Leben von mir forderte. Die spitznasige Axinia, Jegorytschs Frau, war von mir in das Amt meiner Köchin eingesetzt worden. Demzufolge war unter ihren Händen der Hahn gestorben. Ich sollte ihn essen. Ich hatte mich mit allen bekannt gemacht. Der Feldscher hieß Demjan Lukitsch, die Hebammen hießen Pelageja Iwanowna und Anna Nikolajewna. Ich hatte einen Rundgang durch das Krankenhaus gemacht und mich restlos davon überzeugt, daß es überaus reich mit Instrumenten versehen war. Genauso restlos überzeugt mußte ich zugeben (natürlich nur im stillen), daß die Bestimmung vieler der jungfräulich glänzenden Instrumente mir gänzlich unbekannt war. Ich hatte sie, ehrlich gesagt, noch nie gesehen, geschweige denn in der Hand gehalten.

»Hm«, brummte ich vielsagend, »Sie haben ja ein hübsches Instrumentarium. Hm...«

»Gewiß doch«, versetzte Demjan Lukitsch behaglich, »alles dank den Bemühungen Ihres Vorgängers Leopold Leopoldowitsch. Er hat ja von früh bis spät operiert.«

Da brach mir kalter Schweiß aus, und ich blickte wehmütig auf die spiegelnden Schränkchen.

Danach gingen wir durch die leeren Krankenzimmer, in denen ohne weiteres vierzig Personen unterzubringen waren. »Bei Leopold Leopoldowitsch waren es manchmal auch fünfzig«, tröstete mich Demjan Lukitsch, und Anna Nikolajewna, eine Frau mit grauem Haarkranz, fügte zu allem Überfluß hinzu: »Doktor, Sie sind noch so jung, so jung... Geradezu erstaunlich, wie ein Student sehen Sie aus.«

Ach du Donner, dachte ich, die sind sich ja alle einig!

Und trocken knurrte ich durch die Zähne: »Hm... nein... das heißt ja, ich bin noch jung...«

Dann stiegen wir hinunter in die Apotheke, und ich sah, hier fehlte es an Vogelmilch. In den beiden ziemlich dunklen Räumen roch es kräftig nach Kräutern, und in den Regalen fand sich alles, was man wollte. Es gab sogar patentierte ausländische Mittel, und ich brauche nicht hinzuzufügen, daß ich noch nie von ihnen gehört hatte.

»Hat alles Leopold Leopoldowitsch bestellt«, berichtete Pelageja Iwanowna stolz.

Dieser Arzt muß ein Genie gewesen sein, dachte ich, durchdrungen von Hochachtung für den geheimnisvollen Leopold, der das stille Murjewo verlassen hatte.

Der Mensch braucht nicht nur wärmendes Feuer, er muß sich auch einleben. Den Hahn hatte ich längst aufgegessen, Jegorytsch hatte mir einen Strohsack gestopft und ein Laken darübergebreitet, und im Arbeitszimmer meiner Residenz brannte die Lampe. Ich saß da und blickte wie verzaubert auf die dritte Errungenschaft des legendären Leopold: den vollgestopften Bücherschrank. Allein über Chirurgie fand ich bei flüchtigem Zählen an die dreißig Bände in russischer und deutscher Sprache. Und über Therapie! Und die fabelhaften Atlanten der Hautkrankheiten!

Der Abend rückte näher, ich lebte mich ein.

Ich bin gänzlich unschuldig, dachte ich immer wieder qualvoll, ich habe ein Diplom, habe fünfzehn Einsen. Ich habe schon in der Hauptstadt zu verstehen gegeben, daß ich als zweiter Arzt gehen möchte. Aber nein. Man hat gelächelt und gesagt: »Leben Sie sich ein.« Nun lebe dich mal ein! Und wenn ein Bruch gebracht wird? Wie soll ich mich mit dem einleben? Und vor allem, wie wird sich der Patient mit dem Bruch unter meinen Händen fühlen? Im Jenseits wird er sich einleben. (Es lief mir kalt den Rücken hinunter.)

Und vereiterte Blinddarmentzündungen? Ha! Und Diphtherie bei den Dorfkindern? Und wenn ein Luftröhrenschnitt angezeigt ist? Aber auch ohne Luftröhrenschnitt werde ich mich nicht eben wohl fühlen. Und ... und die Geburten? Die habe ich ganz vergessen! Regelwidrige Lagen. Was mach' ich dann? So was von Leichtsinn! Ich hätte dieses Revier ablehnen müssen. Unbedingt. Hier hätte irgendein Leopold hergehört.

In Schwermut und Dämmerlicht durchschritt ich das Zimmer. Wenn ich auf gleicher Höhe mit der Lampe war, sah ich in der grenzenlosen Finsternis der Felder mein bleiches Gesicht neben dem Lampenlicht im Fenster.

Ich bin der falsche Demetrius, dachte ich dümmlich und setzte mich wieder an den Tisch.

Zwei Stunden lang quälte ich mich in meiner Einsamkeit, bis meine Nerven die selbstfabrizierten Ängste nicht mehr ertragen konnten. Da beruhigte ich mich langsam und schmiedete sogar Pläne.

So ist das ... Die Sprechstunde soll jetzt kaum besucht sein. In den Dörfern wird Flachs gebrochen, die Wege sind unpassierbar. Gerade jetzt werden sie dir einen Bruch bringen, dröhnte eine rauhe Stimme in meinem Gehirn, wegen eines Schnupfens (einer leichten Krankheit) kommt bei dem Schlamm keiner, aber einen Bruch, den schleppen sie sicher daher, verlaß dich drauf, lieber Collega Doktor.

Nicht dumm, die Stimme, was? Ich schauderte.

Schweig, fuhr ich die Stimme an, es muß ja nicht gleich ein Bruch sein. Was soll die Neurasthenie? Wer A sagt, muß auch B sagen.

Mitgegangen, mitgefangen, mitgehangen, antwortete die Stimme boshaft.

So ist das ... Das Arzneibuch behalte ich bei mir. Wenn ich was verschreiben muß, kann ich beim Händewaschen nachdenken. Das Buch wird aufgeschlagen neben dem Aufnahmebuch liegen. Ich werde wirksame, doch einfache Medikamente verschreiben. Na, zum Beispiel Natrium salicylium, 0,5 je Pulver, dreimal täglich...

Dann kannst du auch Soda verschreiben! antwortete mein innerer Gesprächspartner mit unverhohlenem Spott.

Wozu denn Soda? Ich werde auch Ipecacuanha-Aufguß verschreiben, hundertachtzigfach verdünnt. Oder zweihundertfach. Bitte sehr.

Und obwohl in dieser Einsamkeit unter der Lampe kein Mensch Ipecacuanha von mir verlangt hatte, blätterte ich sogleich ängstlich das Arzneibuch durch, sah unter Ipecacuanha nach und las dann mechanisch, daß es auf der Welt »Insipin« gibt. Das sei nichts anderes als »Chinindiglycolsäureester«. Ich erfuhr, daß es nicht nach Chinin schmeckt. Aber wozu dient es? Und wie verschreibt man es? Ist es ein Pulver? Hol's der Teufel!

Insipin hin, Insipin her, aber was mache ich bei einem Bruch? beharrte die Angst in Gestalt der inneren Stimme.

In die Wanne setzen, verteidigte ich mich wütend. In die Wanne. Und dann den Bruch zurückdrängen.

Es ist ein eingeklemmter, mein Lieber! Was, zum Teufel, soll da ein Wannenbad! Ein eingeklemmter Bruch, sang die Angst mit dämonischer Stimme. Da mußt du schneiden.

Nun gab ich auf und hätte fast geweint. Und ich schickte ein Flehen in die Dunkelheit vor dem Fenster: Alles, bitte nur keinen eingeklemmten Bruch.

Die Müdigkeit sang:

Leg dich schlafen, unglückseliger Äskulap. Schlaf dich aus, am Morgen siehst du weiter. Beruhige dich, junger Neurastheniker. Schau doch, die Dunkelheit vor den Fenstern ist ruhig, die erkaltenden Felder schlafen, es gibt keinen Bruch. Am Morgen siehst du weiter. Lebst dich ein. Schlafe. Lege den Atlas weg. Jetzt kapierst du sowieso kein Jota mehr. Der Bruchhals...

Wie er hereingestürzt war, konnte ich mir nicht einmal vorstellen. Der Türriegel hatte geklirrt und Axinia etwas gepiepst. Und vor dem Fenster war ein Wagen vorübergeknarrt.

Er war ohne Mütze, trug eine offenstehende Pelzjoppe, hatte einen ungepflegten Kinnbart und irr blickende Augen.

Er bekreuzigte sich, fiel auf die Knie und bumste mit der Stirn auf den Fußboden. Das galt mir.

Jetzt ist es aus, dachte ich trübsinnig.

»Nicht doch, nicht doch, nicht doch!« murmelte ich und zog an dem grauen Ärmel.

Sein Gesicht verzerrte sich, und er stammelte, sich verschlukkend, als Antwort: »Herr Doktor... Herr... die Einzige, die Einzige... Die Einzige!« Er schrie es plötzlich mit jugendlicher klangvoller Stimme, so daß der Lampenschirm erzitterte. »Ach, du unser Herrgott... Ach...« Gramvoll rang er die Hände und schlug wieder mit der Stirn gegen die Dielenbretter, als wolle er sie zertrümmern. »Wofür? Wofür die Strafe? Womit haben wir dich erzürnt?«

»Was ist denn passiert?« rief ich und fühlte mein Gesicht kalt werden.

Er sprang auf die Füße, wankte und flüsterte: »Herr Doktor, was Sie wollen... Ich geb' Ihnen Geld... Sie kriegen Geld, soviel Sie wollen. Ich bring' Ihnen Lebensmittel... Daß sie bloß nicht stirbt. Bloß nicht stirbt. Wenn sie ein Krüppel bleibt, macht nichts. Macht nichts!« schrie er zur Decke hinauf. »Wir füttern sie durch, haben genug.«

Axinias bleiches Gesicht schwebte im schwarzen Türrechteck.

Bangigkeit umschlang mein Herz.

»Was ist denn? So reden Sie doch!« schrie ich unbeherrscht.

Er verstummte, dann flüsterte er, als teile er mir ein Geheimnis mit, und seine Augen wurden bodenlos tief dabei: »Sie ist in die Flachsbreche gekommen...«

»Flachsbreche?« fragte ich zurück. »Was ist das?«

»Flachs, sie haben Flachs gebrochen, Herr Doktor«, erklärte

Axinia flüsternd, »die Flachsbreche... Flachs wird damit gebrochen...«

Es geht schon los. Oh, warum bin ich hergekommen! dachte ich entsetzt. »Wer denn?«

»Meine Tochter«, antwortete er flüsternd, dann schrie er: »Helfen Sie!« Wieder warf er sich zu Boden, und seine gleichlang geschnittenen Haare fielen ihm über die Augen.

Die Lampe mit dem verbogenen Blechschirm brannte hell. Ich sah das Mädchen auf dem frisch duftenden weißen Wachstuch des Operationstisches liegen und vergaß den Bruch.

Ihr heller, etwas rötlicher Zopf hing verfilzt vom Tisch. Der Zopf war von gigantischer Länge, er reichte bis zum Fußboden.

Der Kattunrock war zerfetzt, das Blut darauf von verschiedener Farbe – bräunliche und fettig rote Flecke. Das Licht der Blitzlampe kam mir gelb und lebendig, ihr Gesicht papieren, ihre Nase spitz vor.

Ihr gipsweißes regloses Gesicht war von wahrhaft seltener Schönheit. Ein solches Antlitz sieht man nicht oft.

Im Operationssaal herrschte wohl zehn Sekunden lang völliges Schweigen, doch durch die geschlossene Tür war zu hören, wie immer wieder der Bauer dumpfe Schreie ausstieß und mit dem Kopf gegen den Fußboden bumste. Er ist verrückt geworden, dachte ich. Die Schwestern werden ihm schon was eingeben... Wie kommt er zu einer so schönen Tochter? Allerdings hat er regelmäßige Gesichtszüge... Die Mutter muß schön gewesen sein... Er ist wohl Witwer...

»Ist er Witwer?« flüsterte ich mechanisch.

»Ja«, antwortete Pelageja Iwanowna leise.

In diesem Moment zerriß Demjan Lukitsch mit einer jähen, gleichsam wütenden Bewegung ihren Rock vom Saum bis zum Bund. Was ich nun erblickte, übertraf meine Erwartungen. Das linke Bein war eigentlich nicht mehr da. Vom zerschmetterten

Knie abwärts nur blutiges Gefetze und zerquetschte rote Muskeln, weiße Knochensplitter starrten spitz nach allen Seiten. Das rechte Bein war im Unterschenkel gebrochen, und zwar so, daß beide Knochenenden durch die Haut spießten. Dadurch lag ihr Fuß leblos, wie abgetrennt und zur Seite gedreht.

»Ja«, sagte der Feldscher leise und fügte nichts mehr hinzu.

Ich löste mich aus meiner Erstarrung und griff nach ihrem Puls. Er war an dem kalten Handgelenk nicht zu tasten. Erst nach einigen Sekunden fand ich das kaum spürbare Pochen. Dann setzte es aus, ich warf einen Blick auf ihre blau werdenden Nasenflügel und die weißen Lippen... und wollte schon sagen: Ex..., doch ich hielt mich glücklicherweise zurück... Wieder das Pochen, dünn wie ein Fädchen.

So also erlischt ein zerfetzter Mensch, dachte ich, da ist nichts mehr zu machen.

Doch plötzlich sagte ich rauh und erkannte meine eigene Stimme nicht: »Kampfer.«

Da beugte sich Anna Nikolajewna an mein Ohr und raunte: »Wozu, Doktor? Quälen Sie sie nicht. Wozu jetzt noch spritzen? Gleich bleibt sie weg... Sie können sie nicht retten.«

Wütend und finster drehte ich mich nach ihr um und sagte: »Ich hatte um Kampfer gebeten.«

So daß Anna Nikolajewna errötend mit beleidigter Miene zum Tischchen eilte und eine Ampulle aufbrach.

Der Feldscher schien den Kampfer auch zu mißbilligen. Nichtsdestoweniger griff er rasch und geschickt nach der Spritze und drückte das gelbe Öl unter die Schulterhaut.

Stirb. Stirb schneller, dachte ich, stirb. Was soll ich sonst mit dir machen?

»Gleich stirbt sie«, flüsterte der Feldscher, als hätte er meine Gedanken erraten. Er schielte nach dem Laken, schien es sich aber anders überlegt zu haben: zu schade, das Laken blutig zu machen.

Doch in wenigen Augenblicken würden wir sie ohnehin zudecken müssen. Sie lag da wie ein Leichnam, aber sie starb nicht. In meinem Kopf wurde es plötzlich hell, wie unter dem Glasdach unseres fernen Anatomiehörsaals.

»Noch mehr Kampfer«, krächzte ich.

Wieder injizierte der Feldscher gehorsam das Öl.

Am Ende stirbt sie nicht? dachte ich verzweifelt. Am Ende muß ich ... Es wurde immer heller in meinem Gehirn, und plötzlich wußte ich ohne alle Lehrbücher, ohne Ratschläge, ohne Hilfe – und die Gewißheit, daß ich es wußte, war fest wie Eisen –, daß ich jetzt gleich zum erstenmal in meinem Leben an einer Sterbenden eine Amputation vornehmen mußte.

»Alles fertigmachen zur Amputation«, sagte ich mit fremder Stimme zum Feldscher.

Die Hebamme sah mich mit irrem Blick an, aber der Feldscher hatte ein Fünkchen Mitgefühl in den Augen, hastig legte er die Instrumente zurecht. Unter seinen Händen begann die Spiritusflamme zu summen ...

Eine Viertelstunde verging. Mit abergläubischem Entsetzen hob ich das kalte Lid und blickte in das erloschene Auge. Ich kann nichts ausrichten. Wie soll ein halber Leichnam leben? Unaufhaltsam liefen mir salzige Schweißtropfen unter der weißen Kappe hervor über die Stirn, und Pelageja Iwanowna wischte sie mit Mull weg. Mit dem Blutrest trieb jetzt auch Coffein durch die Adern des Mädchens. War es notwendig gewesen, dieses zu injizieren, oder nicht? Anna Nikolajewna strich sanft über die kleine Schwellung auf dem Schenkel des Mädchens. Das Mädchen lebte.

Ich nahm das Skalpell und bemühte mich, jemand nachzuahmen (einmal hatte ich auf der Universität eine Amputation gesehen). Jetzt flehte ich das Schicksal an, sie möge in der nächsten halben Stunde nicht sterben. Soll sie nachher im Bett sterben, wenn ich mit der Operation fertig bin ...

Statt meiner arbeitete nun mein gesunder Menschenverstand, angetrieben von der ungewöhnlichen Situation. Geschickt wie ein erfahrener Fleischer zog ich mit dem Skalpell einen Kreisschnitt um den Oberschenkel, die Haut klaffte auseinander, kein Tröpfchen Blut trat aus. Was mache ich, wenn die Gefäße zu bluten anfangen? dachte ich und schielte wie ein Wolf auf den Haufen Gefäßklemmen. Ich durchtrennte ein riesiges Stück Frauenfleisch und ein Gefäß in der Form eines weißlichen Röhrchens, doch noch immer kein Tropfen Blut. Ich klemmte die Ader ab und machte weiter. Überall, wo ich Adern vermutete, setzte ich Klemmen an. Arteria..., arteria..., verdammt, wie heißt sie noch? Der Operationsraum glich dem einer Klinik. In schweren Trauben hingen die Klemmen heraus. Mit Hilfe von Mull wurden sie samt dem Fleisch aufwärts gedrückt, und nun ging ich daran, mit einer spiegelblanken, kleinzähnigen Säge den freigelegten Knochen durchzusägen. Daß sie nicht stirbt? Erstaunlich...

Oh, wie zählebig ein Mensch doch ist!

Der Knochen fiel ab. In Demjan Lukitschs Händen verblieb, was einmal ein Mädchenbein gewesen. Fleischfetzen und Knochensplitter! All das wurde beiseite geworfen, und nun lag auf dem Operationstisch ein junges Mädchen, gleichsam um ein Drittel verkürzt, mit zur Seite gebogenem Stumpf. Warte noch ein bißchen, stirb nicht, dachte ich flehentlich. Halt aus, bis du im Bett liegst, laß mich wohlbehalten herauskommen aus diesem entsetzlichen Vorfall in meinem Leben.

Die Gefäße wurden abgebunden, dann nähte ich mit großen Stichen die Haut fest... doch ich hielt wieder inne und legte, einer Eingebung folgend, ein Drain, das ich mit einem Mulltupfer verschloß. Der Schweiß floß mir in die Augen, und ich hatte ein Gefühl, als wäre ich im Dampfbad.

Ich verschnaufte. Warf einen schweren Blick auf den Stumpf und das wächserne Gesicht. »Lebt sie?« fragte ich.

»Sie lebt«, flüsterten der Feldscher und Anna Nikolajewna.

»Sie wird schon noch ein Minütchen leben«, raunte mir der Feldscher lautlos, nur mit den Lippen ins Ohr. Dann stockte er und riet mir taktvoll: »Das andere Bein sollten Sie vielleicht so lassen, Doktor. Wissen Sie, wir wickeln Mull herum, sonst schafft sie es nicht bis zum Bett. Was meinen Sie? Immer noch besser, wenn sie nicht auf dem Operationstisch stirbt.«

»Bringt Gips«, antwortete ich heiser, von einer unbekannten Kraft gedrängt.

Der ganze Fußboden war weiß bekleckert, wir alle schwitzten. Das halbtote Mädchen lag reglos. Das rechte Bein war eingegipst, und an der Bruchstelle des Unterschenkels klaffte ein Fensterchen, das ich in einer Eingebung offengelassen hatte.

»Sie lebt«, krächzte der Feldscher verwundert.

Nun wurde sie aufgehoben, unter dem Laken zeichnete sich eine gigantische Einbuchtung ab – ein Drittel ihres Körpers blieb im Operationssaal zurück.

»Doktor, Sie haben wohl schon viele Amputationen gemacht?« fragte plötzlich Anna Nikolajewna. »Sehr, sehr gut. Nicht schlechter als Leopold…«

Aus ihrem Mund klang das Wort »Leopold« immer wie »großer Meister«.

Unter gesenkten Brauen hervor blickte ich in die Gesichter. Sowohl in Demjan Lukitschs als auch in Pelageja Iwanownas Augen sah ich Respekt und Verwunderung.

»Hm… ich… Sehen Sie, erst zwei…«

Warum habe ich gelogen? Das ist mir heute unbegreiflich.

Das Krankenhaus wurde still. Ganz still.

»Wenn sie stirbt, holt ihr mich sofort«, befahl ich halblaut dem Feldscher, und er antwortete nicht: »Gut«, sondern respektvoll: »Zu Befehl.«

Ein paar Minuten darauf saß ich neben der grünen Lampe im Arbeitszimmer der Arztwohnung. Das Haus schwieg.

Mein bleiches Gesicht spiegelte sich im tiefschwarzen Fensterglas. Nein, ich bin kein falscher Demetrius, und sehen Sie, ich bin irgendwie gealtert. Die Falte über der Nasenwurzel...

Gleich wird man klopfen und sagen: Sie ist tot.

Ja, ich gehe hin und sehe sie mir noch einmal an... Gleich klopft es.

Es klopfte. Zweieinhalb Monate später. Draußen glänzte einer der ersten Wintertage.

Er trat ein. Erst jetzt sah ich ihn mir genauer an. Ja, er hatte wirklich regelmäßige Gesichtszüge. War etwa fünfundvierzig Jahre alt. Die Augen strahlten.

Dann raschelte es... auf zwei Krücken humpelte ein einbeiniges junges Mädchen von bezaubernder Schönheit herein, sie trug einen weiten Rock mit rotem Bortensaum.

Sie blickte mich an, ein rosiger Hauch stieg ihr in die Wangen.

»In Moskau... in Moskau...« Ich schrieb die Adresse auf. »Dort macht man Ihnen eine Prothese, ein künstliches Bein.«

»Küsse ihm die Hand«, sagte plötzlich der Vater.

Ich war so verwirrt, daß ich ihr statt der Lippen die Nase küßte.

Sodann band sie, an den Krücken hängend, ein Bündel auf, und heraus fiel ein langes schneeweißes Handtuch mit einem kunstlos eingestickten roten Hahn. Dies also hatte sie bei den Visiten unterm Kissen versteckt. Richtig, ich erinnere mich, auf dem Nachttisch lagen Fäden.

»Ich nehm's nicht«, sagte ich rauh und schüttelte sogar den Kopf. Aber sie machte ein Gesicht und bekam solche Augen, daß ich es doch nahm.

Viele Jahre lang hing es in meinem Schlafzimmer in Murjewo und ging dann mit mir auf Reisen. Zuletzt wurde es mürb, verwetzt und löchrig und verschwand, so wie auch Erinnerungen mürbe werden und verschwinden.

Taylor Caldwell

Hysterie

Das »Landhäuschen«, ein einfacher Bau mit nicht weniger als zwölf großen Räumen, nistete inmitten einer Gruppe hoher Ahornbäume, weit entfernt vom Kopfsteinpflaster der Straße. Ein mit verschiedenfarbigen Fliesen belegter Pfad wand sich zwischen gestutzten Hecken und üppigen Blütenbüschen hindurch. Überall zwischen dieser Blütenpracht hatte eine ordnungsliebende Schere mitleidslos ihre Spuren hinterlassen. Am Ende des Pfades befand sich ein kleines Gittertürchen, das ganz ohne Zaun wie verloren inmitten des Weges stand und keine andere Funktion zu erfüllen schien, als dem Grundstück den Anschein der Geborgenheit zu verleihen. Jonathan stieß es auf, und sie schritten über eine Steinterrasse, die voll von Topfpflanzen war und auf der weißgestrichene eiserne Gartensessel herumstanden, auf die sich niemand setzte, der auch nur einigermaßen Rücksicht auf seine Hinterbacken zu nehmen gewillt war. Eine mit Schnitzereien versehene Holztür, an der ein auf Hochglanz polierter bronzener Löwenkopf prangte, strahlte geradezu animalische Wärme aus. Absolute Stille umgab das Haus. Nur manchmal, wenn der laue Wind durch die Bäume strich, hörte man ein sanftes Rauschen, und im Hintergrund verriet das gelegentliche Klippen einer Schere die Gegenwart eines emsigen Gärtners. Heftig bediente Jonathan den Türklopfer, und wie zum Protest echote dieses Klopfen durch die Straße und störte wahrscheinlich sogar den ewigen Schlaf der Toten auf dem nahen Friedhof.

Die Tür wurde von einem nett aussehenden kleinen Mädchen geöffnet, das Dr. Robert Morgan und Dr. Jonathan Ferrier mit einem höflichen Knicks einließ. Sie standen in einem mit Steinen ausgefaßten, großen Vorraum. Englische Möbel bildeten die Einrichtung, wertvolle alte Teppiche lagen auf dem Steinfußboden. Aus dem düsteren Hintergrund trat Albert Kitchener auf sie zu. Mit ihm kam Maude, frisch wie eine Knospe in ihrem blauen Seidenkleid, dessen Krausfalten sich anmutig über ihre zarten Rundungen spannten. Durch die offene Tür fiel ein Lichtstrahl auf ihr kastanienbraunes Haupt, spielte lebhaft auf ihren rosigen Wangen und enthüllte einen Grübchenmund, ein weißes Kinn und große, sanfte Augen. Eine kleine Puppe, dachte Jonathan bei sich. Er hatte eine Schwäche für schöne Frauen. Robert verbeugte sich ernst, zeigte jedoch keinerlei Bewunderung, was Jonathan ärgerte, der seinerseits zart ihre Wange tätschelte und warm ihre Hand hielt. Sie lächelte ihn an, hatte aber offenbar nur Blicke für Robert, während warme Röte in ihre Wangen stieg. Sieht er nicht diese anmutigen Hüften und die vollen Brüste? fragte sich Jonathan. Und die Grübchen auf ihren Armen? Ein süßer Happen für jeden Mann, auch wenn dieser momentan anderweitig engagiert war. Er ist wahrscheinlich einer von diesen treuherzigen Naivlingen.

»Schön von dir, daß du kommst, lieber Jon«, empfing Mr. Kitchener die beiden jungen Männer mit strahlendem Lachen und schüttelte ihnen die Hand. »Hallo, Doktor Morgan. War das nicht ein netter Tag gestern? Maude, sag doch bitte Elvira, daß unsere Freunde hier sind.« Er geleitete sie in einen vornehm-geräumigen Empfangsraum, dessen Unglück die zusammengestoppelte viktorianische Einrichtung war: überall diese aufpolierten Tische, dann Vasen, Polsterstühle, Sessel mit Roßhaarfüllung, ein Kamin in dunklem Marmor und schwere, dunkelblaue Brokatdraperien über Vorhängen aus Handwebe. »Entzückend, nicht wahr?« sagte Mr. Kitchener. »Und sehr authentisch. Mrs. Burrows erbte es von ihren Eltern, die es als Sommerwohnung benützten, wenn sie nicht in Boston lebten. Und Elmo hat es von ihr geerbt. Ihm gefällt es nicht, bedauerlicherweise, aber er hat eben einen sehr strengen Geschmack, wie alle Intellektuellen.«

»Doktor Johnson ist ein saftiges Exemplar von einem Lustmolch«, sagte Jonathan, »und doch hatte er den Ruf, einer unserer ersten Intellektuellen zu sein. Meiner Meinung nach vermag ein Mann um so mehr Wein, Weib und Gesang zu schätzen, je mehr er ein Intellektueller ist. Der falsche Intellektuelle, der Poseur gibt vor, das asketische Leben jedem anderen vorzuziehen. Vermutlich kommt das von einer Atrophie...« Er hielt plötzlich inne, denn Maude kam mit einem Mädchen ins Zimmer, das sie etwas gekünstelt als »meine liebste Freundin, Miss Burrows« vorstellte.

Maude hatte eine angenehme, hohe Stimme, und sie sprach immer, als ob sie etwas außer Atem wäre. Elvira Burrows dagegen hatte eine klare, bestimmt-klingen-wollende Knabenstimme. Sie war größer als Maude und trug ein gestärktes graues Baumwollkleid mit schmucklosem Kragen und rüschenlosen Ärmelenden. Diese Ärmel umhüllten selbst an diesem feuchtheißen Tag die Arme bis zu den Handgelenken, und der Saum ihres Kleides fiel faltenlos-steif bis zum Boden, ohne dem Blick auch nur eine Spur einer Fessel oder einer Wadenrundung freizugeben. Aber ihr schwarzer Ledergürtel umschloß eine erregend leichte Hüfte, und die grimmige Reihe schwarzer Knöpfe, die sich vom Kragen bis zu den Sohlen hinzog, folgte aufreizend der sanft-hügeligen Topographie des Körpers und ließ genau erkennen, wo der Mädchentorso in die unsichtbaren Schenkel überging. Es spricht viel für die körperlichen Hüllen, dachte Jonathan, der alle diese interessanten Tatsachen eingehend in sich aufnahm. Sie hat eine blendende, wenn auch sehr schlanke Figur, dieses Mädchen. Er riß sich von der Figur los, die so scharf und bewußt geformt wirkte, um sich Elviras Gesicht zuzuwenden. Ihr Gesicht war oval und bleich, ihre Züge waren scharf, wenn auch von überraschender Harmonie, ihre Brauen wie gemeißelt, und unter dichten schwarzen Wimpern blickten harte graue Augen. Der Mund war es, den Jonathan besonders bewunderte: Er war fast ohne Farbe, jedoch edel geformt. Kein Amorettenmund, schmal und üppig zugleich, wie es als vornehm galt, keine »Honiglippen«. Elviras Mund war lang und schmal, verriet Festigkeit und hatte deutliche Mundwinkel. Ihr Haar war nicht in der jetzt üblichen Weise aufgesteckt, so nach Pompadour-Art, mit Kämmen, falschen Locken und Haargekräusel. Es war dunkelbraun, glatt aus dem klassisch-strengen Gesicht gekämmt, sorgfältig geknotet und auf ihrem kleinen Kopf zu einer strengen Krone vereinigt.

Neben ihr wirkte Maude plötzlich wie eine jener scheußlichen Zierpuppen, die jetzt so beliebt waren, diese fetten, kleinen nackten Püppchen, völlig geschlechtslos mit ihrer kokett gekrümmten Locke aus Porzellan oder Steingut. Elvira war eine Aristokratin, unbeugsam, gleichgültig gegenüber allem modischen Beiwerk. Sie war ganz Selbstbehauptung und Selbstsicherheit. In ein paar Jahren, dachte Jonathan, wenn ihre Jugend schwand, würde aus ihr eine Hexe werden: Schrecken aller männlichen Anverwandten, (weiblicher) Oberherr des vereinsamten unglücklichen Teils der Familie. Außer es erbarmte ein mutiger junger Mann sich ihrer, und das recht bald, und führte sie in zartere Freuden ein als die des Beherrschens von allem und jedem, was ins Blickfeld ihres unbarmherzigen Auges geriet. Offenbar hatte sich bis jetzt kein Mutiger gefunden. Und das war schade, denn solche Frauen konnten, wie Jonathan aus eigener Erfahrung wußte, sehr leidenschaftlich werden, wenn man ihre Liebe weckte. Er selbst zog trockene Weine den süßen vor, und er wußte, wie geschmackvoll das Fleisch der Granatäpfel rund um deren steinernen Kern war. Für einen Augenblick verspürte er das starke Verlangen, Elviras bedauernswerten Zustand, wenn auch nur zeitweise, aus reinem Mitgefühl in einen besseren überzuführen.

Sie sah ihn und Robert Morgan mit dem Ausdruck kalten Argwohns und offener Mißbilligung an. »Ich danke Ihnen, meine Herren«, eröffnete sie ihnen mit klarer, emotionsloser Stimme, die jeder weiblichen Wärme und Sanftheit entbehrte. Sie schüttelte ihnen geschäftsmäßig die Hand, kurz und schnell. »Ich möchte betonen, daß Ärzte nicht sehr hoch in meiner Achtung stehen.«

»Auch nicht in meiner«, sagte Jonathan mit einem so betont unterwürfigen Lächeln, daß jene mageren Wangen sich aus irgendeinem Grund mit blasser Röte überzogen. »So«, sagte sie, und die edlen Nüstern dieses Rassepferdes bebten leicht. Sie hielt inne und musterte ihn schärfer und mit womöglich noch größerer Mißbilligung. Dieses Mädchen war keine dumme Gans. Ihr kalter Blick schweifte über ihn hinweg wie der einer Lehrerin über einen Schüler, den man ihr als unerziehbar bezeichnet hat und der nur mit harter Zurücksetzung und Bestrafung behandelt werden dürfe. Und ihr entging nicht seine gepflegte, wenn auch unerklärliche Wohlhabenheit, seine Eleganz, seine vornehme Art zu stehen und seine tadellose Kleidung. Dann blickte sie ihm fest in die Augen, runzelte leicht die Stirn und wandte sich ab. Ihr Mund hatte etwas Farbe angenommen, so als ob jemand einen heftigen Kuß darauf gedrückt hätte.

»Nur die beharrlichen Bitten von Papas teurem Freund, Onkel Albert, haben mich schließlich bewogen, einer ärztlichen...«, sie unterbrach sich, und ein verächtlicher Zug glitt über ihr Gesicht, »...Konsultation zuzustimmen. Papa braucht niemanden außer mir und einer Krankenschwester. Nun sind Sie einmal da, meine Herren.« Sie waren wieder im Vorraum angekommen, und sie ging nun voran, mit raschelndem Rock und klappernden Absätzen.

Sie führte sie durch ein bedauernswertes Schreibzimmer, das so in Samt, Brokat, Tapeten, Glasvitrinen, Roßhaar und Draperien erstickte, daß man sich einer Travestie der viktorianischen Epoche gegenüber glaubte. In einem mit Orientläufern belegten Treppenhaus aus Ziegelmauern ging es hinauf ins obere Stockwerk, wo stickige Schlafzimmer lauernd auf sie zu warten schienen. Es war düster hier. Die Vorhänge hielten die wenigen Sonnenstrahlen ab, die durch das Ahornlaubwerk hindurchdrangen, und es war merklich kühl. Jonathan und Robert folgten ihr knapp auf den Fersen, hinter ihnen keuchte Mr. Kitchener die Treppe herauf. Die Stufen waren steil, wieder eine dieser »Landhaus«-Imitationen, und Jonathan, der einen Blick Roberts auffing, machte eine bedauerliche Geste in Richtung auf Elviras rundes, völlig eingemachtes Hinterteil, was Robert zu einem mißbilligenden »Ts, ts« veranlaßte. Hinter den vieren kam Maude. Beim Stufensteigen hob sie ihre Röcke weit über ihre Knöchel empor. Robert blickte sich nicht um, und so entging ihm dieser entzückende Anblick.

Leicht und ungezwungen öffnete Elvira eine der Türen und betrat das Zimmer, ohne die hinter ihr Kommenden zum Eintreten aufzufordern. Der Raum hatte sehr gut gewählte Größenverhältnisse, seine Wände waren weiß getüncht, und die Flügelfenster öffneten sich der würzigen Luft und dem grünen Laubgerank. Müde, leuchtende Düsternis füllte den Raum. In der Mitte stand ein großes Bett aus geschnitztem Ebenholz mit einem Baldachin aus weißem Musselin. Darin lag völlig bewegungslos eine hagere Gestalt. Nur wenig hob und senkte sich die Bettdecke. Dieser Raum enthielt nur einen Nußholzschrank mit Marmorfüßen, zwei Schaukelstühle, einen kleinen Schreibtisch aus Rosenholz und ein oder zwei Tischchen. Den dunkel gebohnerten Holzboden bedeckte ein Brüsseler Teppich.

Elvira stand hoch aufgerichtet neben ihres Vaters Bett und berichtete den eintretenden Ärzten. »Mein Vater hatte zwei Schlaganfälle«, begann sie in sachlichem Ton, und Jonathan suchte unwillkürlich nach dem Notizblock in ihrer Hand. »Den einen vor zwei Wochen, wodurch er am ganzen Körper mit Ausnahme der Hände fast vollständig gelähmt wurde. Er hat noch die Kontrolle über seine Beine und seine...«

»Körperfunktionen, wie ich hoffe«, unterbrach Jonathan sie. »Sehr wichtig, diese Funktionen.«

Miss Elvira wurde weiß im Gesicht, und ihre Augen glitzerten, nicht aus Bestürzung und Verlegenheit, sondern in kalter Wut. Sie wiederholte präzise: »Seine Körperfunktionen. Er hat die Kontrolle über sie, Doktor. Wollen Sie mich, bitte, einige Augenblicke lang nicht unterbrechen. Ich werde es kurz machen, Doktor.« Das letzte Wort klang wie ein Fluch, wie ein Wort, das eine Dame nur im äußersten Fall über die Lippen bringt. »Er war imstande, mir seine Wünsche mitzuteilen, wenn auch stockend. Bis vor zwei Tagen. Offenbar hatte er einen zweiten Schlaganfall, der sein Sprechvermögen lähmte. Er kann überhaupt nicht reden. Wir verständigen uns durch leichte Gesten seiner Hände. Aber er kann genau verstehen, was ich sage, glücklicherweise. Er nimmt wenig Nahrung, und zwar nur flüssige, zu sich. Ich gebe ihm abends Kamillentee, um ihm eine angenehme Nacht zu gewährleisten. Er schläft die Nacht durch ohne jeden Zwischenfall. Er bewegt sich nicht, ausgenommen, um den Nachtstuhl zu benützen, den Sie neben seinem Bett stehen sehen.« Sie schwieg, als ob man ihr plötzlich das Wort abgeschnitten hätte, und blickte die beiden Ärzte ungerührt an.

Robert richtete zum erstenmal das Wort an sie und verbarg nicht seine Ungehaltenheit. »Und Sie haben nicht daran gedacht, einen Arzt zu rufen, Miss Burrows?«

Sie antwortete ihm, blickte dabei aber Jonathan an: »Nein. Sie kennen bereits meine Meinung über Ärzte. Diese Meinung liegt nicht in Unwissenheit, sondern in Erfahrung begründet. Der Zustand meines Vaters ist für mich nichts Neues. Er braucht nur erstklassige Pflege, passive Bewegung seiner – seiner Gliedmaßen – und absolute Ruhe. Mit der Zeit wird man wissen, ob er die Kontrolle über die Muskulatur und die Sprache wiedererlangt oder dazu verurteilt sein wird, sein Leben lang ans Bett gefesselt zu bleiben.«

»Natürlich«, sagte Jonathan und gab gleichzeitig Robert, der sichtbar vor Wut kochte, einen Wink, »wissen Sie, welche Medikamente zu verabreichen sind?«

»Ich bin Anhängerin der Naturheilmethode«, sagte Elvira mit Festigkeit. »Löwenzahnwurz für die Anregung der Muskulatur, Sassafraslorbeer für das Blut. Fingerhut für den Kreislauf. Heiße Milch und Honig für die Gehirntätigkeit. Zitrone zur Anregung des Appetits. Schwefel zur Reinigung des Verdauungskanals. Zimtrinde, in heißem Tee gekocht, zur Beruhigung. Ingwer in heißem Wasser gegen gastrische Anfälle. Sodabäder. Fußbäder.«

»Ich denke«, sagte Jonathan, »daß ich für die Entziehung Ihrer Pflegelizenz werde einkommen müssen, Miss Burrows. Das natürlich aus purem Neid. Habe ich nun Ihre Erlaubnis, den Patienten zu untersuchen? Aus reinen Gründen konsultativer Art, selbstverständlich. Danach werden wir den Fall medizinisch diskutieren.«

Elvira warf ihm einen tödlichen Blick zu und überließ ihnen mit einer hochmütigen Geste den Kranken. Mit gefalteten Händen stand sie daneben, in ihrem Blick den Ausdruck kalter Verachtung. Robert näherte sich auf einen Wink Jonathans dem Bett von der anderen Seite. Die beiden Ärzte beugten sich über den bewegungslos daliegenden Mann und begannen ihn zu untersuchen. Voll Geringschätzung sah ihnen Elvira eine Weile zu, dann ging sie zum Fenster und blickte stumm hinaus, als ob niemand außer ihr und ihrem Vater im Zimmer wäre. Mr. Kitchener und Maude waren beim Eingang stehen geblieben.

Der abgezehrte, hagere Mann auf dem Krankenlager war kaum älter als fünfzig, hatte dichtes braunes Haar, ein Gesicht, dessen Leichenblässe an einen Totenschädel erinnerte. Aber es war der Kopf eines Aristokraten: feine Vertiefungen und Hökker, eine stark hervortretende Nase, ausgeprägte Flächen. Seine Augen, grau wie die Elviras, lebhaft, klug und alles bewußt in sich aufnehmend, blickten Jonathan trübe an. Doch dann lächelte er plötzlich schwach, und Jonathan mochte ihn sofort, wie er selten jemand mochte. Elmo Burrows hatte buschige Augenbrauen, die ständig in Bewegung waren. Als Jonathan ihn sachkundig untersuchte, hoben sich diese Augenbrauen in wissender Übereinstimmung. Dann, nach ein oder zwei Sekunden, zeigte sein Gesichtsausdruck Traurigkeit, Sorge und Verzweiflung. Sein Kopf rollte zur Seite, und er lag nun völlig schlaff und ohne jede Bewegung in den Kissen.

Je länger die Untersuchung dauerte, desto ernster wurde Jonathan. Er sagte zu Elvira: »War Ihr Vater im Koma? War er nach seinem ersten Schlaganfall bewußtlos?«

Sie antwortete undeutlich vom Fenster her, wo sie in das Laubwerk der Bäume starrte: »Keineswegs. Es war nur so, daß er eines Morgens nicht aufstehen konnte. So sagte er mir. Er konnte nur mit Mühe Arme und Beine bewegen. Zuerst dachte ich, es wäre Arthritis, aber er hatte keine Schmerzen in den Gelenken, und diese waren nicht geschwollen. Am nächsten Tag hatte er noch größere Mühe, sich zu bewegen, und so ging das weiter.«

»Er klagte nicht über Schwindel, Übelkeit und Kopfschmerzen?«

»Nein, keinesfalls. Wir sind nicht anfällig für Krankheiten, die durch Diätfehler verursacht werden.«

»Er hatte keine Genicksteife?«

»Nein. Mein Vater hat weder eine Verkühlung noch einen Katarrh gehabt.«

Die Gliedmaßen des Patienten waren nicht schlaff, aber auch

nicht abgemagert; sie waren so rundlich wie die eines gesunden Menschen, der nur etwas mager ist. Sie griffen sich kalt an. Jonathan schlug mit der Handkante schnell und hart auf den Bizeps, und der Arm fuhr mit einem Ruck zur Seite. Er tat dasselbe mit dem anderen Arm und den Beinen, und in jedem Fall reagierte das betreffende Glied, und der Patient gab schwache Zeichen eines Protestes von sich. Puls, Temperatur und Atmung waren absolut normal für einen Bettlägerigen, der nicht wirklich krank oder in Lebensgefahr war. Der Blutdruck war normal. »Wie alt ist Ihr Vater, Miss Burrows?«

»Er ist nicht ganz neunundvierzig.«

»Einwandfreier Blutdruck«, sagte Jonathan zu Robert, der immer verlegener wurde, je länger die Untersuchung dauerte. »Etwas niedrig für sein Alter, aber einwandfrei. Und keinerlei Anzeichen eines kürzlichen Infarkts oder aurikularer Fibrillose. Keine spasmischen Anfälle. Reflexe träge, aber doch innerhalb der Grenze des Normalen. Er scheint unterernährt zu sein...«

»Ich habe ihn auf flüssige Diät gesetzt«, sagte Elvira, ohne sich umzudrehen. »Er hat Schluckbeschwerden und zeigt keinerlei Appetit.« Ihre Stimme klang unbeteiligt.

Der Kranke lag die ganze Zeit mit geschlossenen Augen da, als ob er bewußtlos wäre. Nun aber schaute er Jonathan mit einem gänzlich verstörten, ratlosen Blick an. Jonathan beugte sich erneut über ihn. »Können Sie mich hören, Mr. Burrows? Gut. Ich sehe, Sie können Ihren Kopf etwas bewegen. Können Sie sprechen? Nein? Können Sie gut sehen? Gut. Keine Schmerzen?«

Die grauen, eingesunkenen Augen blickten noch angstvoller. »Kopf? Beine? Arme? Nacken? Rücken? Brust? Nein? Gut. Nun, wo tut es weh?«

Mr. Burrows' Augen verloren plötzlich jeden Glanz, er drehte den Kopf zur Seite und senkte die Lider. Jonathan richtete sich auf und sah nachdenklich seinen Patienten an. »Keine Paralyse«, sagte er zu Robert. »Keine Deviation des Blickes, keine lateralen

Anzeichen. Nervenreaktionen innerhalb des Normalen. Keine zerebralen Symptome irgendwelcher Art, nicht einmal leichte Meningitis, wie ich zuerst vermutete. Aphasie, ja, ich möchte wissen, welcher Art.«

»Mit einem Wort«, sagte Elvira bitter, »Sie finden, mein Vater ist bei bester Gesundheit! Er hat keinen Schlaganfall erlitten, und doch kann er nicht aufstehen und nicht reden!«

»Ich habe nicht gesagt, Ihr Vater sei bei bester Gesundheit«, sagte Jonathan. »Ganz im Gegenteil. Ich würde gerne in einem anderen Zimmer mit Ihnen sprechen, Miss Burrows. Komm, Robert. Al, Maude, würdet ihr, bitte, bei dem Patienten bleiben?«

Die beiden jungen Männer folgten der energischen Dame in den Vorraum. Dort stand sie nun, kalte Verachtung im Blick. »Für das Wenige, was Sie mir aus Ihrer medizinischen Ignoranz zu bieten haben, wird es wohl genügen, wenn wir gleich hier die Sache erledigen?«

Jonathan ging kurz entschlossen auf die nächstbeste Tür zu.

»Das ist mein Zimmer, wenn ich bitten darf – Doktor.«

»Keine Aufregung«, sagte Jonathan. »Ich bin in mehr Schlafzimmern von Damen gewesen, als Sie sich denken können, geladen und ungeladen, als Arzt und, sagen wir, als Besucher.«

»Sie brauchen nicht lasziv zu werden, auch wenn ich nicht eins von Ihren sentimentalen Gänschen bin, sondern eine moderne Frau des zwanzigsten Jahrhunderts, mit freien, offenen Ansichten...«

»Und ich wette, Sie kennen auch das ganze Vokabular des Unanständigen«, unterbrach sie Jonathan im Ton der Überraschung und Bewunderung. »Wenn Sie also nicht wünschen, daß wir Ihr Schlafzimmer gewaltsam besetzen, wohin sollen wir also gehen?«

Elvira sah so aus, als wolle sie den beiden Herren jeden Augenblick die Tür weisen, doch dann preßte sie die Lippen zusammen, schritt durch die Halle zu einer Tür und stieß sie auf. Mit einer herrischen Gebärde winkte sie sie herein. Auf ihren vorstehenden Backenknochen zeigten sich grellrote Flecken. »Und«, setzte Jonathan fort, »ich wette, Sie kennen auch alle Ersatzausdrücke für die unaussprechlichen Wörter. Wenn nicht, so bin ich gerne bereit, Sie zu instruieren, mein Fräulein, ganz nach Ihrem Belieben. Allein.«

»Ich zweifle nicht daran, daß Sie es tun würden!« sagte Elvira, und ihre Augen blitzten in kalter Empörung. »Bitte, Doktor, wollen Sie eintreten? Das ist einmal das Wohnzimmer meiner verstorbenen Mutter gewesen.«

Robert fand Jonathans Bemerkungen kaum entschuldbar, und doch konnte er ein Lächeln nicht unterdrücken. Sie war wirklich rein und unschuldig, mit modernen Prätentionen. Ein Glück, daß sie Jonathans schmutzige Anspielungen nicht verstanden hatte. Niemand war unschuldiger als eine junge Dame, die vorgab, emanzipiert und ohne Hemmungen zu sein. Die wirkliche Schlampe drückte sich weit gezierter aus, zeigte sich bei der kleinsten spaßhaften Bemerkung beleidigt und war in Gegenwart fremder Männer schüchtern. Elvira war dagegen ein tapferer Grenadier.

Der Raum, den sie betraten, war dumpf und stickig. Es roch nach Kampfer und Lavendel, schweren Möbelstoffen und Mottenkugeln, alten Teppichen und unbequemen Möbeln. Die Spiegel über dem Ankleidetisch waren verhängt, die wenigen Bilder mit der Vorderseite zur bräunlich schimmernden Wand gedreht. Ein kleines Fenster ließ etwas von den Bäumen draußen sehen, nicht mehr. Es war ein ungemütliches Zimmer, und Jonathan beschloß stehenzubleiben. Elvira setzte sich wie eine Befehlshaberin kurz entschlossen auf einen armlosen Schaukelstuhl.

»Ich muß ein paar sehr ernste Fragen an Sie richten, Miss Elvira«, sagte Jonathan und setzte seine widerwärtigste Miene auf. (Diesen Gesichtsausdruck hatte er stets mit Erfolg bei neurotischen, hysterischen oder eigensinnigen Frauen angewendet, und es hatte immer geholfen, sie zu beruhigen und gefügig zu machen. Elvira lächelte nur spöttisch und wartete.)

»Ich will, daß Sie mir ganz offen antworten – wie das alle jungen Damen Ihres Alters zu tun pflegen«, fügte er hinzu.

Sie senkte den Kopf.

»Meine allererste Frage: Wann starb Ihre Mutter?«

Zum erstenmal schien Elvira verblüfft. »Meine Mutter? Was hat der Tod meiner lieben Mutter mit Papas Krankheit zu tun?«

»Ich stelle die Fragen, Miss Elvira. Sie wollen doch nicht, daß Ihr Vater stirbt? Und er geht ohne Zweifel einem langsamen, aber sicheren Tod entgegen. Wenn Ihnen daran liegt, daß er wieder gesund wird, verschwenden Sie bitte nicht meine Zeit.«

Das Mädchen war totenblaß geworden, und ihre Augen flakkerten vor Angst. Doch sie hatte sich weiter in der Gewalt. »Ich glaube nicht, daß er stirbt, nicht im geringsten. Aber ich will Ihre Fragen beantworten. Mama starb vor elf Monaten, in New York, in unserem kleinen Haus in der Stadt. Ganz plötzlich. Sie hatte so gesund ausgesehen, obwohl man bei ihrem Alter, zweiundvierzig, mit allem Möglichen rechnen mußte. Ältere Leute... bekommen vielerlei Leiden. Ich nehme an, Sie sind da auch meiner Meinung, Doktor? Wie dem auch sei, sie hatte noch gut zu Abend gegessen. Ich selbst hatte das Essen zubereitet, und da ich sehr für Gesundheitsdiät bin, kann ich Ihnen versichern, daß es ein gesundes, bekömmliches Abendmahl war.«

»Ich bin sicher, daß es das war«, sagte Jonathan. »Was war es denn?«

»Gebackener Reis mit Nüssen und Spinat, in Butter gedünstet und zu Laibchen geformt.«

Jonathan wand sich sichtlich. Elviras Gesicht zeigte wieder Farbe, das Mädchen schien von heißer Begeisterung gepackt. »Wir begannen mit einer leichten Brühe, grünen Bohnen, leicht gewürzt mit Muskat und Thymian.«

»Ja, das genügt«, sagte Jonathan schnell. »Ich sehe, daß dieses Gericht Ihrer Mama nicht geschadet haben kann, falls sie ganz gesund war. Sie war doch gesund, nehme ich an?«

»Ich bin nicht ganz sicher, daß mir Ihr Ton gefällt, Doktor«, sagte Elvira, die sofort die Richtung der Attacke erkannt hatte. »Oder Ihre Anspielungen darauf, daß meine Mutter gesunde Gerichte nur dann ohne Schaden essen konnte, wenn sie selbst völlig gesund war. Ich will dies hingehen lassen und Ihre Bemerkungen Ihrem durch Vorurteile belasteten Denken zuschreiben. Meine Mutter sagte, sie habe das Mahl außerordentlich genossen, und das freute mich, denn ich hatte sie schon längere Zeit dazu zu bringen versucht, vernünftigere Nahrung zu sich zu nehmen. Sie liebte üppige Gerichte, Kadaver...«

»Kadaver!« rief Jonathan mit etwas zu gespieltem Entsetzen.

»Sie wissen sehr gut, was ich meine, Doktor. Die unschuldigen Kadaver unschuldiger Tiere, die geschlachtet werden, um unsere Begierden zu stillen.«

Jonathan öffnete den Mund zu einer sehr undelikaten Äußerung, besann sich dann jedoch eines Besseren. »Richtig«, sagte er statt dessen. »Fahren Sie bitte fort.«

»Ich weiß«, sagte Elvira mit klarer und ruhiger werdender Stimme, »daß Sie wirklich nicht an Mamas Diät interessiert sind. Jedenfalls wachte sie um Mitternacht auf, rief mich und sagte mir, sie habe eine akute Magenverstimmung. Sie fühle sich sehr elend, als ob man sie vergiftet habe.«

»Was ohne Zweifel der Fall war«, sagte Jonathan fast unhörbar.

»Was sagten Sie, Doktor? Macht nichts, es ist überhaupt nicht wichtig, obwohl es sicherlich wieder eine Unverschämtheit war. Sie sind ein rüder, ungehobelter Mensch. Sie müssen mir schon erlauben, so offen zu sein. Ich gab Mama meine erprobten Rezepte, Ingwer in heißem Wasser, Tee mit Brechweinstein. Das genügt in den meisten Fällen. Mama hatte solche Anfälle auch schon früher gehabt, und unter meiner Aufsicht und Behandlung genas sie immer völlig. Aber sie hörte nicht auf zu jammern. Sie bat mich, einen Arzt zu holen. Um sie zu beruhigen – ich selbst habe ja, wie Sie wissen, kein Vertrauen zu den Ärzten –, rief ich einen an. Ich brauchte lange, bis ich mit Hilfe der Vermittlung einen fand, der in der Nähe wohnte, und so verging mehr als eine Stunde, bis er eintraf.«

Sie schloß plötzlich krampfartig die Augen, und ihr unbewegter Mund zuckte leicht. Dann öffnete sie wieder die Augen. »Der Arzt sagte, Mama habe eine Herzattacke gehabt und liege im Sterben. Ich weiß nicht, was er ihr eingab, es muß ein mörderisch starkes Mittel gewesen sein. Eine halbe Stunde später war sie tot. Er war schuld. Wäre er nicht gekommen, Mama wäre heute noch am Leben und bei uns.«

Jonathan fühlte Mitleid mit diesem verstockten Kind. »Wie hat Ihr Vater den Tod Ihrer Mutter aufgenommen?«

»Ich sagte es ihm erst am Morgen. Er war die ganze Woche über sehr überanstrengt gewesen und brauchte Ruhe. Ich blieb bei Mama sitzen, bis ich sicher war, daß Papa unten beim Frühstück saß und vor seinem Weggang zur Universität die Zeitung las. Das war um ungefähr acht Uhr.«

»Und Sie blieben die ganze Nacht allein bei Ihrer toten Mutter?«

»Ja.« Zum erstenmal war die junge Stimme nicht spröde. Elvira senkte einen Augenblick den Kopf. »Als ich es Papa sagte, sagte er nichts, überhaupt kein Wort. Er saß nur in seinem Sessel und schaute in seine fast geleerte Kaffeetasse. Dann faltete er bedächtig die Zeitung zusammen und ging hinauf zu Mama. Oben schloß er die Tür von Mamas Zimmer hinter sich – so, als ob er nie eine Tochter gehabt hätte – und kam nicht eher wieder heraus, bis der Mann von der Beerdigungsanstalt eintraf. Ich war erleichtert, ihn wieder zu sehen. Er hatte keine einzige Träne vergossen, während mein Gesicht und meine Augen vom Weinen angeschwollen waren. Er war ganz ruhig, fast so, wie er immer war. Beruhigend sprach er auf mich ein, legte mir seine Hand aufs Haupt und sagte immer wieder: ›Es wird alles gut, Elvira.‹ Er war ein Turm der Stärke für mich. Wir beide waren zu Mama wie Vater und Mutter gewesen…«

»Haben Ihre Eltern einander sehr geliebt?«

»O ja, sehr. Mama wirkte etwas jung für ihr Alter. Sie war nie sehr gesetzt, obwohl sie eine gute Erziehung genossen hatte und überdurchschnittlich intelligent war. Sie und Papa hatten immer ihre kleinen privaten Scherze. Papa ist sonst sehr nüchtern, aber Mama brachte ihn dazu, wie ein Junge zu lachen. Es verging kaum ein Abend, ganz gleich wie das Wetter war, an dem sie nicht zusammen einen Spaziergang unternahmen. Sie pflegten in unserem Wagen an Sonntagen weite Fahrten zu machen – bis zum Central Park sogar –, allein, und manchmal nahmen sie sich das Essen mit. Wenn sie zurückkamen, waren sie von der Sonne gebräunt, hatten Grasflecke auf den Kleidern, lachten wie kleine Kinder und waren glücklich.«

Nun zitterte ihre Stimme, aus ihrer Kehle drangen krampfartige Laute, als sie angestrengt versuchte, ihren Schmerz zu verbergen. Sie sah Jonathan nicht an, sondern hielt ihren Blick zu Boden gerichtet, und mit ihren langen, schönen, klugen Händen zerknüllte sie ein weißes Leinentaschentuch.

Mit fast sanfter Stimme fragte Jonathan: »Hatte Ihr Vater nahe Anverwandte?«

»Nein, er hatte niemanden. Er wurde früh Waise, hatte keine Geschwister und nur einige entfernte Vettern, die er selten sah. Sie lebten Hunderte von Meilen entfernt, und es war nicht einmal zu einer Korrespondenz zwischen ihnen und meinem Vater gekommen. Er hatte niemanden außer meiner Mutter und mir.« Sie hielt inne. »Manchmal glaube ich, er hatte nur meine Mutter!« Ihre Stimme brach.

»Das stimmt sicher nicht«, sagte Jonathan. Er mußte an den

stillen Gelehrten denken, dessen einzige Freude und Erheiterung von seiner Frau kam. »Ich bin sicher, daß er wußte – und weiß, daß er die beste und ergebenste Tochter hat.«

Überrascht und ungläubig sah sie ihn an, aber sein Gesicht drückte soviel Mitgefühl aus, daß sie nun schnell die aufsteigenden Tränen hinunterwürgte. »Danke«, murmelte sie. »Ich hatte nur Mama und Papa und mich selbst, keine Brüder und Schwestern, wenn ich auch viel früher als meine Eltern eigene Wege gegangen bin. Ich glaube, daß menschliche Kontakte und weitgespannte Verbindungen sehr wichtig sind und Teil der Menschlichkeit und des Lebens sind. Ich gehöre mehreren karitativen Vereinigungen an, und wir tun viel Gutes.«

»Ich zweifle nicht daran«, sagte Jonathan und unterdrückte das aufkommende Gefühl der Ungeduld. »Ihr Vater hat also den Tod Ihrer Mutter sehr ruhig und gefaßt aufgenommen.«

Das Mädchen zögerte etwas. »Ja. Er tat allerdings etwas Seltsames. Er ging nicht zur Beerdigung. Am Morgen des Begräbnisses verschwand er und blieb zwei Tage verschollen. Ich ging nicht zur Polizei. Schließlich wußte ich doch, daß Papa nichts verbrochen hatte, kraß ausgedrückt, Sie verstehen. Ich hatte ihn in meinem ganzen Leben nicht gebrochen gesehen. Er hatte ein ausgeglichenes Temperament, immer die gleiche Art, die Dinge zu sehen, und stand immer mit sich selbst in Einklang. Einmal mußten wir befürchten, er werde das Augenlicht verlieren; das war vor vier Jahren. Mama grämte sich fast zu Tode, und wir machten einiges mit. Aber Papa war nicht aus dem Gleichgewicht zu bringen. Mama wurde fast verrückt vor Freude, als der Arzt uns mitteilte, er habe sich in seiner Diagnose geirrt. Nur Papa lächelte bloß. Er blieb stets kontrolliert. Ich glaube ihm darin etwas zu ähneln.«

»Ja«, sagte Jonathan, »immerhin verschwand er am Tag des Begräbnisses und blieb zwei Tage weg. Welchen Eindruck machte er, als er zurückkam, was sagte er?«

»Er war sehr bleich und erschöpft, aber ruhig wie immer. Er gab keinerlei Erklärung, und ich verlangte auch keine von ihm. Nie wieder sprach er über Mama. Nicht ein einziges Mal in elf Monaten. Es war, als hätte sie nie gelebt, als hätte er sie nicht gekannt und als wäre sie niemals in diesem Haus oder in dem Haus in New York gewesen. Er ging wieder zur Universität, und dann beschloß er, ein Jahr Urlaub zu nehmen, um diesen Roman über Chaucer zu schreiben. Mein Vater ist ein hervorragender Mann«, fügte sie in pathetischem Stolz hinzu. »Er hat viele Ehrungen und Preise von berühmten Leuten und Komitees erhalten. Er hält Vorträge in London, Paris und Berlin, er ist ein brillanter Linguist und spricht mehrere Sprachen perfekt. Überall wo er hinkam, bereitete man ihm Ovationen. Seit Jahren trug er sich mit dem Gedanken, dieses Buch zu schreiben, und er diskutierte mit Mama fast jeden Abend darüber. Darin waren sie fast wie Kinder. Ich bin froh, daß ich ihm wenigstens in diesem Punkt ein Ersatz sein kann.«

»Hat er nie das Grab besucht?«

Betroffen sah das Mädchen ihn an. »Es ist eigenartig, daß Sie diese Frage stellen! Nein, er ist nicht zum Grab gegangen. Er hat nicht einmal gefragt, wo sie begraben liegt. Und ich habe ihn auch nie gebeten, mit mir hinzugehen, denn er schien sich so von seinem Schmerz zu erholen, daß ich die noch nicht ganz verheilte Wunde nicht wieder aufreißen wollte.«

Die etwas abgedroschenen Phrasen störten Jonathan nicht, sie erweckten durch ihren echten Ausdruck des Schmerzes und der Kindesliebe in ihm lediglich das Gefühl der Trauer. Dieses Mädchen war nicht so stark, als es zu sein glaubte. Sie war auf ihre Weise ebenso einsam und verwaist wie ihr Vater. Was fehlte diesen so unabhängig und ausgeglichen scheinenden Menschen? Waren sie tatsächlich zu sensibel, um das Leben ohne die schützende Macht der Liebe ertragen zu können und ohne die Stärke, die ihnen andere vermittelten? Waren sie zu stolz, ihre Schwäche einzubekennen? Fühlten sie sich zum Sterben in Einsamkeit verurteilt, wenn diese einzige Kraft ihres Lebens versiegte?

»Und Ihr Vater schien bei bester Gesundheit, fand stets Schlaf seit dem Tod Ihrer Mutter?«

Das Mädchen dachte nach. »Nein«, antwortete sie schließlich. »Natürlich klagte Papa nie. Er war nie sehr kräftig, aber jetzt ist er ganz abgemagert. Sie haben es gesehen. Er ißt wenig, selbst von seinen Lieblingsgerichten. Jede Nacht hörte ich ihn stundenlang in seinem Zimmer auf und ab gehen, stumm. Ich dachte immer, er denke über sein Buch nach. Er hat doch sicher über sein Buch nachgedacht, glauben Sie?« Ihre Stimme klang plötzlich mädchenhaft und zugleich beschwörend, denn sie hatte begriffen, worauf Jonathan hinauswollte, welche Qualen ihr Vater vielleicht erduldet hatte.

Jonathan ging zu ihr hin und nahm ihre Hand in die seine. »Miss Elvira«, sagte er, »ich wünschte, Sie wären meine Schwester. Wirklich. Ich brauchte eine Schwester wie Sie. Und ich hätte gerne eine Tochter, die genau so ist wie Sie. Bitte, sehen Sie mich nicht so ungläubig an; ich meine wirklich, was ich sage. Wissen Sie, was Ihrem Vater fehlt? Er will aus Schmerz über den Tod Ihrer Mutter sterben. Er hat alles von sich gewiesen: Sie, sein Buch, seine Arbeit, seine Studenten, seine Freunde. Er hat sich in eine Höhle verkrochen und stirbt in der Stille und Einsamkeit. Verstehen Sie das?«

»Ja.« Jetzt weinte sie und merkte es gar nicht.

»Was für ein Mensch war Ihre Mutter?«

»Oh, sie war lieb und gut. Eine kleine Frau, nicht so groß wie ich.« Das Mädchen schneuzte sich ungeniert. »Untersetzt, etwas dicklich. Vater nannte sie sein Vögelchen. Und sie war ein Vogel. Nicht zirpend, aber fröhlich und singend. Sie neckte mich immer damit, daß ich keinen Humor hätte, und ich glaube, ich habe wirklich keinen. Nicht daß Mama oberflächlich gewesen wäre. Sie nahm das Leben, wie es war, und die Welt war für sie immer schön, auch dann, wenn sie es ganz offenbar nicht war. Sie war auch sehr religiös. Sie wollte, daß jeder – Gott lieben sollte. Papa und ich sind Agnostiker, und doch, manchmal, nach allem, was Mama dachte und sagte, glaubte ich, daß es einen Gott geben müsse. Und ich denke, auch Papa stellte manchmal ähnliche Überlegungen an. Aber das war alles vorbei, als Mama starb. Es war, als wäre plötzlich alles mit Grau überzogen, als gäbe es keine Farben mehr in der Welt.«

Robert hatte die ganze Zeit über still und mitfühlend zugehört. Er war überrascht, wie Jonathan das Mädchen zu trösten vermochte, das doch zuerst ein einmaliges Exemplar einer rechthaberischen, engstirnigen Mädchenseele zu repräsentieren schien. Man lernt nie aus, dachte er.

»Ihr Vater«, setzte Jonathan fort, »versucht verzweifelt, seinen Schmerz zu verdrängen, zu unterdrücken, zu besiegen. Er ließ ihn nie an die Oberfläche gelangen, und so ist die Wunde immer noch da, leidet er immer noch, vielleicht mehr als am Anfang. Es vergiftet seinen Körper, es bringt ihn um. Und er will sterben. Er weiß nicht, wofür er noch länger leben sollte.«

Das Mädchen war wie zerschmettert. »Und ich dachte immer, er wäre so tapfer, und versuchte stets, es ihm gleichzutun. Und dabei hat Papa die ganze Zeit...«

»Und auch Sie«, sagte Jonathan.

»Nein«, schluchzte Elvira, »ich bin nicht so wichtig. Papa muß am Leben bleiben. Er wird gebraucht, er kann nicht ersetzt werden. Warum versteht er das nicht?«

»Ich fürchte, weil er dachte, er habe nie jemand anderen gehabt als Ihre Mutter. Ich weiß, das klingt hart. Aber wenn Sie offen Ihrem Schmerz Ausdruck gegeben hätten, hätte er Sie getröstet und mit Ihnen gelitten, und Sie beide hätten aneinander Trost gefunden. Er denkt, Sie wären stark und brauchten ihn nicht und auch sonst niemanden. Ist das nicht höchst lächerlich?«

»Aber ich bin gar nicht stark!« platzte sie heraus und sah völlig verdutzt und beschämt drein. »Ich bin lächerlich. Wissen Sie, Doktor, daß ich mich immer bemüßigt fühlte, meine weltfremden Eltern vor der Umwelt zu schützen?«

»Eines Tages«, sagte Jonathan, »werden Sie eine wundervolle Frau und Mutter sein, und ich wünsche, Sie kriegen ein Dutzend Kinder, vorausgesetzt, daß Sie sie nicht bis in den Tod hinein verwöhnen. Ich beneide den Mann, der Sie zur Frau nimmt, wenn ich auch hoffe, daß er nicht einer von der Sorte sein wird, die beschützt sein will.«

»Nein«, protestierte Elvira, »Papa braucht mich. Ich muß mein Leben ihm opfern.«

Nicht, wenn ich es verhindern kann, dachte Jonathan und strich leicht über Elviras Hand, die er noch immer in der seinen hielt. Er sagte: »Haben Sie Alkohol im Haus? Nein. Nun gut, ich habe ein Fläschchen Brandy in meiner Tasche. Elvira, haben Sie nun Vertrauen zu mir?«

Sie blickte ihn zögernd an. Dann sagte sie: »Ich glaube schon, Doktor!« Und lächelte schwach durch den Tränenschleier.

Zu Robert sagte Jonathan nun: »Würde es Ihnen etwas ausmachen, hier bei Elvira zu bleiben? Ich möchte mit ihrem Vater sprechen.«

Er ging wieder hinauf in das Krankenzimmer und bat Mr. Kitchener und Maude, hinauszugehen. Dann zog er sich einen Sessel an Dr. Burrows' Bett heran und goß langsam eine tüchtige Portion Brandy in ein Glas. »Ich möchte, daß Sie das bis auf den letzten Tropfen austrinken«, befahl er. »Alles auf einmal. Nicht Schluck für Schluck.« Und dabei lächelte er freundlich.

Dr. Burrows nickte langsam verneinend mit dem Kopf. Jonathan umfaßte seine Schultern, setzte ihn auf und stopfte ihm ein Kissen hinter den Rücken. »Sie haben die Wahl: Sie können es schlucken, oder ich gebe es Ihnen als Klistier. Beides hat dieselbe Wirkung, doch eins von beiden ist weniger vergnüglich.«

Der Schatten eines Lächelns huschte über das hagere, weltferne Gesicht. Jonathan setzte das Glas an Elmos Mund und hielt es dort so lange, bis auch der letzte Tropfen ausgetrunken war. Es dauerte ziemlich lange. Das Quantum war auch mehr als anständig gewesen. Elmos Gesicht zeigte nachhaltige Wirkung, und Jonathan ließ ihn in die Kissen zurücksinken. »Etwas Wasser? Obwohl es eine Schande wäre, das Bouquet auf solche Weise zu zerstören. Kein Wasser? Sehr gut.«

Er lehnte sich in seinem Sessel zurück, kreuzte die Beine und schaute auf die Uhr. Dann stand er auf, ging im Raum herum, nahm da oder dort ein Buch aus dem Regal und blätterte es durch. »Ist Chaucer nicht etwas zu gepfeffert für unschuldige amerikanische Gehirne?« fragte er. »Bedenken Sie, wir haben Anthony Comstock und eine Menge anderer kleiner Cromwells im Lande. Wir sind ein entsetzlich naives Völkchen und einfältig dazu, und auch nicht besonders hell. Es hat sich bei uns noch immer nicht herumgesprochen, daß auch Damen Beine, einen Dickdarm und eine Harnblase haben, und wir sind dennoch begierig nach Wissen um unseren Körper. Wir wollen immer noch nicht zugeben, daß diese Welt ein Hort des Bösen ist, ein Ort der Blutrünstigkeit, ja sogar des Schreckens. Wir glauben lieber, die Welt ist schön und lieblich, voll von lachenden Kindern und aufopferungsvollen Frauen und von Regenten, die stets nur die Interessen des Volkes im Auge haben. Geschichte, so habe ich vor einigen Wochen in irgendeiner Veröffentlichung gelesen, ist das auf den ersten Seiten des Buches der Geschichte beschriebene Böse. Aber von nun an wird auf den Seiten nur Gutes zu berichten sein: das Glück aller Rassen und Völker, Bruderliebe, Feste, Hände, die sich über Kontinente hinweg einander entgegenstrecken, Frühlingserwachen, Lieder, Lieder, Lieder. Keine Zaren mehr, keine Könige, keine Imperatoren, keine Kaiser. Ein einziges Liebesfest in Eintracht lebender Nationen. Das habe ich gelesen. Wissen Sie, wie ich so etwas nenne?«

Dr. Burrows folgte ihm mit Augen, die auf geheimnisvolle Weise immer klarer wurden. Er schüttelte den Kopf. Und so sagte Jonathan es ihm in knappen, dafür um so saftigeren Ausdrücken. Dr. Burrows lag einen Moment lang still da. Dann lachte er. Es war ein leises, unsicheres Lachen, aber es war ein Lachen.

»Nun noch einen Drink«, sagte Jonathan, und dieses Mal protestierte Dr. Burrows nicht. Er hob sogar die Hand und führte das Glas zitternd an den Mund. »Ah«, sagte er, als der letzte Tropfen geleert war.

Jonathan setzte sich wieder nieder. »Ein wirklich lebensechtes Buch über Chaucer, ganz ohne lateinische Passagen, um die unschuldigen Gehirne nicht zu sehr zu belasten und mit dem Altsächsischen in entsprechend kraftvoller, saftiger Sprache übersetzt, so daß auch das unschuldigste Kind es versteht – die Canterbury Tales sind auch für mich eine meiner liebsten Lektüren –, das wäre ein spektakulärer Erfolg in Amerika. Natürlich würden die Zensoren nach einem solchen Buch heulen und nach Ihnen, und Sie hätten wahrscheinlich das aufregende Erlebnis zu gewärtigen, für einige Zeit im Gefängnis zu landen. Jeder Richter, jede emanzipierte Frau, jeder selbstgerechte Mann würde Ihren Kopf fordern. Ist es nicht eigenartig, daß so viele die anderen vor der Korruption bewahren wollen, und dabei sind die einzig wirklich Korrupten die Politiker, die Regierungen, die Lügner, die Heuchler? Das ist die wahre Korruption! Nichts, was echt und ehrlich ist, ist an sich korrupt. Wie hat der heilige Paulus gesagt? Was aus dem Menschen kommt, beschmutzt ihn, nicht was in ihn eingeht.«

Und dann sprach Elmo zum erstenmal seit Tagen, und er tat es mit fester Stimme. »Ich bin ganz Ihrer Meinung, Doktor. Ich stimme Ihnen vollinhaltlich zu. Sie wissen nicht, welche Kämpfe ich mit meinen Studenten auszutragen habe. Sie sind gänzlich uninformiert, arglos werden sie täglich mit der wahren Korruption konfrontiert und erkennen sie nicht, bis es zu spät ist. Dann denken die meisten von ihnen, es sei die schönste Sache von der Welt, nicht die übelste.«

»Wir brauchen viele mutige Männer für den Kampf gegen die ständig wachsende Korruption im Lande«, sagte Jonathan. »Dies wird ein korruptes Jahrhundert. Alle Anzeichen deuten darauf hin. Aber ich werde Ihnen meine Ansichten und Befürchtungen ein andermal darlegen. Sie wissen natürlich, daß Sie nie einen Schlaganfall hatten?«

»Ich weiß.« Elmos Augen hatten nun wieder Glanz, und seine Gesichtsfarbe hatte sich belebt. Er rückte sich selbst in den Kissen zurecht. »Es war nur...« Er sprach nicht weiter.

»Sie wollten nicht mehr weiterleben ohne Ihre Frau. Ich weiß. Ich habe mit Ihrer Tochter lange gesprochen. Ein wunderbares Mädchen. Nur eine unter tausend ist so wie sie. Amerika würde anders dastehen, hätte es einige Millionen mehr von dieser Sorte.«

Sorge und Kummer waren in Elmos Gesicht zurückgekehrt. »Elvira? Sie ist stark und tapfer. Sie bedarf keiner Hilfe, sie findet mit sich selbst das Auslangen.«

»Sie braucht Sie«, sagte Jonathan, und nun lächelte er. Aber er wurde gleich wieder ernst. »Ich habe mit ihr gesprochen. Es ist komisch, aber sie denkt, Sie wären der Starke, Unbeugsame, der nur seiner selbst bedarf. Ist es Ihnen nie in den Sinn gekommen, daß das arme Kind schrecklich unter dem Verlust der Mutter leiden könnte? Sie versucht, Haltung zu bewahren – Ihretwegen –, damit Sie sich keine Sorge um sie machen und nicht von Ihrer Arbeit abgelenkt werden.«

»Elvira?« Elmo war verblüfft, sein Interesse an der Sache wuchs.

»Ja, Elvira. Ich nehme an, Ihrem einsiedlerischen Denken ist nie der Gedanke unterlaufen, sie könnte um ihre Mutter trauern, sie könnte vielleicht gar ihre Mutter geliebt haben. Nein, Sie haben nur an sich selbst gedacht. Haben Sie jemals einen Vaterblick auf Elvira geworfen, oder war sie für Sie bloß ein Nebenprodukt Ihrer Ehe? Sie ist eine Person mit Eigenleben, selbstlos, ergeben, aufopfernd und bereit, ihre Zukunft aufzugeben, nur um Ihnen zu dienen. Was glauben Sie, was aus Elvira wird, wenn Sie sich auf diese Weise töten?«

»Daran habe ich nie gedacht«, sagte Elmo und wandte sein Gesicht ab. Nach einer Weile sagte er: »Sie wissen nicht, was es heißt, die Frau zu verlieren, Doktor, noch dazu eine solche Frau. Wir waren ein Atem, ein Fleisch, ein Gedanke.«

»Das klingt sehr poetisch«, sagte Jonathan. »Aber es ist nun einmal nicht wahr. Wir leben allein in unserem Fleisch. Nicht einmal unsere Nächsten haben Anteil an unseren innersten Gedanken, und wenn ich es recht bedenke, so ist das verdammt gut für uns alle.«

Wieder huschte ein Lächeln über Elmos Gesicht, diesmal schon etwas deutlicher.

»Und es erhält unseren Geist verhältnismäßig rein. Ich bin ein Chirurg, Doktor Burrows. Ich bin in Dutzenden von Operationssälen gestanden. Sie würden staunen, was die sanftesten, frömmsten, vornehmsten, zurückhaltendsten, wohlerzogensten und am süßesten flötenden Damen im Ätherrausch alles sagen. Sehr erbaulich. Zuerst war ich schockiert. Jetzt nicht mehr. Nichts schockiert mich mehr, auch nicht wenn eine Frau ihre Kinder umbringt oder ein Kind seine Mutter. Wir sind von geradezu abstoßender Menschlichkeit, und ich weiß nicht, wie Gott uns noch länger ertragen kann.«

»Das frage ich mich auch«, sagte Elmo. Dann verfiel er wieder in seine Melancholie. »Mein Leben ist in Stücke gegangen. Es hat weder Zweck noch Ziel noch Hoffnung.«

»Darüber will ich nicht mit Ihnen streiten«, sagte Jonathan. »Mein Ziel, als ich jünger und ehrgeiziger war, bestand darin, Leben zu retten, Leiden zu heilen. Ich setze immer noch alles dafür ein, Leiden zu heilen. Aber Leben zu retten? Ich weiß nicht. Wozu?«

Elmo war überrascht. Er setzte sich mühsam auf und sah Jonathan scharf und prüfend an. »Ist ein Leben nicht wert, gerettet zu werden, jedes Leben?«

»Ich weiß es nicht. Und Sie?«

»Es will mir scheinen«, sagte Elmo, »daß das Leben eines rechtschaffenen Mannes in dieser erbärmlichen Welt wert ist, erhalten zu werden! Ein gutes Leben ist die einzige erlösende Kraft in dieser Welt, die einzige Inspiration.« Seine Stimme war nun kraftvoll und tönend, voll Wärme und Nachdrücklichkeit. »Es ist die einzige Erlösung. Wenn in diesem Leben dazu noch ein Genius wohnt, ein Talent, dann sind wir reich beschenkt, es unter uns zu haben. Man vermag nur ein schwaches Abbild von dem zu geben, was der Mensch wirklich sein kann, wenn er zum Übermenschen wird.« Er zögerte. »Mit Hilfe der Gnade Gottes«, fügte er ruhiger hinzu.

Jonathan ließ ihm einige Zeit zum Nachdenken. Dann sagte er: »Ihre Frau war für Sie eine Inspiration. Sie war eine gute Frau. Sie waren eine Inspiration für sie und für Ihre Tochter, die Sie anbetet. Sie sind ein guter Mensch. So. Und jetzt soll ich Sie mit Ihrer Selbstsucht hier liegen und sterben lassen, wenn die Welt Sie so braucht, jene Welt, die Ihrer Meinung nach wert ist, erhalten zu bleiben?«

Elmo versuchte, ein Lächeln zu unterdrücken. »Sie haben eine hervorragende Redegabe, Doktor.« Dann seufzte er.

»Leben wir doch einfach in der Täuschung, daß es einen Zweck, einen höheren Zweck des Lebens gibt«, sagte Jonathan, »einen Zweck, den wir noch nicht kennen. Wir leben doch stets in der Täuschung, in der Illusion. Die Welt ist ein großes Geheimnis, und je mehr Geheimnisse die Wissenschaftler ihr entreißen, um so geheimnisvoller, unergründlicher – und aufregender wird sie. Wir sind einer Sache auf der Spur, ich kann nicht sagen, welcher. Nennen Sie es Gott, wenn Sie wollen. In den furchtbaren Zeiten, die uns bevorstehen und die viele von uns bereits voraussehen, dürfen wir nie das höhere Ziel aus den Augen verlieren und ebenso nicht das Wissen um das Geheimnis des Lebens und unseren Glauben, welcher es auch sein mag – oder die Menschheit wird völlig den Verstand verlieren. Die Sache ist die: Wollen Sie überhaupt der Armee der geistig Normalen angehören?«

»Ich glaube, ich brauche noch einen Drink«, sagte Elmo. Jonathan gab ihm noch einen. Elmo nippte mit abgewendeten Augen und tief in Gedanken versunken.

»Was glauben Sie, daß Ihre Frau jetzt von Ihnen denkt?« fragte Jonathan.

»Grace? Aber Grace ist tot.«

»Wie wissen Sie das?«

»Doktor! Sie als Arzt können mich so etwas fragen? Wir sind beide keine Kinder.«

»Nun, sagen wir es anders: Wir wissen es nicht. Niemand ist jemals aus jener anderen Welt zu uns zurückgekehrt, wenn uns auch berichtet wird, daß der Eine wieder gekommen ist. Wir können nicht beweisen, daß es einen Gott gibt, aber wir können auch nicht beweisen, daß es keinen gibt. Der böse Mensch hofft, es gibt keinen, der gute klammert sich um so heißer an die Hoffnung, Gott existiert. Wessen Hoffnung ziehen Sie vor?«

Elmo lächelte. »Sie sind ein Christ, nicht wahr?«

»Ich? Niemand hat bisher eine solche Beschuldigung auf mein Haupt geladen. Ich habe nie einen Christen kennengelernt. Bis auf ein oder zwei. Und doch: Wäre diese Welt nicht schöner und sicherer, wenn es zwei oder drei Millionen anständige Christen in ihr gäbe? Gibt man zu, daß die Welt schöner und sicherer wäre, dann hat das Christentum uns einiges zu sagen, nicht wahr? Vielleicht könnten Sie dann und wann dieser Sache auf den Grund gehen, wenn Sie nicht gerade Chaucer preisen oder in den Hörsälen gegen den Unverstand ankämpfen. Eine wissenschaftliche Untersuchung ohne Vorurteile und innere Beteiligung, ausgehend vom günstigen Standpunkt der Skepsis.«

Elmo verschränkte die dünnen Arme hinter seinem Kopf und dachte nach. Die Augen hielt er gesenkt, die Lippen in Nachdenklichkeit geschürzt. Schließlich sagte er: »Sie haben mir eine erregende Aussicht eröffnet, Doktor, mag sie sich schließlich auch als kindisch erweisen. Und doch ist sie es wert, verfolgt zu werden. Alle die alten und neuen Religionen. Es muß einen Ursprung des Glaubens geben... Oder eine Triebkraft in der Natur. Ich persönlich will mir eine Welt ohne Gott nicht vorstellen. Wie schon Voltaire sagte...«

»Ja, ich weiß. Ein kluger Kopf. Aber ich habe eine traurige Nachricht für Sie, Doktor Burrows. Wir nähern uns rasend schnell der Zeit, da die Menschen Gott vertreiben werden. Seit mehr als zweihundert Jahren ist das evident, und die Zeit rast immer schneller dahin. Haben Sie sich je gefragt, warum?«

»Nein. Warum?«

»Das weiß ich leider auch nicht.« Jonathan stand auf. »Ich gehe jetzt und hole Elvira, Ihre tüchtige junge Tochter. Sie wird sich freuen.«

Er ging hinaus und betrat wenig später das Zimmer, in dem er Elvira mit Robert zurückgelassen hatte. Sie unterhielt sich sehr ernsthaft mit Robert. Als sie Jonathan erblickte, fuhr sie auf und fragte: »Wie geht es Papa?«

»Kommen Sie und sehen Sie selbst«, sagte Jonathan, nahm sie bei der Hand und führte sie wie ein Kind hinauf in das Zimmer ihres Vaters.

Elmo war inzwischen aufgestanden. Er saß in Morgenrock und Hausschuhen in einem Stuhl. Wie gebannt blieb Elvira an der Schwelle stehen und starrte ungläubig ins Zimmer.

»Papa!« rief sie. Ihr Gesicht verschwamm in der freudigen Rührung, und dann war sie nur mehr das hilflose kleine Mädchen und nicht mehr die junge Dame mit »Meinungen« und »Überzeugungen«. »Liebe kleine Elvira«, sagte Elmo und breitete die Arme aus. Schluchzend eilte sie zu ihm hin und kniete an seiner Seite nieder, und er nahm sie in die Arme. Sie weinten beide, und Jonathan schloß leise die Tür und ging zu Robert zurück.

»Lazarus wurde vom Tode erweckt«, sagte er. »Und auch dieser hier begann bereits in seinem Totenhemd zu stinken.«

»Also reine Hysterie?« sagte Robert, als sie zu Mr. Kitchener und Maude in die Halle hinunterstiegen.

»Sind wir nicht alle auf die eine oder andere Art hysterisch?« stellte Jonathan die Gegenfrage. »Arme, verdammte Welt. Dabei verwende ich klugerweise diesen Terminus auch nicht.« Er fügte hinzu: »Irgendwie glaube ich, daß Elvira in Hinkunft nicht mehr so auf Gesundheitsdiät versessen sein wird. Gleichzeitig hoffe ich, sie wird keine Emanzipierte bleiben.«

»Ein wirklich nettes Mädchen«, sagte Robert. »Eine gute Seele.« Jonathan blieb auf dem Treppenabsatz stehen. »Nun, das ist wohl das Despektierlichste, was man über eine nette junge Dame sagen kann!«

Robin Cook

Die Abtreibung

Als Adam aufwachte und Jennifers Seite des Bettes leer fand, war er so verärgert, daß er die Wohnung verließ, ohne sich auch nur die Mühe zu machen, sich eine Tasse Kaffee aufzuschütten. Um acht Uhr dreißig ging er vor dem Gebäude der GYN-Associates ruhelos auf und ab und wartete darauf, daß die Praxis geöffnet würde. Sobald er Christine sah, drückte er auf den Klingelknopf.

»Hallo, Adam Schonberg.«

Adam fand es vorteilhaft, daß sie sich an seinen Namen erinnerte. Er zog seine dunkelblaue Krawatte zurecht und sagte mit dem ernsthaftesten Lächeln, das er zustande bringen konnte: »Ich war gerade in der Gegend und dachte, ich guck' mal rein und lass' mich über die neueste Durchschnittsleistung DJs beim Kricket informieren.«

»Er ist hervorragend«, sagte Christine. »Besser noch, als selbst ich erwartet hatte. Letzten Freitag hat er doch tatsächlich...«

Adam schaltete ab, während er seine Gedanken sammelte. Als Christine einmal kurz Atem holte, sagte er: »Wie stehen denn die Chancen, daß Sie mich bei Dr. Vandermer vorlassen können?«

»Dr. Vandermer ist in der Julian-Klinik«, sagte sie.

»Er ist bereits weg?«

»Ja. Die ganze Praxis ist eine einzige Katastrophe. Gestern war sein letzter Tag hier, obgleich er noch vor kurzem Hunderte von

Patienten für die nächsten Monate angenommen hat. Ich werde von jetzt bis Weihnachten am Telefon hängen.«

»Das war also nicht erwartet?« fragte Adam.

»Kaum«, sagte Christine. »Er kam von seiner Kreuzfahrt zurück und teilte Dr. Stens und Dr. Baumgarten mit, daß er ginge. Er sagte, er habe die Nase voll vom privaten Praktizieren.«

»Hat sich Dr. Vandermer merkwürdig verhalten, als er von der Kreuzfahrt zurückkam?« fragte Adam.

»Das kann man wohl sagen«, lachte Christine. »Nichts, was wir hier machten, war ihm gut genug. Er hat uns alle wahnsinnig gemacht, auch wenn er in gewisser Hinsicht taktvoller war. Vorher war er immer ziemlich brüsk.«

Adam erinnerte sich an sein eigenes Kennenlernen des Arztes und fand, »brüsk« sei eine sehr wohlwollende Beschreibung seiner Haltung.

Als Adam die Praxis verließ, hatte er den Eindruck, er könne die merkwürdigen Zufälligkeiten nicht mehr ignorieren, die sich mit der Julian-Klinik verbanden. Warum hatten so viele Ärzte ihre Praxen verlassen, um dort zu arbeiten? Und warum hatte Dr. Vandermer, nachdem er das getan hatte, sich plötzlich entschieden, Jennifer Pregdolen zu verschreiben? So unerfreulich, wie dieses letzte Zusammentreffen auch werden würde, Adam hatte das Gefühl, keine andere Wahl zu haben, als dem Geburtshelfer noch einmal gegenüberzutreten. Er mußte ihn überzeugen, Jennifer entweder ohne Medikation zu behandeln oder sie als Patientin aufzugeben. Adam wußte, daß er allein seine Frau nicht dazu überreden könne, den Arzt zu wechseln.

Als er sich den südlichen Randgebieten Harlems näherte, entdeckte er die Klinik, wie sie die umgebenden Wohnblocks überragte. Als er ihre spiegelnde Oberfläche bewunderte, erkannte Adam, daß sie von den gleichen Architekten geplant worden sein mußte wie das Arolen-Hauptgebäude. Das Bürogebäude paßte besser in die Umgebung. Die Klinik erschien Adam wie eine Vision aus dem einundzwanzigsten Jahrhundert, die in eine zweihundert Jahre alte Umgebung geworfen worden war.

Einen halben Block weiter fand Adam einen Parkplatz und setzte den Wagen rückwärts ein. Er nahm seine Aktentasche, falls er seinen Besuch als geschäftlich tarnen müsse, und lief die breiten Stufen zum Eingang der Klinik hoch.

In dem Augenblick, wo er die Klinik betrat, verflog sein Argwohn. Er hatte beabsichtigt, durch die Eingangshalle zur Geburts- und Gynäkologie-Abteilung zu marschieren, als ob er ein Mitglied des Personals sei. Von seiner Erfahrung als Medizinstudent her wußte er, daß man in einem Krankenhaus überallhin gelangen konnte, wenn man nur so tat, als ob man dazugehörte. Die entspannte Atmosphäre der Julian-Klinik ließ ihn jedoch anderen Sinnes werden. Er ging direkt auf den großen Informationsschalter zu und sagte, er würde gerne Dr. Vandermer sprechen.

»Gewiß«, sagte die Empfangsdame. Sie nahm den Hörer zur Hand und gab Adams Wunsch weiter. »Der Doktor ist da«, sagte sie und lächelte ihn breit an. »Wissen Sie, wie Sie zur GYN-Abteilung kommen?«

»Vielleicht sollte ich den Doktor fragen, ob er Zeit hat, mit mir zu sprechen. Ich möchte mit ihm über meine Frau sprechen.«

»Natürlich wird er mit Ihnen sprechen«, sagte sie, als ob Adam den Verstand verloren habe. »Lassen Sie mich einen der Krankenpfleger rufen.« Sie drückte auf einen kleinen Klingelknopf am Schalter, und sofort erschien ein junger Mann in einem blauen Hemd und einer weißen Chintz-Hose. Die Empfangsdame gab ihm Anweisungen.

Der Mann führte Adam einen langen Zentralkorridor entlang, an einem Blumengeschäft, einem Buchladen und einer angenehm aussehenden Cafeteria vorbei zu einer Halle, die eher an ein privates Wohnzimmer erinnerte als an ein Krankenhauswartezimmer. Sie war mit einer Couch, zwei Stühlen und einem kleinen

Tisch möbliert. Eine merkwürdige Klinik, dachte Adam, als er zum Fenster ging. Das verdunkelte Glas verlieh der Häuserreihe auf der anderen Seite der Straße einen seltsamen Farbton. Es sah aus, als ob man eine alte Fotografie betrachte.

Er ging zu der Couch zurück und begann, eines der Magazine durchzublättern. Ein paar Minuten später öffnete sich die Tür, und Dr. Vandermer kam herein. Adam stand hastig auf.

Der Mann sah, besonders in seinem gestärkten weißen Kittel, eindrucksvoll aus. Er schien aber weniger feindselig gesinnt zu sein als bei ihrem ersten Zusammentreffen.

»Adam Schonberg, willkommen in der Julian-Klinik«, sagte er.

»Danke«, sagte Adam, erleichtert und gleichzeitig sprachlos über Vandermers Herzlichkeit. »Ich bin überrascht, Sie hier zu finden. Ich dachte, Sie seien in Ihrer Praxis absolut glücklich und zufrieden.«

»Das war ich auch einmal«, sagte Dr. Vandermer. »Aber die Geld-für-Dienstleistung-Medizin ist eine Sache der Vergangenheit. Hier versuchen wir das Wohlbefinden der Menschen zu erhalten, anstatt sie erst dann zu heilen, wenn sie schon erkrankt sind.«

Adam bemerkte, daß Vandermers Stimme eine merkwürdig tonlose Modulation hatte, als ob er etwas auswendig Gelerntes aufsagte. »Ich wollte mit Ihnen über Jennifer reden«, sagte er.

»Das habe ich mir schon gedacht«, sagte Dr. Vandermer. »Ich habe den Genetiker gebeten vorbeizuschauen.«

»Schön. Aber zuerst möchte ich über das Pregdolen mit Ihnen reden.«

»Hat es der Übelkeit Ihrer Frau abgeholfen?« fragte Dr. Vandermer.

»Sie glaubt das«, sagte Adam. »Ich habe aber den Verdacht, es handelt sich einfach um einen Placebo-Effekt. Ich bin völlig überrascht, daß Sie es ihr gegeben haben.«

»Es gibt verschiedene Präparate auf dem Markt«, sagte Dr. Vandermer, »aber ich glaube, Pregdolen ist das beste. Normalerweise verschreibe ich nicht gerne Medikamente gegen Morgenübelkeit, aber bei Ihrer Frau dauert das doch zu lange an.«

»Weshalb aber Pregdolen?« sagte Adam taktvoll. »Besonders nach dem negativen Bericht im ›New England Journal‹.«

»Das war eine schlecht durchgeführte Studie«, sagte Dr. Vandermer. »Sie haben nicht die gebotenen Kontrollen gemacht.«

Nicht willens, Dr. Vandermer direkt zu widersprechen, sagte Adam schließlich: »Aber Sie selbst haben mir beim letztenmal, als wir miteinander sprachen, gesagt, Pregdolen sei gefährlich. Wieso haben Sie Ihre Meinung geändert?«

Dr. Vandermer schüttelte, wie vor ein Rätsel gestellt, den Kopf. »Ich habe nie behauptet, das Medikament sei gefährlich. Ich benutze es schon seit Jahren.«

»Ich erinnere mich ganz deutlich...«, begann Adam, als zwei weitere Ärzte das Wartezimmer betraten. Einer war ein großer, dünner Mann mit grauem Haar. Er wurde als Dr. Benjamin Starr, der Genetiker der Julian-Klinik, vorgestellt.

»Dr. Starr und ich haben den Fall Ihrer Frau gerade heute morgen noch besprochen«, sagte Dr. Vandermer.

»Das stimmt«, sagte Dr. Starr und ließ eine detaillierte Beschreibung des Falles vom Stapel. Seine Stimme hatte die gleiche tonlose Modulation wie die Vandermers, was bei Adam die Frage aufwarf, ob sich alle Ärzte der Julian-Klinik zu Tode arbeiteten.

Adam versuchte zu verstehen, was Starr sagte, der Mann schien jedoch absichtlich über Adams Verständnismöglichkeit hinauszugehen. Adam hörte sich die Gründe an, die man ihm für Jennifers Fruchtwasseruntersuchung gab, entschied sich dann jedoch, er verschwende seine Zeit. Es war, als ob sowohl Vandermer wie auch Starr ihn zu verwirren suchten. Sobald er eine Gelegenheit fand, sagte Adam, er müsse gehen. Dr. Vandermer bot sich an, ihn in die Cafeteria zum Essen einzuladen, aber Adam bestand darauf, er müsse nun wirklich gehen.

Als er den Korridor hinunterging, kam Adam zu der Einsicht, Jennifer habe recht. Dr. Vandermer war ein veränderter Mann, und das machte Adam nervös. Ja, die ganze Klinik schlug einen falschen Ton an. Wenn er die wundervoll eingerichteten Zimmer betrachtete, konnte er sich vorstellen, warum die Julian-Klinik eine solche Anziehungskraft ausübte. Sie erschien wie die ideale Krankenhausumgebung. Aber zur gleichen Zeit war sie fast zu hübsch und nach Adams Ansicht ein wenig unheimlich.

Als er wieder im Auto war, zögerte Adam einen Augenblick, bevor er den Motor startete. In seiner Erinnerung gab es keinen Zweifel, daß Vandermer Pregdolen ursprünglich als gefährlich bezeichnet hatte; aber auch diese ganze superwissenschaftliche Rhetorik, Jennifer brauche eine Amniocentesis, beunruhigte ihn. Solange seine Frau bei ihren Eltern abgesondert war, waren ihm die Hände gebunden. Nur in bezug auf eine Sache war er sich völlig sicher: Er wollte nicht, daß Jennifer Pregdolen nehme, was gleichzeitig bedeutete, daß er nicht wollte, daß sie weiterhin bei Vandermer in Behandlung bleibe. Das Problem bestand darin, daß sie offensichtlich Vandermer vertraute und den Arzt nicht wechseln wollte.

Während er auf die Straße einbog, erkannte Adam, Jennifer habe in zweierlei Hinsicht recht: Er war kein Arzt, und er hatte keine Ahnung von Geburtshilfe. Es wurde ihm klar, daß er sich dem Thema, wenn er Jennifers Meinung ändern wollte, intensiver widmen müsse.

Als Adam nach Hause kam, fand er die Wohnung in der gleichen Unordnung vor, in der er sie verlassen hatte. Sein Zettel, auf den er geschrieben hatte: »Willkommen zu Hause. Tut mir leid. Ich liebe dich«, lag immer noch vor der Tür, wo er ihn hingelegt hatte, auf dem Boden.

Als er einen Blick in den Kühlschrank werfen wollte, erinnerte er sich, daß nichts drin war und er wohl außerhalb würde essen müssen. Bevor er das tat, wählte er die Nummer von Jennifers Eltern und hoffte, sie würde selbst antworten.

Unglücklicherweise nahm ihre Mutter den Hörer ab. »Adam! Wie nett, daß du anrufst«, sagte sie eisig.

»Ist Jennifer da?« fragte Adam, so höflich er nur konnte.

»Ja«, sagte Mrs. Carson. »Sie versucht schon seit dem frühen Morgen, dich anzurufen.«

»Ich war arbeiten«, erklärte Adam, erfreut, daß sie ihn hatte erreichen wollen.

»Schön für dich«, sagte Mrs. Carson. »Ich sollte dir sagen, daß Jennifer heute morgen eine Fruchtwasseruntersuchung hat durchführen lassen. Es ist alles glatt verlaufen.«

Adam ließ fast den Telefonhörer fallen. »O mein Gott, wie geht es ihr?«

»Gut, was nicht dir zu verdanken ist.«

»Gib sie mir bitte«, sagte Adam.

»Tut mir leid«, sagte Mrs. Carson in einem Tonfall, der anklingen ließ, es tue ihr überhaupt nicht leid, »aber Jennifer schläft augenblicklich. Wenn sie aufwacht, werde ich erwähnen, daß du angerufen hast.«

In der Leitung war ein Klicken zu hören – Mrs. Carson hatte aufgelegt.

Adam sah einen Augenblick den Hörer an, als ob er für seine Frustration verantwortlich sei. Er kontrollierte sich aber und legte den Hörer ruhig auf die Gabel zurück; aber dennoch kehrten die Nervosität und die Angst, die er empfunden hatte, als er die Julian-Klinik verließ, augenblicklich zurück. Warum im Himmel hatte Vandermer nicht erwähnt, daß Jennifer an diesem Morgen in der Klinik gewesen war?

Als das Telefon klingelte, sprang Jennifer auf, weil sie dachte, es sei Adam. Doch am anderen Ende der Leitung war Dr. Vandermer.

»Es tut mir leid, Sie bei Ihrer Mutter anzurufen«, sagte er, »ich wollte aber sichergehen, Sie zu erreichen.«

»Das ist in Ordnung«, sagte Jennifer, während ihr Magen Saltos schlug.

»Ich hätte gerne, daß Sie bald zur Klinik zurückkommen«, sagte Dr. Vandermer. »Ich muß mit Ihnen reden. Könnten Sie morgen gegen zehn Uhr hier sein?«

»Natürlich. Ich werde um zehn da sein«, sagte Jennifer. Sie legte auf, voller Furcht zu fragen, worüber er mit ihr reden wolle.

»Wer war das, meine Liebe?« fragte Mrs. Carson.

»Dr. Vandermer. Er möchte mich morgen sprechen.«

»Worüber?«

»Das hat er nicht gesagt«, sagte Jennifer sanft.

»Nun, zumindest kann es nichts mit der Fruchtwasseruntersuchung zu tun haben«, sagte Mrs. Carson. »Er hat uns gesagt, die Ergebnisse würden zwei Wochen brauchen.«

Jennifer zog sich an, während sie zu erraten versuchte, was Dr. Vandermer ihr mitteilen würde. Die Bemerkung ihrer Mutter über den Amniocentesis-Test ließ sie sich ein wenig besser fühlen. Der andere Grund, den sie sich vorstellen konnte, war, einer der Bluttests habe ergeben, daß ihr Eisen- oder Vitaminspiegel zu niedrig sei.

Mrs. Carson bestand darauf, Jennifer zur Julian-Klinik zu fahren und mit ihr zu ihrem Termin zu gehen. Sie wurden augenblicklich zu Dr. Vandermers neuem Büro eskortiert, das noch nach frischer Farbe roch.

Dr. Vandermer war auf den Beinen, als sie eintraten, und deutete Jennifer und ihrer Mutter mit einer Geste an, sie möchten auf den Stühlen vor seinem Schreibtisch Platz nehmen. Als sie sein

Gesicht sah, wußte Jennifer, daß etwas ernstlich schiefgegangen war.

»Ich fürchte, ich habe schlechte Nachrichten«, sagte er mit einer Stimme, die keinerlei Emotionen verriet.

Jennifer fühlte, wie ihr Herz einen Sprung machte. Ganz plötzlich schien es ihr unglaublich heiß im Zimmer zu sein.

»Normalerweise dauert es zwei Wochen, die Ergebnisse einer Amniocentesis zu bekommen«, sagte Dr. Vandermer. »Der Grund liegt darin, daß Gewebekulturen angelegt werden müssen, um das Untersuchungsmaterial richtig beurteilen zu können. Gelegentlich ist die Abnormität jedoch so augenfällig, daß die frei im Fruchtwasser schwebenden Zellen schon alles sagen. Jennifer, wie Ihre Mutter tragen Sie ein mongoloides Kind mit einem Downs-Syndrom. Das Karyotyp gibt zu ernstesten Befürchtungen Anlaß.«

Jennifer war sprachlos. Da mußte ein Fehler vorliegen. Sie konnte nicht glauben, daß ihr Körper sie täusche und irgendeine Art von Monster produziere.

»Bedeutet das, daß das Kind nicht mehr als ein paar Wochen leben wird?« fragte Mrs. Carson, während sie mit ihren eigenen Erinnerungen kämpfte.

»Wir sind der Ansicht, daß das Kind nicht lebensfähig wird«, sagte Dr. Vandermer. Er ging zu Jennifer hinüber und legte einen Arm um ihre Schultern. »Es tut mir leid, der Überbringer solch schlechter Nachrichten zu sein. Ich hätte auf die endgültigen Resultate gewartet, wenn es nicht besser für Sie wäre, jetzt schon im Bild zu sein. Es verschafft Ihnen mehr Zeit, eine Entscheidung zu fällen. Es wird Ihnen nicht als großer Trost erscheinen, aber versuchen Sie sich daran zu erinnern, daß Sie noch eine sehr junge Frau sind. Sie können noch viele Kinder haben, und wie Sie selbst schon gesagt haben, ist das nicht die beste Zeit für Sie und Adam, ein Kind zu bekommen.«

Jennifer hörte in schockiertem Schweigen zu.

Dr. Vandermer wandte sich um und sah Mrs. Carson an. »Ich finde, Sie sollten nach Hause gehen und die Situation mit Ihrer Familie diskutieren«, fuhr er fort. »Glauben Sie mir, es ist besser, jetzt zu einer Entscheidung zu kommen als nach einer langwierigen und schwierigen Wehenphase und Entbindung.«

»Ich kann das bestätigen«, sagte Mrs. Carson. »Dr. Vandermer hat recht, Jennifer. Wir werden nach Hause fahren und das besprechen. Alles wird schon in Ordnung kommen.«

Jennifer nickte und brachte sogar ein Lächeln für Dr. Vandermer zustande, dessen Gesicht endlich eine Spur von Gefühl verriet.

»Bitte, rufen Sie mich an, wann immer Sie wollen«, sagte er, als sie sein Büro verließen.

Die beiden Frauen gingen durch die Klinik, fuhren mit dem Aufzug in die Parkgarage hinunter und holten ihren Wagen schweigend ab. Als sie die Auffahrt hinaufrollten, sagte Jennifer: »Ich möchte in meine Wohnung zurückgehen.«

»Ich dachte, wir würden direkt nach New Jersey zurückfahren«, sagte Mrs. Carson. »Ich finde, dein Vater sollte davon wissen.«

»Ich würde gerne mit Adam sprechen«, antwortete Jennifer.

»Vielleicht sollten wir einfach anrufen«, sagte Mrs. Carson.

»Ich würde vorziehen, direkt hinzufahren«, erwiderte Jennifer.

Mrs. Carson entschied sich, dies sei nicht der Zeitpunkt, mit ihrer Tochter zu streiten, und fuhr Jennifer in die Stadt. Als sie in die Wohnung kamen, sah Jennifer, daß Adam weggegangen sein mußte.

»Nun, was willst du jetzt machen?« fragte die Mutter.

»Auf ihn warten und mit ihm reden«, sagte Jennifer in einem Tonfall, der keine weitere Diskussion erlaubte.

Als Adam zurückkehrte, war er überrascht, das Sicherheitsschloß geöffnet vorzufinden. Er machte die Tür auf und sah Jennifer und ihre Mutter.

»Hallo«, sagte er ziemlich verblüfft. »Das ist eine nette Überraschung.«

Er legte seine Sachen auf den Schreibtisch und wandte sich Jennifer zu. Sie sah wirklich blaß aus.

»Was ist denn los?« fragte Adam.

»Dr. Vandermer hatte schlechte Nachrichten für sie«, antwortete Mrs. Carson.

Adam nahm seine Augen nicht von Jennifers Gesicht. Er wollte Mrs. Carson sagen, sie solle den Mund halten, statt dessen stellte er sich jedoch direkt vor seine Frau. »Was hat Dr. Vandermer gesagt?« fragte er sanft.

»Die Fruchtwasseruntersuchung war positiv. Er hat gesagt, unser Kind sei schwer mißgebildet. Es tut mir leid, Adam. Ich glaube, ich muß eine Abtreibung durchführen lassen.«

»Das ist unmöglich«, sagte Adam und schlug sich mit der Faust in die Handfläche. »Es benötigt Wochen, die Gewebekulturen nach einer Amniocentesis durchzuführen. Was zum Teufel ist mit diesem Vandermer los?«

Adam ging zum Telefon.

Jennifer brach in Tränen aus. »Es ist nicht Dr. Vandermers Schuld«, schluchzte sie und erklärte, die Abnormität sei so schwer, daß man nicht einmal Gewebekulturen bräuchte.

Adam zögerte und versuchte sich zu erinnern, was er gelesen hatte. Er konnte sich an keinen Fall erinnern, wo Gewebekulturen nicht notwendig waren.

»Das ist mir nicht gut genug«, sagte er und wählte die Nummer der Julian-Klinik. Als er nach Dr. Vandermer fragte, bat man ihn, einen Augenblick zu warten.

Mrs. Carson räusperte sich. »Adam, ich finde, du solltest dich mehr mit Jennifers Gefühlen als mit Dr. Vandermer befassen.«

Adam ignorierte sie. Die Telefonistin der Julian-Klinik kam wieder an das Telefon und teilte Adam mit, Dr. Vandermer sei gerade bei einem Patienten, würde aber zurückrufen. Adam hinterließ seinen Namen und seine Telefonnummer und ließ dann den Hörer auf die Gabel fallen.

»Das ist verrückt«, murmelte er. »Ich hatte ein seltsames Gefühl wegen der Julian-Klinik. Und Vandermer...« Er beendete den Satz nicht.

»Ich finde, die Julian-Klinik ist eines der nettesten Krankenhäuser, das ich je gesehen habe«, sagte Mrs. Carson. »Und abgesehen von meinem eigenen Arzt habe ich noch nie einen aufmerksameren Mann gesehen als Dr. Vandermer.«

»Ich fahre hin«, sagte Adam und ignorierte seine Schwiegermutter. »Ich will mit ihm persönlich sprechen.« Er steckte seine Schlüssel ein und ging zur Tür.

»Und was ist mit deiner Frau?« rief Mrs. Carson.

»Ich bin bald zurück.« Dann ging er und warf die Tür hinter sich zu.

Mrs. Carson war außer sich vor Zorn. Sie konnte nicht glauben, daß sie ursprünglich diese Eheschließung begünstigt hatte. Als sie aber Jennifers Weinen hörte, entschied sie sich, es sei besser, nichts zu sagen. Sie ging zu ihrer Tochter und murmelte: »Wir fahren heim. Daddy wird sich um alles kümmern.«

Jennifer wandte nichts dagegen ein, als sie aber an die Tür kam, sagte sie: »Ich möchte Adam einen Zettel hier lassen.«

Mrs. Carson nickte und sah zu, wie Jennifer an Adams Schreibtisch etwas auf ein Blatt Papier schrieb, das sie dann in der Nähe der Tür auf den Boden legte. Darauf stand nur: »Nach Hause gegangen. Jennifer.«

Adam fuhr wie ein aggressiver New Yorker Taxifahrer in die Oberstadt, hielt den Wagen direkt vor der Julian-Klinik an und sprang heraus. Ein uniformierter Sicherheitswachmann versuchte, ihn zu stoppen, aber Adam rief lediglich über seine Schulter, er sei Dr. Schonberg und es handele sich um einen dringenden Notfall.

Als er die Gynäkologie erreichte, reagierte die Empfangsdame, als ob man ihn erwartet hätte.

»Adam Schonberg«, sagte sie. »Dr. Vandermer sagte, Sie möchten in seinem Büro warten.« Sie deutete einen weiteren Korridor hinunter. »Die dritte Tür auf der linken Seite.«

Adam dankte dem Mädchen und ging zu dem Büro, auf das sie gedeutet hatte. Das Zimmer war beeindruckend, die Regale mit Büchern und medizinischen Journalen angefüllt. Adam warf einen Blick auf eine Reihe von Modell-Fötussen und fühlte einen ihm unbekannten Drang, das Zimmer zu verwüsten. Er ging zum Schreibtisch hinüber, der auf Klauenfüßen stand. Auf ihm lag ein Stapel maschinengeschriebener Operationsnotizen, die auf Vandermers Unterschrift warteten.

Dr. Vandermer trat fast augenblicklich ein. Er trug eine Ledermappe unter dem Arm. »Möchten Sie sich nicht setzen?« schlug er vor.

»Nein, danke«, sagte Adam. »Das wird nicht lange in Anspruch nehmen. Ich möchte nur die Diagnose meiner Frau bestätigt bekommen. Ich habe das so verstanden, daß Sie glauben, sie trüge ein chromosomenmäßig anormales Kind.«

»Ich fürchte, ja«, sagte Dr. Vandermer.

»Ich hatte geglaubt, man bräuchte Wochen, um Gewebekulturen zu entwickeln«, sagte Adam.

Dr. Vandermer sah Adam direkt in die Augen. »Normalerweise stimmt das auch«, sagte er. »Aber im Falle Ihrer Frau gab es direkt im Fruchtwasser genügend Zellen, die wir untersuchen konnten. Adam, ich bin sicher, Sie als Medizinstudent verstehen, daß diese Dinge passieren können. Aber wie ich auch schon Ihrer Frau gesagt habe, sind Sie doch noch beide jung. Sie können andere Kinder haben.«

»Ich möchte die Objektträger sehen«, sagte Adam und bereitete sich auf einen Streit vor.

Aber Vandermer nickte nur und sagte: »Folgen Sie mir bitte.«

Adam begann sich zu fragen, ob er nicht in seiner Beurteilung zu übereilt gewesen sei. Es schien dem Mann wahrhaftig leid zu tun, der Überbringer von solch schlechten Nachrichten zu sein.

Auf der vierten Etage führte Vandermer Adam in das zytologische Labor. Adam zwinkerte mit den Augen, als sie eintraten. Alles war weiß: Boden, Decke und die Oberflächen der Arbeitstische. Im hinteren Teil des Zimmers stand eine Laborbank mit vier Mikroskopen. Nur eines wurde gerade benutzt, und eine Brünette in mittlerem Alter blickte auf, als sich Dr. Vandermer näherte.

»Cora, es tut mir leid, Sie zu belästigen, aber können Sie uns die Präparate von Jennifer Schonberg holen?«

Cora nickte, und Vandermer deutete Adam an, er möge sich an ein binokulares Lehrmikroskop setzen.

»Ich weiß nicht, ob Sie die Ultraschallaufnahme sehen wollen oder nicht«, sagte Dr. Vandermer, »aber ich habe sie auf jeden Fall einmal mitgebracht.« Er öffnete die Mappe, die er bei sich getragen hatte, und gab Adam die Bilder.

Als Medizinstudent hatte Adam keinerlei Erfahrung mit Ultrasonographie, und die Bilder sahen für ihn wie Tintenflecken aus. Dr. Vandermer nahm das Foto, das Adam gerade betrachtete, drehte es um und umriß mit dem Finger die Konturen des sich entwickelnden Fötus. »Die Technik wird besser und besser«, sagte er. »Hier können Sie ganz genau die Hoden sehen. Bei dieser Entwicklungsstufe kann man das Geschlecht häufig noch nicht mit dem Ultraschall erkennen. Vielleicht kommt dieser kleine Kerl auf seinen Vater.«

Adam erkannte, Vandermer tue sein Bestes, freundlich zu sein.

Die Tür ging auf, und Cora erschien wieder mit einem Tablett mit Objektträgern. Jeder hatte ein winziges Deckgläschen über seinem Zentrum. Dr. Vandermer wählte eines aus, das mit einem Fettstift beschriftet worden war. Er justierte es unter den optischen Kopf des Mikroskopes, ließ einen Tropfen Öl darauf fallen und senkte das Ölimmersionsobjektiv. Adam richtete sich auf und blickte durch das Binokular.

Dr. Vandermer erklärte, die Exemplare seien besonders angefärbt worden, um das Betrachten der Chromosomen so einfach wie möglich zu machen. Er sagte, sie müßten eine Zelle finden, die gerade dabei sei, sich zu teilen. Schließlich gab er auf und bat Cora um Mithilfe.

»Ich hätte Sie das von Anfang an tun lassen sollen«, sagte er, während er mit der Frau den Platz tauschte.

Cora benötigte etwa dreißig Sekunden, eine brauchbare Zelle zu finden. Indem sie einen haarfeinen Anzeiger einstellte, zeigte sie Adam die chromosomale Abnormität.

Adam war völlig niedergeschlagen. Er hatte gehofft, die Ergebnisse würden zweideutig sein, aber selbst für sein ungeübtes Auge war das Problem klar. Cora fuhr fort, andere, geringere Probleme aufzuzeigen, die man bemerkt hatte, einschließlich der Tatsache, daß die X-Chromosomen auch geringfügig abnormal erschienen.

Schließlich fragte Cora, ob er einen anderen Fall sehen wolle, der einen häufiger vorkommenden Typ des Mongoloismus-Syndroms aufweise.

Adam schüttelte den Kopf. »Nein, aber danke für Ihre Zeit.« Er stützte beide Hände auf den Labortisch und begann aufzustehen. Auf halbem Wege nach oben hielt er inne. Irgend etwas stimmte nicht. Er lehnte sich vor und blickte noch einmal in das Mikroskop. »Zeigen Sie mir doch diese Abnormität der X-Chromosomen noch einmal«, sagte er.

Cora beugte sich vor und lehnte ihre Stirn gegen das Augenstück. Bald bewegte sich der Haarlinienanzeiger zu einem Paar identischer Chromosomen. Cora begann die verdächtige Abnormität zu erklären, aber Adam unterbrach sie.

»Sind das X-Chromosomen?« fragte Adam.

»Ja, sicher«, sagte Cora. »Aber…«

Adam unterbrach sie wieder und bat Dr. Vandermer, einen Blick darauf zu werfen. »Können Sie die Chromosomen ausmachen?«

»Ja«, sagte Dr. Vandermer, »aber wie Sie kann auch ich nicht die Abnormität entdecken, von der Cora spricht.«

»Es geht mir gar nicht um die Abnormität«, unterbrach Adam. »Es geht mir um die beiden X-Chromosomen. Erst vor einem Augenblick haben Sie mich bei dem Ultraschallbild darauf hingewiesen, daß mein Kind ein Junge ist. Dieses Objekt, das wir uns hier ansehen, ist von einem Mädchen.«

Langsam hob Dr. Vandermer seine rechte Hand zum Gesicht. Cora drehte schnell den Rand des Objekttabletts um und überprüfte die Nummer. Dann überprüfte sie die Nummer auf dem Objektträger. Sie stimmten überein. Nachdem sie das Hauptregistrierbuch geholt hatte, überprüfte sie auch dort die Nummer. Der Name war Jennifer Schonberg. Dr. Vandermer, der plötzlich blaß aussah, bat Adam, einen Augenblick zu warten.

»Ist etwas Ähnliches je zuvor passiert?« fragte Adam, als der Arzt gegangen war.

»Noch nie«, sagte Cora.

Dr. Vandermer erschien wieder mit einem großen Mann im Schlepptau. Wie Dr. Vandermer trug er einen langen weißen Kittel. Dr. Vandermer stellte ihn Adam als Dr. Ridley Stanford vor. Adam erkannte den Namen. Er war der Autor des Fachbuches über Pathologie, das Adam im zweiten Jahr seines Medizinstudiums benutzt hatte, und Chef der Pathologie im Universitätskrankenhaus gewesen.

»Das ist eine Katastrophe«, sagte Dr. Vandermer, nachdem Dr. Stanford einen Blick auf das Präparat geworfen hatte.

»Ich stimme Ihnen zu«, sagte Dr. Stanford, dessen Stimme genau so emotionslos war wie die Vandermers. »Ich kann mir nicht vorstellen, wie das passiert ist. Lassen Sie mich ein paar Telefonate führen.«

Innerhalb von zehn Minuten drängten sich weitere zehn Leute um das Mikroskop.

»Wie viele Amniocentesis-Untersuchungen sind gestern durchgeführt worden?« fragte Dr. Vandermer.

Cora blätterte in dem Buch. »Einundzwanzig«, sagte sie.

»Sie müssen alle wiederholt werden«, sagte Dr. Vandermer.

»Absolut«, sagte Dr. Stanford.

Indem er sich Adam zuwandte, sagte er: »Wir schulden Ihnen unseren Dank.« Die anderen gaben dem gleichen Gefühl Ausdruck.

Adam fühlte sich, als ob eine große schwarze Wolke über seinem Kopf weggezogen wäre. Sein Kind war kein genetisches Monster. Das erste, was er tun wollte, war, Jennifer anzurufen.

»Wir wären geehrt, wenn Sie zum Essen blieben«, sagte Dr. Stanford. »Gleich haben wir einen phantastischen Pathologie-Vortrag über retroperitonale Tumore, den Sie vielleicht interessant finden könnten.«

Adam entschuldigte sich und beeilte sich, auf die Hauptetage zurückzukommen. Er konnte kaum glauben, daß sie, angesichts der gegenwärtigen Katastrophe, wollten, er solle zum Essen und zu einem Vortrag bleiben! Für ihn stand es absolut außer Frage, daß die ganze Sache sehr merkwürdig sei. Als er an der Eingangstür in Richtung auf ein Telefon vorbeiging, freute sich Adam, seinen Wagen immer noch da zu sehen, wo er ihn abgestellt hatte.

Adam rief zuerst in seiner Wohnung an, aber niemand antwortete. Da er dachte, Jennifer sei vielleicht mit ihrer Mutter nach Hause gefahren, rief er die Eaglewood-Nummer an, aber auch dort antwortete niemand.

Nach einem kurzen Zögern entschloß sich Adam, in seine Wohnung zurückzukehren. Er lief aus der Julian-Klinik heraus, stieg in seinen Wagen und machte sich auf den Weg nach Hause.

Seine Aufregung über die gute Nachricht begann, einem stetig stärker werdenden Gefühl von Unbehagen über die Julian-Klinik und Dr. Vandermer Platz zu machen. Es war nur ein glücklicher Zufall gewesen, daß er die Unterschiedlichkeit bemerkt hatte.

Adam fühlte, wie all seine Ängste blitzartig zurückkehrten. Er hatte eine Katastrophe knapp abgewendet, aber solange er Jennifer nicht dazu bewegen konnte, sich ihrerseits sowohl von Vandermer wie auch von der Julian-Klinik abzuwenden, könnte es vielleicht eine weitere geben. Wieder dachte er an die Arolen-Kreuzfahrt, zu der er eine Einladung erhalten hatte. Dr. Vandermer hatte auch an einer solchen Fortbildungsveranstaltung teilgenommen. Vielleicht könnte er tatsächlich dort die Beweise bekommen, daß Vandermer gefährlich sei.

Als er an seiner Wohnungstür ankam, war er enttäuscht, das Sicherheitsschloß verschlossen zu finden. Er fand Jennifers unpersönliche Nachricht und entschied sich, noch einmal Eaglewood anzurufen. Er war erfreut, als sich Jennifer statt ihrer Mutter meldete.

»Ich habe gute und schlechte Nachrichten.«

»Ich bin nicht in der Stimmung, Spielchen zu spielen«, sagte Jennifer.

»Die gute Nachricht ist, daß sie deine Präparate in der Klinik verwechselt haben. Das Kind von jemand anderem hat die schlechten Chromosomen. Sie haben die Objektträger vertauscht.«

Einen Augenblick fürchtete sich Jennifer, Adam zu fragen, ob er die Wahrheit sage oder ob das eine Art Trick sei, durch den sie ihr Vertrauen in Vandermer verlieren solle. Die Nachricht schien zu gut, um wahr zu sein.

»Jennifer, hast du mich verstanden?«

»Ist das wahr?« fragte Jennifer zögernd.

»Ja«, sagte Adam und erzählte ihr, wie er den Unterschied in bezug auf das Geschlecht der beiden Zellen bemerkt habe.

»Was hat Dr. Vandermer gesagt?« fragte Jennifer.

»Er hat gesagt, die Amniocentesis-Untersuchungen, die an diesem Tag durchgeführt worden sind, müßten wiederholt werden. Ich bin jetzt mehr denn je davon überzeugt, daß an der Julian-Klinik etwas Merkwürdiges ist«, sagte Adam. »Bitte konsultiere Dr. Wickelman.«

»Fehler passieren in Krankenhäusern jeden Tag«, sagte Jennifer. »Nur weil einer in der Julian-Klinik passiert ist, bedeutet das doch nicht, ich sollte nicht mehr hingehen. Sie erscheint mir wie das ideale Krankenhaus, wo ich mein Kind zur Welt bringen sollte. Ich mag die Leute dort und auch die Atmosphäre.«

»Nun«, sagte Adam, »dann sehen wir uns in ein paar Tagen.«

»Wo fährst du hin?« fragte Jennifer.

»Sage ich dir lieber nicht«, sagte Adam.

»Findest du nicht, du solltest unter den gegebenen Umständen hier bleiben?« sagte Jennifer. »Adam, ich brauche dich.«

»Es fällt einem ein wenig schwer, das zu glauben, wo du bei deinen Eltern bist und ich allein in unserer Wohnung. Tut mir leid, aber ich muß mich beeilen. Ich liebe dich, Jennifer.«

Adam legte auf, holte die Arolen-Einladung hervor und rief Eastern Airlines an, bevor sich wieder Zweifel in ihm einnisten konnten. Er buchte einen Platz für einen Flug, der in achtundvierzig Minuten von La Guardia aus nach Miami fliegen würde.

Adam nahm seinen kleinen Samsonite-Koffer vom Schrank und begann zu packen. Gerade als er seine Toilettenartikel hineinstopfte, klingelte das Telefon. Adam streckte die Hand aus, aber dieses eine Mal in seinem Leben ignorierte er das Geräusch. Selbst die Verzögerung von einer Minute konnte ihn den Flug verpassen lassen.

Jennifer wartete und ließ das Telefon wieder und wieder klingeln. Schließlich legte sie auf. Gleich nach ihrem Telefonat war sie zu dem Entschluß gekommen, diesen Dr. Wickelman zu konsultieren, wenn es Adam so viel bedeutete. Sie konnte dem Mann zumindest eine Chance geben, und wenn sie sich bei ihm nicht wohl fühlte, konnte sie immer noch zu Dr. Vandermer zurückgehen. Aber Adam war augenscheinlich schon abgefahren. Jennifer fühlte sich verlassen. Bevor sie die Hand vom Hörer nahm, klingelte das Telefon wieder. In der Hoffnung, es könne Adam sein, nahm sie ab, bevor noch das erste Klingeln ganz verklungen war. Es war Dr. Vandermer.

»Ich nehme an, Sie haben schon die gute Nachricht gehört.«

»Ja, Adam hat es mir gerade gesagt«, sagte Jennifer.

»Wir sind Ihrem Gatten sehr dankbar«, sagte Dr. Vandermer. »Es ist ungewöhnlich, daß jemand eine sekundäre Abnormität angesichts eines überwältigend positiven Ergebnisses bemerkt.«

»Es stimmt also, daß ich kein mißgebildetes Kind trage«, sagte Jennifer.

»Ich fürchte, so weit kann ich nicht gehen«, sagte Dr. Vandermer. »Unglücklicherweise haben wir keine Ahnung, wie das Resultat Ihrer Amniocentesis ausgesehen hätte. Wir werden das Verfahren wiederholen müssen. Es tut mir furchtbar leid, daß das geschehen ist. Wir hatten außer Ihnen noch zwanzig Frauen, die an diesem Tag eine Amniocentesis gemacht bekamen, und bei allen muß es wiederholt werden. Das wird natürlich auf Kosten der Klinik durchgeführt.«

»Wann wollen Sie den Test wiederholen?« fragte Jennifer. Sie schätzte Dr. Vandermers Bereitschaft, die Verantwortung für den Fehler zu übernehmen, selbst wenn der Irrtum zweifellos von jemand im Labor verursacht worden war.

»So bald wie möglich«, sagte Dr. Vandermer. »Erinnern Sie sich, wir haben es mit einem Zeitproblem zu tun, wenn es wirklich ein Problem geben sollte.«

»Wie wäre es, wenn ich morgen früh in die Klinik zurückkäme?« fragte Jennifer.

»Das wäre gut. Wir sind nicht in Eile, aber je früher wir es machen, desto besser.«

Jennifer und ihr Vater waren auf einen Spaziergang hinter ihr Haus gegangen. Sie wußte, daß er über ihre Schwangerschaft reden wollte, und während der letzten halben Stunde hatte sie ihn mit einem Sperrfeuer von Plauderei davon abgehalten. Aber schließlich, als sie sich wieder dem Haus zuwandten, entschloß sich Jennifer, es sei an der Zeit, das Thema anzugehen.

»Was meinst du, was ich tun soll, Vater?«

Mr. Carson legte seinen Arm um sie. »Was immer du für richtig hältst.«

»Aber was ist deine Meinung?« fragte Jennifer.

»Das ist eine andere Frage«, sagte Mr. Carson. »Deine Mutter vertraut diesem Dr. Vandermer wirklich. Die Verwechslung der Amniocentesis-Präparate war unglücklich, ich mag aber die Art, wie er sich dazu gestellt hat. Mein Gefühl sagt mir, du solltest seiner Empfehlung folgen.«

»Dr. Vandermer möchte, daß die Fruchtwasseruntersuchung sofort wiederholt wird«, sagte Jennifer.

»Wenn er glaubt, es gebe eine Möglichkeit, daß du eine Abtreibung in Erwägung ziehen möchtest, dann bin ich der Ansicht, solltest du das tun. Deine Mutter und ich glauben nicht, ein ernstlich mißgebildetes Kind sollte in diese Welt gebracht werden. Das ist für niemanden fair, einschließlich des Kindes. Aber das ist nur die Art, wie wir denken.«

»Ich nehme an, ich denke das Gleiche«, sagte Jennifer. »Man fühlt sich nur so schlecht dabei.«

Mr. Carson drückte seine Tochter an sich. »Natürlich, Liebling. Und dein Mann macht die Dinge auch nicht einfacher. Ich möchte nicht gerne urteilen, aber ich mag die Art, wie er sich benimmt, ganz und gar nicht. Er sollte helfen, diese Entscheidungen zu fällen, und sich nicht auf irgendwelchen mysteriösen Reisen umhertreiben.«

Sie hatten die Schirmtüre an der Hinterseite des Hauses erreicht. Sie konnten Mrs. Carson in der Küche hören, wie sie das Essen vorbereitete.

»Wahrscheinlich hast du recht«, sagte Jennifer, indem sie die Tür öffnete. »Ich werde Dr. Vandermer anrufen und morgen früh die Fruchtwasseruntersuchung wiederholen lassen.«

Als sie sich auf dem Untersuchungstisch in der Julian-Klinik ausstreckte, war Jennifer über ihre eigene Ruhe verblüfft. Die Entscheidung, zur Klinik zurückzukehren oder nicht, war weit schwerer gewesen als ihre tatsächliche Rückkehr in das Krankenhaus. Dr. Vandermer hatte sie zu einem frühen Termin eingeplant, und sie und ihre Mutter warteten auf seine Ankunft. Er ließ sie nicht lange warten, sah aber so aus, daß Jennifer zu dem Gedanken kam, die Amniocentesis-Verwechslung habe für ihn schlimmere Folgen gehabt als für sie selbst. Vandermers Gesicht war aufgedunsen, und seine Sprache knapp und unsicher, und doch führte er den Eingriff noch angenehmer als beim erstenmal durch. Das einzige Problem für Jennifer war die Tatsache, daß sie fühlte, wie sich ihr Kind bewegte, kurz nachdem die Nadel eingeführt worden war. Das ängstigte sie, aber Dr. Vandermer versicherte ihr, es gebe keinen Grund zur Beunruhigung.

Danach setzte sich Jennifer auf dem Tisch auf und sagte: »Ich denke, ich brauche Sie nicht zu bitten, mit mir Kontakt aufzunehmen, sobald Sie etwas herausgefunden haben.«

»Nein, sicher nicht«, sagte er. »Ich habe ein persönliches Interesse daran, wie das Labor hiermit umgeht. Versuchen Sie, sich zu entspannen und sich keine Sorgen zu machen.«

»Ich werde es versuchen«, sagte Jennifer. Sie schätzte die Aufmerksamkeit, die ihr Dr. Vandermer zuteil werden ließ, wünschte jedoch, er sähe nicht so ernst aus. Das machte sie nervöser, als sie so schon war.

Als am nächsten Tag das Telefon klingelte, hatte Jennifer eine Vorahnung, es sei Dr. Vandermer. Sie hörte, wie ihre Mutter abnahm und nach einem Augenblick leise aufschrie. Da wußte es Jennifer. Sie machte sich auf den Weg nach unten, bevor sie ihre Mutter rufen konnte. Als sie die Küche betrat, hielt ihr Mrs. Carson wortlos den Hörer hin.

»Hallo, Dr. Vandermer«, sagte Jennifer und kontrollierte ihre Stimme.

»Hallo, Jennifer«, sagte er. Dann gab es eine lange Pause. »Ich fürchte, ich habe schlechte Nachrichten.«

»Das habe ich erwartet«, sagte sie. Sie konnte spüren, wie sich Dr. Vandermer bemühte, die richtigen Worte zu finden.

»Die Fruchtwasseruntersuchung ist mit absoluter Sicherheit positiv«, sagte er. »Dieses Mal habe ich das Filtern des Fruchtwassers selbst überwacht. Die Möglichkeit eines Irrtums ist ausgeschlossen. Wir haben die gleiche durchschlagende chromosomale Abnormität vorgefunden. Ja, die Objekte sind nie wirklich vertauscht worden. Ich fürchte, Ihr Fötus muß bedeutende Abnormitäten in der Entwicklung der Geschlechtsorgane haben.«

»O mein Gott«, sagte Jennifer. »Das ist ja schrecklich.«

»Das stimmt«, gab Dr. Vandermer zu. »Sehen Sie, wenn wir etwas unternehmen wollen, dann sollten wir schnell handeln.«

»Ich stimme Ihnen zu. Ich habe das alles bereits genau überlegt, und ich möchte eine Abtreibung haben. Je früher, desto besser.

»In diesem Falle versuche ich, es für morgen zu arrangieren.«

»Danke, Dr. Vandermer«, sagte Jennifer. Dann legte sie auf.

Mrs. Carson legte ihre Arme um ihre Tochter und sagte: »Ich weiß, wie du dich fühlen mußt, aber ich glaube, du tust das Richtige.«

»Ich weiß, daß ich das Richtige tue. Ich hätte nur gern vorher mit Adam geredet.«

Mrs. Carsons Mund zog sich wütend zusammen.

»Mutter, er ist immer noch mein Mann, und ich möchte das nicht tun, ohne es ihm zu sagen.«

»Nun, Liebes, wie du es immer für am besten hältst.« Ihre Mutter verließ die Küche und ging nach oben, wahrscheinlich, um sich am anderen Telefon ihrem Gatten gegenüber über Adam zu beklagen.

Sobald sie wieder allein war, rief Jennifer in der Wohnung an, nur für den Fall, daß Adam zurückgekehrt sei. Sie ließ das Telefon zwanzigmal klingeln und wählte dann Arolen-Pharmaceuticals in Montclair, New Jersey. Als sich die Telefonzentrale meldete, verlangte sie Clarence McGuire zu sprechen. Man stellte sie nicht durch, bevor sie nicht mit seiner Sekretärin erprobt hatte, wer von ihnen die lautere Stimme besaß.

»Wie geht es Ihnen, Mrs. Schonberg?« sagte McGuire, als sie schließlich doch mit ihm verbunden wurde.

»Nicht sehr gut«, sagte Jennifer kalt. »Ich möchte wissen, wo sich mein Mann befindet.«

»Tut mir leid, aber das weiß ich selbst nicht. Er rief an und sagte, er müsse aufgrund einer familiären Angelegenheit die Stadt verlassen.«

»Sie würden mich nicht anlügen, nicht?« fragte Jennifer. »Ich dachte, Sie hätten ihn nach Puerto Rico geschickt.«

»Er hat das Angebot abgeschlagen«, sagte McGuire. »Und ich habe keinen Grund, Sie anzulügen.«

Jennifer legte äußerst verwirrt wieder auf. Sie war sich so sicher gewesen, Adam befinde sich auf einer Reise für Arolen und habe es ihr nicht sagen wollen, daß sie Schwierigkeiten hatte, eine andere Möglichkeit zu begreifen. Spontan rief sie Adams Vater an.

»Es tut mir leid, sie zu belästigen, Dr. Schonberg«, sagte Jennifer, die den Mann noch nie zuvor angerufen hatte, »aber ich suche Adam, und ich dachte, Sie würden vielleicht wissen, wo er ist.«

»Ich habe nicht die geringste Ahnung«, sagte Dr. Schonberg, »und Sie vor allen anderen sollten das wissen.«

Jennifer legte den Hörer auf, als ihre Mutter wieder in die Küche kam. Sie mußte Jennifers Gespräch mit McGuire gehört haben. »Sag deinem Vater besser nichts davon«, sagte sie. »Er glaubt bereits, Adam habe ein Verhältnis.«

Jennifer hatte eine ruhelose Nacht hinter sich und war gerade in der Küche, als um sieben Uhr fünfundvierzig das Telefon klingelte. Sie beantwortete es schnell, weil sie glaubte, ihre Eltern schliefen noch, ihre Mutter hatte aber schon im Schlafzimmer abgenommen.

»Ich bin schon dran, Mutter«, sagte Jennifer, als sie Dr. Vandermers Stimme hörte.

»Guten Morgen, Jennifer«, sagte er. »Wir sind ganz darauf eingerichtet, Sie um drei Uhr dreißig dranzunehmen. Es tut mir leid, daß es so spät ist, aber wir haben so viel zu tun, daß wir Schwierigkeiten hatten, selbst Sie noch in den Terminplan aufzunehmen. Halten Sie sich nur an flüssige Kost, und heute abend wird alles vorbei sein, und Sie können sich bestellen, was immer Sie zum Abendessen haben möchten.«

»O. k.«, sagte Jennifer ohne viel Enthusiasmus. »Wie lange werde ich bleiben müssen?«

»Wahrscheinlich nur über Nacht. Ich werde Ihnen die Dinge erklären, wenn Sie hier sind.«

»Wann soll ich bei Ihnen eintreffen?«

»Warum kommen Sie nicht am späten Vormittag hierher? Dann können wir die Einweisung routinemäßig durchführen. Und wenn sich die Terminplanung in der Chirurgie verbessert, können wir Sie vielleicht schon früher drannehmen. Entspannen

Sie sich in der Zwischenzeit und überlassen Sie mir die Sorgen um die Einzelheiten.«

Jennifer machte sich noch einen Kaffee und ging in den Garten hinaus. Einen Augenblick lang hatte sie Bedenken, aber dann entschied sie, sie tue das Richtige. Sowohl Dr. Vandermer wie auch ihre Eltern waren der Ansicht, sie habe keine Wahl. Sie wünschte nur, Adam sei da und an der Entscheidung beteiligt.

Als Adam, nachdem er vorzeitig und heimlich das Kreuzfahrtschiff verlassen hatte, auf dem Flughafen angelangt war, suchte er sofort ein Telefon und wählte dann die Telefonnummer der Carsons. Gerade wie er gefürchtet hatte, beantwortete nicht Jennifer das Klingeln. Statt dessen echote Mr. Carsons Bariton über die Verbindung.

»Hallo«, sagte Adam fröhlicher, als er sich eigentlich fühlte. »Hier spricht Adam. Ist Jennifer schon wach?«

»Jennifer ist nicht hier«, sagte Mr. Carson unfreundlich.

»Wo ist sie?«

»Ich glaube nicht, daß du sie erreichen kannst.«

»Hör mal, ich weiß, du liebst deine Tochter, es ist aber eine Tatsache, daß ich ihr Gatte bin, und es ist dringend, daß ich sie spreche.«

Am anderen Ende gab es eine Pause, als Mr. Carson sich zu entscheiden versuchte. »Sie ist nicht hier. Sie und ihre Mutter sind gerade zur Julian-Klinik abgefahren. Sie haben sie heute morgen eingewiesen.«

»Eingewiesen?« wiederholte Adam voller Bestürzung. »Warum ist sie eingewiesen worden? Geht es ihr nicht gut?«

»Es geht ihr gut«, sagte Mr. Carson. »Und das ist der Grund, weshalb ich finde, du solltest sie ein paar Tage in Ruhe lassen. Und danach könnt ihr beide eure Differenzen ausbügeln. Aber offen gesprochen, Adam, deine Abwesenheit ist dieses Mal sehr beunruhigend gewesen.«

»Warum? Was ist denn los?« sagte Adam und versuchte, seine Angst unter Kontrolle zu halten.

»Jennifer hat eine Wiederholung der Fruchtwasseruntersuchung machen lassen müssen«, sagte Mr. Carson, »und sie war wieder positiv. Sie hat sich entschlossen, eine Abtreibung durchführen zu lassen.«

Adam fühlte, wie etwas in ihm zerriß. »Sie braucht keine Abtreibung«, rief er.

»Das ist deine Meinung«, sagte Mr. Carson ruhig. »Das ist aber nicht unsere oder Jennifers Meinung, und unter den gegebenen Umständen gibt es nicht viel, was du dagegen tun kannst.«

Adam hörte ein Klicken. Die Verbindung war unterbrochen.

Voller Panik versuchte er, Jennifer in der Klinik anzurufen, erfuhr allerdings nur, man habe ihr noch kein Zimmer zugewiesen und man könne Patienten nicht ausrufen lassen.

Adam knallte den Hörer auf das Telefon. Bis zum Abflug hatte er noch eine halbe Stunde Zeit. Er versuchte, Vandermer anzurufen, aber man sagte ihm, er sei im Operationssaal.

Adam verließ die Telefonzelle und rannte zum Schalter der American-Fluglinie, der jetzt von einer Menschenmenge belagert wurde, die versuchte, sich für den Flug registrieren zu lassen. Es gelang ihm, an die Spitze der Reihe zu kommen. Er verlangte, den Aufsichtsbeamten zu sprechen.

Es dauerte mehrere Minuten, bevor Mr. Jacob erschien. Adam versuchte nicht einmal, seine anwachsende Hysterie zu verbergen, und teilte dem Mann mit, er müsse unbedingt nach New York gelangen, weil seine Frau ein Kind bekomme.

Der Aufsichtsbeamte nahm Adams Ticket und sah, ohne ein Wort zu sagen, im Computer nach. »Wir tun unser Bestes, aber der Flug ist ausgebucht.«

Als wenig später der Flug, auf dem er zu sein hoffte, über Lautsprecher angekündigt wurde, wandte sich Adam voller Verzweiflung an die Bodenstewardess.

»Bitte, Fräulein, ich muß einfach mit diesem Flugzeug fliegen. Meine Frau bekommt ein Kind, und es wird sterben, wenn ich New York nicht rechtzeitig erreiche.«

Zum erstenmal hatte Adam den Eindruck, daß jemand Mitleid mit ihm empfinde. Das Mädchen starrte in seine verzweifelten Augen und sagte: »Ich setze Sie ganz oben auf die Standby-Liste.«

Adam gestattete sich ein wenig Hoffnung, aber ein paar weitere Passagiere kamen außer Atem an und bekamen ihre Bordkarten ausgehändigt. Dann tauchte ein stattlicher Mann mit einem Walkie-talkie auf. Er ging durch die Einstiegstür und zog sie hinter sich zu.

»Mr. Schonberg«, rief Carol, die Dame der Fluglinie.

Adam stürzte zurück zu dem Schalter, aber Carol schüttelte den Kopf. »Tut mir leid, aber das Flugzeug ist absolut voll. Es gibt überhaupt keine Standby-Tickets.«

Niedergeschlagen ließ sich Adam auf einen Sessel fallen. Er konnte draußen das Heulen der Jetmaschinen hören. Dann öffnete sich die Tür zum Einstiegskorridor wieder, und eine Stewardess erschien, die einen Finger hochhielt.

Das Mädchen wandte sich Adam zu. »Scheint so, als ob es doch einen freien Platz gibt, er ist aber im Nichtraucherteil. Wollen Sie ihn nehmen?«

»Hallo! Ich bin Karen.« Die Empfangsdame begrüßte Jennifer und ihre Mutter mit mechanischem Lächeln. »Ich bin Ihnen zugewiesen worden. Ich bin dazu da, Ihnen zu helfen, wenn Sie irgendwelche Fragen oder Probleme haben. Wir möchten, daß Ihr Aufenthalt so angenehm wie möglich wird, also rufen Sie mich bitte, wenn Sie irgend etwas brauchen.«

»Nun, ist das nicht nett?« sagte Mrs. Carson.

Karen fuhr fort und erklärte ihnen die Grundsätze der Julian-Klinik. Als sie fertig war, dankte ihr Mrs. Carson enthusiastisch und sagte: »Ich bin mir nicht sicher, daß ich hiernach je wieder mit dem Englewood-Memorial-Krankenhaus zufrieden sein werde. Man kümmert sich hier so sehr um den Patienten.«

Jennifer nickte. Die Klinik kümmerte sich gewiß um die Patienten. Und dennoch störte Jennifer Karens Sprache. Sie hatte das Gefühl, ihre Rede sei ein bißchen zu vorbereitet gewesen.

»Geht es dir gut, mein Liebes?« fragte Mrs. Carson.

»Ich bin in Ordnung, Mutter«, sagte Jennifer, während sie beobachtete, wie Karen den Korridor hinunterging. »Danke, daß du heute mit mir gekommen bist. Das ist für mich sehr wichtig.«

Mrs. Carson rückte zu ihr hinüber und umarmte ihre Tochter. Sie wollte nicht, daß Jennifer wüßte, wie sehr sie sich eigentlich sorgte.

Sofort, nachdem Adams Flugzeug in New York gelandet war, rannte er zur nächsten Telefonzelle. Zuerst rief er die Julian-Klinik an und bat, zu Jennifers Zimmer durchgestellt zu werden. Dort nahm jedoch niemand ab. Dann wählte er ein zweites Mal und fragte, für welche Zeit Jennifers Behandlung angesetzt sei. Einen Augenblick später kam eine Schwester an den Apparat und sagte, daß Jennifer Schonberg am Nachmittag behandelt werden solle.

»Dann ist es also noch nicht passiert?« fragte Adam.

»Noch nicht, sie ist aber zum Operationssaal gerufen worden. Dr. Vandermer ist fast für sie bereit.«

Adam fummelte mit seinen Münzen herum und rief die Julian-Klinik ein drittes Mal an. Dieses Mal ließ er Dr. Vandermer ausrufen. Eine Operationsschwester nahm den Hörer ab und sagte, der Doktor sei im Augenblick nicht verfügbar, sollte aber in ungefähr dreißig Minuten mit seinem gegenwärtigen Fall fertig sein.

Mit neu aufflackernder Panik rief Adam Rechtsanwalt Emmet Redford an. Nachdem er gebrüllt hatte, es gehe um Leben und

Tod, stellte man ihn schließlich durch. So kurz wie möglich erzählte Adam dem Rechtsanwalt, seine Frau wolle eine Abtreibung durchführen lassen, und er wolle das verhindern.

»In dem Falle können Sie nicht viel tun, mein Freund«, sagte Mr. Redford. »Gemäß dem Obersten Gerichtshof kann ein Gatte nicht die Abtreibung seiner Frau blockieren.«

»Das ist unglaublich«, sagte Adam. »Es ist auch mein Kind. Gibt es denn gar nichts, das ich tun kann?«

»Nun, ich kann das vielleicht hinausschieben.«

»Machen Sie das!« rief Adam. »Was immer Sie tun können!«

»Geben Sie mir Ihren Namen und alle genaueren Angaben«, sagte Mr. Redford.

Adam erledigte das, so schnell er konnte.

»Wann soll die Abtreibung durchgeführt werden?« fragte Mr. Redford.

»In etwa dreißig Minuten«, sagte Adam verzweifelt.

»Dreißig Minuten! Was erwarten Sie denn von mir innerhalb einer halben Stunde?«

»Es muß gehen«, sagte Adam. »Sie ist in der Julian-Klinik. Wir dürfen keine Zeit verlieren.«

Adam legte auf und lief durch das Abfertigungsgebäude zur Taxihaltestelle. Indem er in das erste Taxi in der Reihe sprang, rief er dem Fahrer zu, er solle ihn zur Julian-Klinik bringen.

»Haben Sie Geld?« fragte der Fahrer und betrachtete argwöhnisch Adams unformelle Kleidung.

Adam zog eine Zwanzig-Dollar-Note hervor und hoffte, das würde reichen. Zufrieden legte der Mann den Gang ein und fuhr vom Bordstein ab.

Jennifer lag auf einem Rollbett gleich vor dem Behandlungszimmer. Ihre Mutter stand neben ihr, und Jennifer wurde wieder stark an ihren früheren Besuch in der Julian-Klinik zusammen mit Cheryl erinnert. Mrs. Carson lächelte und täuschte Zuversicht vor, aber es war offensichtlich, daß sie genau so nervös wie ihre Tochter war.

»Warum gehst du nicht zum Wartezimmer zurück?« schlug Jennifer vor. »Es wird schon alles gut gehen. Nach dem, was Dr. Vandermer sagt, wird alles ganz leicht sein.«

Mrs. Carson warf ihrer Tochter einen Blick zu, unentschlossen, was sie tun sollte.

»Bitte«, sagte Jennifer. »Mach daraus keine große Affäre. Geh hinüber und blättere in einer Illustrierten.«

Mrs. Carson gab nach, beugte sich vor, küßte Jennifer auf die Stirn und machte sich auf den Weg zur Sitzgruppe im Wartezimmer. Jennifer beobachtete ihr Weggehen mit gemischten Gefühlen.

»O. k.«, sagte die Krankenschwester, als sie aus dem Behandlungszimmer kam. »Wir sind ganz für Sie bereit.« Sie löste die Bremse an dem Rollbett und schob Jennifer durch die Tür. Im Gegensatz zu dem Saal, in dem sie ihre Amniocentesis gemacht bekommen hatte, sah dieser sehr wie ein gewöhnlicher Operationssaal aus. Jennifer erinnerte sich an den weißen Boden und die großen weißen Instrumentenschränke mit den gläsernen Schiebetüren.

Zwei Schwestern warteten schon auf sie. Als sie sie auf den Tisch brachten, sagte eine: »Es wird alles bald vorbei sein, und Sie werden die ganze Episode vergessen können.«

Als sie sich zurücklegte, glaubte Jennifer, sie fühle, wie sich das Kind in ihr bewegte. Sie kämpfte dagegen an, nicht aufzuschreien, als eine der Krankenschwestern ihren Unterleib abtastete.

Die Tür zum Korridor öffnete sich, und Dr. Vandermer trat ein, gekleidet in eine Chirurgengarnitur. Jennifer fühlte sich augenblicklich besser, als sie ihn sah.

»Wie geht es Ihnen?« fragte er.

»O. k., würde ich sagen«, sagte Jennifer schwach.

Jennifer hätte gerne gehabt, wenn er noch etwas anderes gesagt hätte, er aber starrte sie nur mit diesen Augen an, deren Lider sich nicht zu bewegen schienen. Sie blickte die Krankenschwestern fragend an, aber sie schienen an seinem Schweigen nichts Merkwürdiges zu finden. Dann schien Vandermer aus seiner Trance zu erwachen und bat die Schwestern, ihm das Anästhetikum zu reichen.

»Sie werden jetzt nur einen kleinen Stich spüren«, sagte Dr. Vandermer tonlos. Mit einer geschickten Bewegung ließ er die Nadel unter Jennifers Haut gleiten.

Indem sie die Augen schloß, versuchte Jennifer, auch ihren Verstand gegen all das abzublocken, was gleich mit ihr geschehen würde.

Die Taxifahrt vom Kennedy-Flughafen zur Julian-Klinik war haarsträubend. Sobald Adam seine Zwanzig-Dollar-Note hatte sehen lassen, reagierte der Fahrer, als ob er sich in einem Rennen um sein Leben befinde. Er brachte den Wagen nach weniger als dreißig Minuten kreischend vor dem Krankenhaus zum Stehen. Adam warf ihm die zwanzig Dollar zu und rannte die Treppe hinauf, ohne auf sein Wechselgeld zu warten.

Er unterbrach die plaudernden Mädchen an dem Empfangstisch und fragte, wo Dr. Vandermer operiere. »Er führt bei meiner Frau eine Abtreibung durch«, keuchte er.

»Schwangerschaftsbeendungen werden auf der sechsten Etage durchgeführt, aber...«

Adam wartete nicht darauf, daß sie ihren Satz beenden würde. Er drückte sich in einen Fahrstuhl, gerade als sich die Türen schlossen, und ignorierte die Empfangsdame, die ihm nachrief, es sei ihm nicht gestattet, ohne Begleitung auf die sechste Etage zu fahren.

Als der Fahrstuhl anhielt, stieg Adam aus und ging auf die Doppeltür am Ende des Korridors zu, auf der »Behandlungszimmer« stand. Als er an dem Schwesternzimmer vorbeikam, bemerkte er das ausgewählte antike Mobiliar und fragte sich, was die Julian-Klinik zu beweisen versuche.

Eine der Schwestern schrie ihm nach, er solle sofort anhalten, aber Adam lief weiter. Er ging durch die Doppeltüren und öffnete das erste Behandlungszimmer. Es war leer. Er ging zum nächsten. Eine Krankenschwester versuchte, ihm den Weg zu versperren, aber dennoch konnte er über ihre Schulter einen Blick auf das Gesicht der Patientin werfen. Es war nicht Jennifer.

Adam ging zur anderen Seite des Korridors und öffnete eine weitere Tür.

»Was genau glauben Sie eigentlich, daß Sie hier tun?« fragte eine Schwester mit deutschem Akzent.

Adam stieß die Frau grob zur Seite. Er sah, wie sich Dr. Vandermer über den Tisch beugte. Er hielt eine Spritze, deren Nadel unter dem Oberlicht funkelte.

»Jennifer!« rief Adam, erleichtert, daß die Operation nicht weiter fortgeschritten war, als daß ihr ein lokales Anästhetikum gegeben worden war. »Mach das bitte nicht. Laß die Abtreibung nicht durchführen. Nicht ohne weitere Tests.«

Jennifer begann sich aufzusetzen, als zwei Pfleger durch die Tür eilten und Adams Arme hinter seinem Rücken festhielten.

»O. k., o. k.«, sagte Adam. »Sie haben Ihren Standpunkt klargestellt. Sie sind stärker als ich. Jetzt lassen Sie mich freundlichst los.«

»Adam Schonberg?« fragte Dr. Vandermer. Bis er Adams Stimme gehört hatte, hatte er geglaubt, sie hätten es mit einem psychotischen Fremden zu tun. »Was machen Sie hier? Jennifer hat mir gerade erzählt, Sie seien auf Reisen.«

»Führen Sie die Operation bitte nicht weiter durch. Da gibt es etwas, das ich Ihnen mitteilen muß.«

Dr. Vandermer klopfte dem einen Pfleger auf die Schulter und sagte: »Ich kenne diesen Mann. Sie können ihn loslassen.« Er band seine Gesichtsmaske los und ließ sie auf die Brust herunterfallen.

Die Pfleger ließen Adam los, gerade als sich die Tür zum Korridor öffnete und eine Reihe von Mitarbeitern der Klinik hineinspähten, um festzustellen, was passiert sei.

»Alles unter Kontrolle«, sagte Dr. Vandermer. Und indem er die Pfleger ansprach, sagte er: »Warum warten Sie beide nicht draußen?«

Sobald sie gegangen waren, führte er Adam in ein kleines Vorzimmer und versprach Jennifer, sie würden beide in einer Minute zurück sein.

Sobald die Tür geschlossen war, platzte Adam heraus: »Es ist mir gelungen, auf eine der Arolen-Kreuzfahrten zu kommen.«

Dr. Vandermer starrte ihn an, als ob er jetzt erst die Jeans und das St.-Thomas-T-Shirt bemerkte. Falls er verstand, wovon Adam redete, ließ er es sich nicht anmerken.

»Sie müssen jetzt leider gehen« war alles, was er sagte. »Wir können unsere Erinnerungen an die Fahrt später vergleichen. Im jetzigen Augenblick muß ich mich um Ihre Frau kümmern. Warum gehen Sie nicht in den Wartesaal und warten dort auf mich? Es wird nicht lange dauern.«

»Aber Sie verstehen nicht«, sagte Adam. »Die Arolen-Kreuzfahrten, das weiß ich jetzt, sind mehr als nur weiterführende Ausbildungssessionen. Sie sind eine Tarnung für ein ausgeklügeltes System zur Verhaltenskonditionierung.«

Dr. Vandermer überlegte, was er tun solle. Adam war offensichtlich psychotisch. Vielleicht konnte er ihn überreden, zur Psychiatrischen Abteilung hinüberzugehen, wo ihm jemand mit Erfahrung helfen könne. Indem er einen Schritt auf ihn zutrat, legte Dr. Vandermer Adam einen Arm um die Schulter. »Ich glaube, der Mann, mit dem Sie reden sollten, ist Dr. Pace. Warum gehen wir nicht nach unten, und ich stelle Sie ihm vor?«

Adam schüttelte Dr. Vandermers Arm ab. »Ich glaube nicht,

daß Sie gehört haben, was ich gesagt habe. Ich rede von durch Drogen bewirkter Verhaltenskonditionierung. Dr. Vandermer, auch Sie waren ein Opfer dieser Methode. Sie sind unter Drogen gesetzt worden. Verstehen Sie mich?«

Dr. Vandermer seufzte. »Adam, ich weiß, daß Sie glauben, was Sie sagen, aber ich bin auf meiner Kreuzfahrt nicht unter Drogen gesetzt worden. Ich habe Vorträge gehalten. Es war eine wundervolle Fahrt, was auch für die Tage gilt, die ich auf Puerto Rico verbracht habe.«

»Ich habe alles gesehen«, sagte Adam. »Ich war auf der ›Fjord‹. Ich habe gesehen, wie sie das Essen der Ärzte mit Drogen präpariert haben und ihnen immer gelbe Pillen gaben. Dann wurden sie diesen Filmen unterworfen. Das war eine Verstandeskontrolle. Sehen Sie, Sie müssen mir glauben. Denken Sie nach. Warum haben Sie Ihre Meinung über Pregdolen geändert? Bevor Sie auf die Kreuzfahrt gingen, fanden Sie das Medikament nicht sicher. Sie haben mir gesagt, Sie würden es nie verschreiben.«

»Ich habe meine Meinung über Pregdolen nie geändert«, protestierte Dr. Vandermer. »Ich habe es immer für das beste Produkt auf dem Markt gehalten, wenn man gezwungen war, ein Präparat gegen morgendliche Übelkeit zu benutzen.«

Da er erkannte, daß er so nicht vorankam, ergriff Adam Dr. Vandermers Hand. Er blickte direkt in die Augen des Arztes und sagte: »Bitte, auch wenn Sie mir nicht glauben, treiben Sie mein Kind nicht ab. Ich bin der Überzeugung, die Verwechslung im Labor mit den Amniocentesis-Objektträgern ist absichtlich geschehen. Ich glaube, Arolen versucht, ihren Nachschub an fötalem Gewebe zu erhöhen, und das ist die Art, wie es gemacht wird.«

Die Tür zu dem Zimmer wurde geöffnet.

»Dr. Vandermer«, sagte die Krankenschwester am Eingang, »was sollen wir tun?«

Dr. Vandermer winkte sie weg.

»Adam«, sagte er freundlich, »ich kann verstehen, wie erschüttert Sie darüber sein müssen, wie sich die Dinge letztendlich herausgestellt haben.«

»Seien Sie nicht so herablassend«, warnte Adam, indem er sich die Augen rieb. »Ich will nur die Abtreibung verschieben. Das ist alles. Ich finde nicht, daß ich zu viel verlange.«

»Das hängt davon ab, von wessen Standpunkt aus Sie die Sache sehen.« Dr. Vandermer deutete auf die Tür des Behandlungszimmers. »Jennifer sieht das vielleicht anders. Das Ganze an diesem Punkt noch zu verschieben wäre grausam für sie. Sie hat schon mehr als genug durchgemacht.«

Adam erkannte, daß er die Schlacht verlieren würde. Verzweifelt suchte er einen Weg, um zu dem Arzt durchzudringen.

»Also hören Sie«, sagte Dr. Vandermer fest. »Warum gehen Sie nicht zum Wartesaal und warten dort? Ich werde in Kürze bei Ihnen sein.«

»Nein«, rief Adam und versperrte ihm den Weg. »Sie haben noch nicht alles gehört.«

»Adam!« rief Dr. Vandermer. »Gehen Sie mir aus dem Weg, oder ich bin gezwungen, Sie entfernen zu lassen.«

»Hören Sie zu, ich glaube, einige der Leute, die die Kreuzfahrt leiten, sind einem psychochirurgischen Eingriff unterzogen worden. Ich sage Ihnen die Wahrheit. Sie hatten Narben an der Seite ihres Kopfes. Genau hier.« Adam streckte sich, um die Stelle, die er meinte, an Dr. Vandermers Kopf zu berühren. Als das geschah, sprang er voller Entsetzen zurück. Auf beiden Seiten von Dr. Vandermers Schädel fanden sich kleine aufgeworfene Linien. Adam konnte gerade noch die heilenden Einschnitte sehen. Dr. Vandermer reagierte wütend.

»Das ist jetzt weit genug gegangen.« Er öffnete die Tür und winkte den beiden Pflegern zu, sie sollten Adam wegschaffen. »Bitte geleiten Sie Mr. Schonberg in den Wartesaal. Dort kann er warten, wenn er sich benimmt; wenn er Ihnen jedoch irgendwelche Schwierigkeiten macht, dann rufen Sie die Psychiatrische Abteilung.«

Adam hielt seine Hände hoch. »Ich werde keine Schwierigkeiten machen«, sagte er sanft. Auf keinen Fall wollte er, daß man ihm irgendwelche Beruhigungsmittel gab. Er erkannte, daß er keine Möglichkeit hatte, wenn man Dr. Vandermer selbst irgendeiner Art von Psychochirurgie unterzogen hatte, ihn von den Betrügereien Arolens zu überzeugen.

»Darf ich mit meiner Frau sprechen?« sagte er.

Dr. Vandermer blickte Adam einen Augenblick an und schüttelte dann den Kopf. »Ich glaube nicht, daß es in Jennifers Interesse ist, aber ich werde sie selbst die Entscheidung fällen lassen.«

Er öffnete die Tür zum Behandlungszimmer und trat ein. Jennifer stützte sich auf einen Ellbogen auf. »Was ist denn los?« fragte sie besorgt.

Dr. Vandermer beschrieb kurz die Szene mit Adam und endete mit Adams Bitte, mit ihr sprechen zu dürfen. »Er scheint nicht mit dem Streß Ihrer Schwangerschaft fertig geworden zu sein.«

»Nun, er hat die Lage für mich sicherlich nicht einfacher gemacht«, sagte Jennifer. »Tut mir leid, daß er Ihnen so viele Schwierigkeiten bereitet hat.«

»Sie brauchen sich nicht zu entschuldigen«, sagte Dr. Vandermer. »Ich finde nur, wir sollten jetzt weitermachen. Sie können sich mit Adam befassen, wenn wir fertig sind.«

Jennifer nickte. »Warum mußte er auch zurückkommen? Sie haben recht. Ich glaube nicht, daß ich jetzt im Augenblick mit Adam fertig werden kann. Warum machen Sie nicht einfach weiter, während ich noch in Kontrolle bin?«

Dr. Vandermer lächelte beruhigend und winkte der Schwester, wieder mit den Vorbereitungen zu beginnen. Dann kehrte er in das Vorzimmer zurück und teilte Adam mit, Jennifer werde nachher mit ihm reden.

Adam erkannte, es habe keinen Sinn, weiter zu protestieren. Wie betäubt folgte er den beiden Pflegern den Korridor hinunter.

Dr. Vandermer zog sich die OP-Kleidung wieder an und ging in den Behandlungsraum zurück. Nachdem er die Spritze aufgenommen hatte, gab er Jennifer eine lokale Anästhesie. Er wollte gerade mit dem Verfahren beginnen, als sich die Tür wieder öffnete.

»Dr. Vandermer, ich fürchte, Sie werden diesen Fall abbrechen müssen.«

Jennifer öffnete die Augen. In der Tür stand eine stämmige Frau, die in einen OP-Anzug gekleidet war. Jennifer erkannte sie nicht, wohl aber Dr. Vandermer. Es war Helen Clark, Direktorin der Operationssäle der Julian-Klinik.

»Wir haben gerade ein Unterlassungsurteil bekommen. Wir können mit Jennifer Schonbergs Abtreibung nicht fortfahren.«

»Aus welchem Grund?« fragte ein völlig erstaunter Dr. Vandermer.

»Ich kenne die Einzelheiten nicht«, sagte Mrs. Clark. »Es ist aber von einem Richter eines Obersten Gerichtshofes von New York unterzeichnet.«

Dr. Vandermer zuckte mit den Schultern und wandte sich wieder Jennifer zu.

»Machen Sie nichts Dummes«, warnte ihn Mrs. Clark. »Ein Urteil des Gerichts zu ignorieren würde uns alle in Schwierigkeiten bringen.«

»Das ist lächerlich«, sagte Dr. Vandermer. »Rechtsstreit im Operationssaal.« Dennoch nahm er seinen Gesichtsschutz und die Handschuhe ab.

A. J. Cronin

Sir Walters letzter Patient

»Sie riskieren es also doch?« seufzte Barclay.

»Ich beabsichtige, diese Operation durchzuführen.«

Sir Walter Selby hielt inne und fügte mit Ironie, die vernichtend klingen sollte, hinzu: »Sie sind noch immer mein Assistent. Wenn Sie wünschen, können Sie mir assistieren.«

Aber Barclay war nicht vernichtet. »Danke«, sagte er. »Sehr gerne. Der Fall ist so interessant.«

Sie blickten einander an. Dann ging Selby in das kleine Ankleidezimmer gegenüber dem Narkoseraum. Barclay folgte ihm. Indes kreischte Nr. 16, bei der eben die Narkose zu wirken begann, mit brüchiger, aber doch hoher Stimme. Im Vorraum legte Sir Walter den weißen Kittel ab und hängte ihn an einen Haken. Barclay aber legte Rock und Weste ab, riß sich Kragen und Krawatte auf und warf sie auf einen Stuhl. Jetzt zeigte sich, daß er rote Hosenträger trug. Grellrote Hosenträger! Selbys steife Lippen verzogen sich. Hatte der Mann denn keine Spur von Geschmack? Und keinen Sinn für Schicklichkeit, daß er sich so die Kleider vom Leib riß? Er, Selby, hielt wenigstens die Tradition aufrecht, daß ein Gentleman nie ohne Kragen geht.

»Höchst ungewöhnlich, dieser Fall, wissen Sie«, sagte Barclay. »Junge Patientin, lokalisierte Läsion, jegliche Aussicht auf radikale Heilung.«

»Ich bin über die Natur des Falls im Bilde«, sagte Selby kurz. Er war wieder der alte.

»Ich glaube, daß hier, wie so oft, nur Dekompression helfen kann«, fuhr Barclay fort.

»Das ist meine Ansicht.« Selby sagte weiter nichts. Es gab nichts zu sagen. Und als er schweigend die Ärmel aufgerollt hatte, gingen sie in den Operationssaal, begannen sich in den breiten, porzellanenen Becken zu waschen.

Das war ein sonderbarer Raum; hoch, glatt gekachelt, streng, so überheizt, daß die Luft heißem Atem glich. Dennoch war er von eisiger, durchsichtiger Helle, denn die ganze eine Seite bestand aus doppeltem Glas und ließ selbst an diesem trüben Februartag eine überraschende Fülle opalisierenden Lichtes ein, das dem Saal ein gleichzeitig unirdisches und auch ätherisches Aussehen verlieh. An der anderen Wand dampfte eine Reihe von Sterilisatoren, während an der dritten Wand zwei eingebaute lange Glasschränke mit Instrumenten gleichmäßig funkelten. Es gab keine Kanten; selbst die Wände trafen den Fliesenboden in einer sanften Krümmung, so daß sich nicht der geringste Staub ansammeln konnte. In der Mitte des Raumes stand eine glänzende, metallene Maschinerie mit Rädern, Hebeln, Zahnrädern – aus Höflichkeit Tisch genannt – und rund um diesen Tisch angeordnet ein Verbandtisch, ein tragbarer Irrigationsstand, ein Tischchen mit vier Becken, die farbige Flüssigkeiten enthielten – gelblich, orange, grün und blau –, noch ein Instrumententisch, ein kleiner, weiß emaillierter Schemel. An der Decke hing eine schirmlose, kompliziert konstruierte Lampe mit Netz.

Neben dem Verbandtisch stand die Operationsschwester, die mit gleichmütiger Miene sachkundig ihr Instrumententablett ordnete. Zwei andere Schwestern machten sich unaufdringlich im Hintergrund zu schaffen.

»Den Mantel, bitte«, sagte Selby, der sich lässig die Hände in dem dampfenden Schaum abspülte.

»Jawohl, Sir.« Die erste Schwester trat zu ihm, ohne Überraschung zu zeigen. Dennoch war es gar nicht Selbys Art, eine Handreichung zu fordern. Und nun berührte ihn die Erkenntnis dieser Tatsache mit neuer schmerzlicher Verwirrung. Von Anfang an war er an diesem Morgen nicht er selbst gewesen. Er wußte das, er fühlte es jetzt – sein Puls ging schneller, als es sein durfte; der Mantel schien um den Hals zu eng zu sein. Die Hände waren feucht, als er sie in die dünnen Gummihandschuhe zwängte.

Aus dem Augenwinkel beobachtete er Barclay, der roten, gleichmütigen Gesichtes rasch die Handschuhe anlegte. Etwas stieg dem Chef in der Kehle auf – ein wilder Impuls, den Erfolg zu erzwingen. Er wollte es Barclay schon zeigen, der Teufel hole den Kerl! Ja, er wollte es ihnen allen zeigen, daß er Selby war, Sir Walter Selby, jener Selby, der vor zwanzig Jahren bei einem Mitglied des Königshauses zum Konsilium berufen worden war.

Seine Augen schmerzten, als die Doppeltür aufging und Nr. 16 zwischen Preston und Miss Fanshawe in den Saal gerollt wurde. Das blasse, junge Ding röchelte schwer, endlich aufgelöst in jenes Dunkel, das sie gefürchtet hatte, in jenes Dunkel, aus dem sie vielleicht nicht mehr erwachte.

Selby betrachtete sie mit angespannter Aufmerksamkeit, als man sie auf den Tisch hob und den Verband von ihrem Kopf löste. Ihr Name? Er kannte nicht einmal ihren Namen. Sie war eine Nummer, eine Einheit, ein Nichts, eine Frau ohne Bedeutung. Aber für ihn plötzlich belangreich geworden, eine Gestalt von erschreckender Wichtigkeit, der Pfeiler, auf den sich der ganze Bau seiner Stellung stützte.

Wie im Traum sah er, daß die Abteilungsschwester unter das Leinen griff, um den Puls der Patientin zu kontrollieren. Der zweite Assistent, der neben ihr auf dem Schemel saß, machte sich mit dem Anästhetikum zu schaffen. Selbys Gedanken jagten zurück wie losgelassene Jagdhunde. In alten Zeiten war es Chloroform gewesen, das man auf die offene Maske träufelte. Er hatte das immer geliebt. Da gab es kein läppisches Beiwerk von Rohren und Ventilen.

Neben ihm hustete jemand leise. Beim Verbandtisch stand die Operationsschwester, deren behandschuhte Hand auf dem Instrumentenkasten lag. Hinter ihr standen die Schwestern, noch immer gelassen und unaufdringlich.

»Nun!« sagte ihm Barclay ruhig ins Ohr.

Selby fuhr zusammen. Man beobachtete ihn; man wartete. Es war Zeit zu beginnen. Mit furchtbarer Mühe sammelte er sich, trat ans Kopfende des Tisches und blieb einen Augenblick regungslos stehen. Dann streckte er die Hand aus. Die Operationsschwester reichte ihm ein Skalpell. Nun kam der Augenblick: ein Augenblick unerklärlicher Anspannung. Aber warum war das so? Warum? Er war doch kein Rekrut, kein Anfänger, er war Selby, der Fachmann, der Mann von Ruf und großer Erfahrung. Er war auch nicht alt. Mit sechzig ist man noch nicht erledigt. Die Leute mochten sagen, was sie wollten; er stand noch immer in der Blüte.

Der Zorn stachelte ihn zu plötzlicher Tätigkeit. Seine Finger bewegten sich, und der erste saubere Einschnitt des Messers teilte die gelbliche Haut zu einem rötlichen Schlitz. Barclay, der neben ihm stand, drückte zart einen Tupfer in die Wunde. Es hatte begonnen.

Die Sterilisatoren dampften und gurgelten; Sauerstoffblasen stiegen unaufhörlich auf; dieses Geräusch mengte sich mit dem mühseligen Röcheln der Patientin. Wilde Spannung straffte Selby. Er trepanierte nun, und das dünne Scharren von Stahl auf Knochen zerkratzte die Luft – es war eine exakte Perforation. Selby war immer berühmt gewesen wegen der Präzision seiner Arbeit. Zu sagen, daß er im Abstieg war – welch niedrige Verleumdung! Zudem ging die Sache gut vonstatten; genau abgemessen und ohne Eile. Die Leute mochten nur sagen, er arbeite langsam; als alter, erfahrener Fachmann kannte er den unvergleichlichen Vorzug, nichts zu riskieren.

Ausgezeichnet! Er war jetzt durch die Hirnhaut gelangt und kam tiefer, seiner selbst sicherer denn je. Und Barclay? Selby begann in seiner gehobenen Stimmung eine gewisse verstohlene Sympathie für Barclay zu hegen, ein Mitleid mit dessen Unbehagen. Barclays derbe Art war seine schlechteste Seite; im Grunde mochte er ein ganz anständiger Bursche sein.

Ja! Das war wie Wein: diese glorreiche Erheiterung, dieses süße Bewußtsein des Könnens. Endlich! Jetzt war er durchgekommen, jetzt lag der Sitz des Übels offen, ein Tumor, harmlos. Selby verlangte: »Tupfer, bitte!«

Ja, das war es, lokalisiert, jedem Irrtum entrückt, ein Teil dieses lebenden, pulsierenden Gehirns, das jetzt dem Blick offen lag, offen den vorsichtig tastenden Fingern. Lokalisiert – das hatte Selby gewußt. Aber wie tief das Übel ging, wie weit es sich ausbreitete! Oh, schrecklich weit! Plötzlich traten auf Selbys Stirn winzige Schweißperlen, eine jähe Kälte lief ihm den Rücken hinab.

Es war eine furchtbare Aufgabe, viel furchtbarer, als er erwartet hatte. Jetzt lag sie so deutlich vor ihm, so vernichtend deutlich, und zwei Wege standen ihm offen, wie Barclay erklärt hatte – sich zurückzuziehen oder weiterzuschreiten. Sich zurückziehen, den Dingen ihren Lauf lassen, eine bloße Ventilation durchführen, die lediglich Linderung bedeuten konnte. Oder weiterschreiten auf einem gefährlichen Weg, das Übel für alle Zeiten ausmerzen.

Er wollte weiterarbeiten. Das war natürlich, war der Weg des Mutes und des Ruhmes! Zuerst aber noch einen Tupfer. Nun mußte er untersuchen. Er mußte Zeit haben, das Ding hier anzusehen. Was machte das Ticken der Sekunden aus, was der gurgelnde Sauerstoff, was das schwere Röcheln: Man mußte zuerst überlegen, was man tat. Zeit – Zeit!

Irgendwie verwischten sich die Dinge. Verzweifelt trachtete er, diesen Nebel zu durchdringen, seinen Blick klar zu machen und scharf. Er mußte ruhig denken. Angenommen, er versuchte das große Wagnis und es scheiterte? Dann war es aus mit Nr. 16, vorbei. Doch das hätte nichts zu bedeuten. Nichts. Mit ihm selbst wäre es dann aus, das wußte er, aus wäre es mit seiner Abteilung, mit seiner Stellung, aus mit allem, was ihm Freude und Farbe des Daseins bedeutete.

Noch ein Tupfer. Barclay war so rasch damit bei der Hand – viel zu rasch. Noch immer tickten die Sekunden, fielen in Tropfen herab, hartnäckig, als ob Lebenssaft verrieselte. Schwäche, furchtbare Ohnmacht durchliefen seinen Körper; das war wie ein Krampf. Seine Knie knickten ein; er schauerte zusammen. Unmöglich, ganz und gar unmöglich, das gefährliche Experiment zu versuchen. Man konnte ihm keinen Vorwurf machen, wenn er diesen Versuch unterließ. Sichergehen! Das war seine kluge Taktik. Immer sichergehen. In seinem seelischen Wirrsal fühlte er, wie er dem unwiderruflichen Entschluß zutrieb; steif bewegten sich seine Finger, er begann nun bewußt, sich von dem Sitz des Übels zurückzuziehen. Er zögerte. Er wollte bloß die Dekompression durchführen.

Und Barclay half ihm, preßte noch einen Tupfer in die leicht nässende Wunde. So war es leichter und besser, denn Selby wußte, daß er mit Barclays Hilfe sicherging. Ein Zusammenbruch, wie furchtbar wäre das gewesen. Ein Zusammenbruch? Nein! So ging es leichter und besser!

Aber half Barclay denn? Barclays Hand schob sich jetzt vor die Selbys. Barclays behandschuhter Finger mengte sich jetzt – unglaublich! – ein, untersuchte die Höhlung, und Barclays Stimme flüsterte jetzt plötzlich, fast unhörbar, nahe am Ohr des Chefs: »Wir werden es versuchen.«

Eine furchtbare Erkenntnis durchdrang Selby, grauenhaft deutlich: Er wußte instinktiv, was geschehen war. Jetzt bewegten sie sich vor ihm, Barclays Hände, vergrößert, verzerrt, den verzagten Blick bannend. Selby wollte etwas rufen, wollte protestieren, die verdammten Hände, die sich einmengten, fortstoßen. Aber er konnte es nicht, hätte es nicht tun können, und wenn es um sein Leben gegangen wäre!

Er stand still, kraftlos, verwirrt. Seine erschreckten Augen blickten ungläubig drein, Spiegel seiner Verblüffung, seiner Verzweiflung. Aber er wußte jetzt alles, wußte es unwiderruflich. Wie grotesk: die augenblickliche Mitarbeit! Es war der Zusammenbruch! Und Barclay – der nahm ihm jetzt den Fall aus der Hand.

»Tupfer!« flüsterte Barclay leise und ausdruckslos. Selby gehorchte verwirrt. Sein Gesicht schien ihm kalt und steif, seine Hand erstarrt, sein Körper angeschwollen, erschöpft. Aufs äußerste gedemütigt, aber von einer furchtbaren Faszination gezwungen, begann er zu beobachten, dann allmählich zu helfen. Und langsam erwachte in ihm ein Instinkt, gleichzeitig kalt und fieberheiß. Es wird ihm nicht gelingen, dachte er bitter und heftig. Nein! Es ist Tollheit, das zu versuchen. Es muß ihm hoffnungslos mißglücken. Sie wird nie durchkommen. Es ist das Ende seiner Karriere. Sein Ende ist es, nicht meines!

Ungestüm, in ungeduldiger Feindseligkeit, sehnte er Barclays Mißerfolg herbei. Und dann begann er wider Willen die Gewandtheit, die unbestreitbar blendende Art, wie Barclay arbeitete, zu beobachten, zu bewundern. Wie sicher der Mann war! Und wie rasch das ging! Ohne gemessene Feierlichkeit! Barclay schien dahinzujagen, schien Kraft auszuströmen, seine Gestalt war mit Energie gleichsam geladen, die Hand, die man kaum sehen konnte, zart und kräftig, das rote Gesicht verbissen, angespannt.

Und jagende Hast tat not. Nr. 16 befand sich in einem verzweifelten Zustand. Ihre Reserven waren erschöpft. Daran konnte man nicht zweifeln. Ein Wettrennen war es zwischen

Barclays Hand und diesem röchelnden Atem; ein seltsamer Wettstreit, wer wohl zuerst aufhörte. Und aus Barclays Gesicht sprach der leidenschaftliche Entschluß, in diesem Wettstreit zu siegen. Das war der Grund für seine Hast. Hast war es gewiß, jagende Hast; seine Finger bewegten sich exakt und rasch...

Nun schloß er die Wunde. Er hatte die Operation beendet. Selby zuckte zusammen. Ja, es war so; Barclay hatte die Operation beendet, vor der er, Selby, zurückgeschreckt war. Jetzt war es vorbei. Der endgültige Verband saß fest. Er hatte es geschafft – Barclay hatte es geschafft!

Wieder schien es Selby, als stünde die Zeit still. Nun schoben sie Nr. 16 aus dem Operationssaal; der Atem der Patientin ging ruhiger, ihre Farbe schien irgendwie besser zu sein. Es bestand die Möglichkeit, daß sie davonkam. Welcher Sieg, dachte Selby stumpf, welch ein Sieg – für Barclay! Er fuhr zusammen; er mußte etwas tun, er konnte nicht wie versteinert hier stehen bleiben, besiegt, dumm. Steif reckte er sich auf, zog hastig die Handschuhe ab, begann sich zu waschen. Das tiefe Schweigen im Saal bedrückte ihn gleich einer körperlichen Last. Alle hatten es gesehen, alle wußten es jetzt.

Verstohlen blickte er zu dem nächsten Waschbecken hin, an dem Barclay sich Hände und Arme wusch. Und plötzlich hegte Selby den Wunsch, der andere möge das Wort an ihn richten. Aber Barclay, der sich mit einem Handtuch abrieb, war still, ruhig, in Gedanken versunken. Von unerträglicher Trauer befallen, wusch sich Selby fertig und ging mit Barclay aus dem Saal, so wie er hereingekommen war – schweigend.

Dann im Verbandzimmer blickte Barclay ihn sonderbar verlegen an. »Es tut mir leid – verzeihen Sie«, sagte er. »Aber ich mußte es tun, irgend etwas kam über mich.« Er fügte hinzu: »Ich habe schon früher gesagt, daß ich das Feld räume, und das will ich jetzt tun. Ich trete aus.«

Die Hand des Chefs zitterte leicht, als er den Rock anlegte; er wandte das Gesicht ab. »Sie brauchen sich nicht zu entschuldigen und noch weniger auszutreten. Sie wissen, daß das ein Zusammenbruch war, und auch ich weiß es.«

Impulsiv wollte Barclay sprechen, dann hielt er sich zurück, als ob sich in der Tat nichts mehr sagen ließe. »Ich glaube«, sagte Selby, »ich glaube, ich werde einen Urlaub antreten.«

Barclay kniff die blauen Augen mitfühlend zusammen, sagte aber wieder nichts. Für einen, der »kein richtiger Gentleman« war, verriet er durch dieses Schweigen unendlichen Takt.

»Ich denke«, sagte Sir Walter, »ich denke, vielleicht gehe ich nach Griechenland. Die Archäologie hat mich immer interessiert, wissen Sie.« Unvermittelt schlug ihm die Stimme um. Rings um ihn schien die Luft zu erschauern. Kaum zu glauben: Ein schluchzender Laut kam schmerzhaft über seine Lippen.

»Großer Gott, Mensch!« sagte Barclay, der einen Schritt vorwärts machte. »Es tut mir abscheulich leid. Warum haben Sie mich's nicht von Anfang an machen lassen?«

Selby warf den Kopf zurück, in einer kläglichen Anstrengung, seine Ruhe wiederzufinden. »Ich möchte«, sagte er mit erstickender Stimme, »ich... möchte Ihnen... zu einer ganz... ganz hervorragenden Leistung gratulieren.«

Tief bewegt biß sich Barclay die Lippen, ballte die Fäuste. »Bleiben Sie doch noch eine Zeit hier«, sagte er. »Nehmen Sie den Erfolg auf Ihr Konto. Mir ist das gleichgültig. Ich werde die Fälle übernehmen, die Sie nicht haben wollen. Behalten Sie ruhig Ihre Stelle.«

Selby schüttelte den Kopf. »Das wohl kaum«, seufzte er. Jetzt war seine Kehle so zugeschnürt, daß er nicht sprechen konnte, aber in einem plötzlichen Impuls streckte er die Hand aus. Man hatte eben seinen Kodex; jetzt war man vielleicht kein Chirurg mehr, aber immer – immer Gentleman.

Dann wandte er sich, das Kinn hochreckend, um und ging mit sonderbar dumpf klingenden Schritten aus dem Zimmer.

Marie Louise Fischer

Wettlauf mit der Zeit

Robert König, ein hochintelligenter junger Mann, war vor einem Jahr zum erstenmal in die neuro-chirurgische Klinik eingeliefert worden, mit Sprachstörungen und geringen Lähmungszeichen. Die Untersuchung ergab einen rechtsseitigen, nicht mehr gutartigen Schläfenlappentumor. Er wurde operiert, es trat auch eine Besserung ein, aber nur für einige Monate. Trotz seiner Krankheit besuchte Robert König ein Musikkonservatorium, wo er als Meisterschüler galt. Vor einer Woche nun war er wieder eingeliefert worden, weil sich sein Zustand entscheidend verschlechtert hatte.

Die sofort vorgenommenen Röntgenaufnahmen zeigten deutlich, daß der Tumor erneut gewachsen war. Eine Operation mit Kobalt 60 erwies sich als unumgänglich.

An Professor Hornstein war es, dem sensiblen Patienten die schlechte Nachricht zu eröffnen.

Jeder Neuro-Chirurg wird immer wieder vor die sehr unangenehme und schwierige Pflicht gestellt, seinen Patienten und deren Angehörigen reinen Wein über das Krankheitsbild, das sich aus der Untersuchung ergeben hat, einzuschenken. Er darf nur dann operieren, wenn der Patient selber oder, falls er dazu nicht mehr in der Lage ist, seine Angehörigen einer Operation zustimmen. Wenn es sich um ein Aneurysma, eine Gefäßgeschwulst, handelt oder um einen gutartigen Tumor, wenn der Arzt dem Patienten völlige Heilung durch die Operation versprechen kann, läßt sich diese Aufgabe nicht allzu schwer lösen. Aber gerade in eine neuro-chirurgische Klinik werden immer wieder Menschen eingeliefert, die keine Vorstellung von der tödlichen Krankheit haben, an der sie leiden, und die die volle Wahrheit auch nicht begreifen wollen.

Als Professor Hornstein noch nach Worten suchte, um dem jungen Mann das niederschmetternde Untersuchungsergebnis mitzuteilen, kam ihm der Patient selbst zu Hilfe.

Sachlich, ohne jede Regung im bleichen, abgemagerten Gesicht, fragte er: »Der Tumor ist wieder gewachsen, Herr Professor?«

»Ja. Leider.«

»Ich – ich habe es eigentlich nicht anders erwartet. Was nun?«

»Das einzige, was wir tun können – eine neue Operation.«

»Was versprechen Sie sich davon?«

»Ich will Ihnen nichts vormachen. Wir beide wissen, daß es sich um einen bösartigen Tumor handelt. Immerhin – wir könnten den Krankheitsprozeß aufhalten.«

»Wollen Sie versuchen, das Ding da«, der junge Mann zeigte mit einem schwachen Lächeln auf seinen Kopf, »herauszuschneiden?«

»Soweit das möglich ist. Aber zusätzlich möchte ich bestrahlen. Kobaltperlen. Wir haben mit Kobalt gute Erfahrungen gemacht. Sie wissen: Das radioaktive Kobalt bewirkt, daß die Krebszellen zerfallen.«

»Aber nicht ganz – ich bin ziemlich genau im Bilde«, sagte der junge Mann.

»Nicht ganz«, gab der Professor zu. »Aber ich kann Ihnen merkbare Erleichterung versprechen.«

»Für wie lange?«

»Wenn wir ein klein wenig Glück haben – für einige Jahre.«

»Einige Jahre sind eine lange Zeit, Herr Professor, wenn man gewohnt ist, jeden Tag als ein Geschenk hinzunehmen. Und – was dann?«

Professor Hornstein zuckte mit den Achseln. »Dann können wir es ja noch einmal versuchen.«

»Na – das sind ja blendende Aussichten.« Robert König lachte wieder sein leises, ein klein wenig wehmütiges Lächeln. »Machen Sie doch nicht so ein Gesicht, Herr Professor! Als ich bei Ihnen eingeliefert wurde, war ich darauf gefaßt, daß es zu Ende sei. Sie haben mir sehr viel gegeben. Wann operieren Sie?«

»Übermorgen«, sagte der Professor. Und als er schon in der Tür stand, drehte er sich noch einmal um: »Sie sind sehr tapfer, Robert. Ich möchte nur wissen, woher Sie diese Kraft nehmen.«

Unmenschlich, diese Selbstbeherrschung, dachte er draußen betroffen, fast beschämt. Dieser junge Mann wird mitten aus dem Leben gerissen, er weiß es, und er trägt es beinahe gelassen...

Am Freitag, Punkt sieben Uhr früh, war alles für die Operation vorbereitet. Professor Hornstein ließ sich von Dr. Fröhlich assistieren. Sobald das rote Licht über dem Operationssaal aufleuchtete und die Operation anlief, ging Dr. Westhaus zum Telefon und wählte die Nummer der Städtischen Krankenanstalten. Er verlangte eine Verbindung mit dem Chirurgen Dr. Berger, der auf diesen Anruf schon gewartet zu haben schien und sofort an den Apparat kam.

»Wir fangen an«, sagte Dr. Westhaus kurz.

»Gut. Ich fahre sofort los.«

Dr. Westhaus zündete sich eine Zigarette an und trat auf den überdachten Vorplatz hinaus. Er sah auf die Uhr.

Drei nach sieben. In spätestens zwanzig Minuten mußte Dr. Berger mit der schweren Bleikassette, in der die radioaktiven Kobaltperlen verwahrt wurden, da sein.

Die neuro-chirurgische Klinik selber hatte keinen Raum, in dem radioaktive Stoffe ohne Gefährdung für die Insassen aufbewahrt werden konnten. Der Ausbau eines solchen Raumes, aber auch der Erwerb der radioaktiven Elemente überschritt die finanziellen Möglichkeiten des Professors.

Oberarzt Dr. Westhaus hätte gewünscht, daß es anders wäre. Die Warterei hier ging ihm auf die Nerven. Er selber durfte heute Professor Hornstein nicht assistieren, weil bei Operationen mit radioaktivem Kobalt das Ärzteteam alle zehn Minuten abgelöst werden mußte. Sie pflegten zwar mit dicken Bleischürzen unter den weißen Kitteln zu arbeiten, aber ihre Hände blieben ungeschützt, weil sie sonst die sehr diffizilen Griffe nicht hätten ausführen können.

Sobald Dr. Berger mit dem Kobalt kam, würde er Dr. Fröhlich ersetzen. Zehn Minuten später würde er, Dr. Westhaus, den Operateur Professor Hornstein ablösen, jetzt würde ihm wieder Dr. Fröhlich assistieren. Wenn die Operation nach diesen weiteren zehn Minuten nicht beendet war, würden abermals Professor Hornstein und Dr. Berger an die Reihe kommen.

Westhaus hielt das untätige Herumstehen schon nach zehn Minuten nicht mehr aus. Er warf die Zigarette weg, drückte sie mit dem Schuh aus und lief die Auffahrt hinunter zur Straße.

Es war sehr kalt geworden, und er fröstelte ohne Mantel. Der Schneematsch auf den Straßen war über Nacht spiegelglatt geworden.

Zwanzig nach sieben.

Jetzt war der Professor oben sicherlich dabei, die Schädeldecke des Patienten aufzubohren. Es würde sich nur noch um einige Minuten handeln, bis er durch war.

Dr. Berger in seinem kleinen, blauen Auto mußte jeden Augenblick auftauchen.

Hatte Wolff es eigentlich wirklich ernst gemeint, als er sagte, Eva, Dr. Eva Hochhoff, liebe Westhaus? Unsinn! Sie waren Kollegen, sie verstanden sich sehr gut, sie sah in ihm nichts weiter als ihren Oberarzt, und sie war bestrebt, mit ihm gut zusammenzuarbeiten. Aber – Liebe? Diesmal hatte Wolff vorbeigeschossen.

Wo, zum Teufel, blieb nur Dr. Berger, er war schon mindestens fünf Minuten überfällig!

Plötzlich überfiel Dr. Westhaus Panik. Wenn etwas passiert war, wenn Dr. Berger aufgehalten worden war – um Himmels willen! Oben lag der Patient mit geöffnetem Schädel, dieser tapfere Junge, dessen einzige Chance, noch ein paar Jahre zu leben, die Behandlung mit Kobalt war. Wenn Dr. Berger mit der Kassette nicht rechtzeitig eintraf, war die Operation umsonst, eine zweite würde er nicht mehr überstehen!

Dr. Westhaus rannte zurück, in die Pförtnerloge, wählte noch einmal die Nummer der Städtischen Krankenanstalten.

»Dr. Berger?« fragte die Stimme einer Schwester erstaunt. »Er ist doch gleich nach Ihrem Anruf abgefahren, Herr Doktor... ja, wie immer. Er müßte doch schon dort sein!«

Dr. Westhaus legte den Hörer auf die Gabel. »Ich brauche sofort ein Fahrzeug... irgendeines!« rief er dem Pförtner zu, der ihn erstaunt ansah. »Wer kann mir schnell seinen Wagen geben?«

»Wagen?« fragte der alte Mann gedehnt. »Ja, wenn...«

»Los, los! Auto oder Motorrad. Ist mir gleich. Nur schnell!«

Wo der Pförtner für Dr. Westhaus auf der Stelle ein Auto herbeizaubern sollte, schien ihm eine unlösbare Aufgabe. »Aber mein Motorrad können Sie haben, wenn es so eilig ist. Ich weiß bloß nicht, ob Sie damit auch fahren können, es ist nämlich schon recht alt, und im ersten Gang...«

»Geben Sie mir den Schlüssel! Wo steht es?«

»Haben Sie auch einen Führerschein, Herr Doktor?«

»Lassen Sie mich mit Ihrem Gequassel in Ruhe!« schrie Oberarzt Dr. Westhaus den Pförtner an. »Oben läuft die Operation, und wenn das Kobalt nicht zur rechten Zeit hier ist, geht uns der Patient drauf! Natürlich habe ich einen Führerschein!«

»Ja, wenn das so ist…«

Der Pförtner fischte in der Hosentasche nach dem Schlüssel und gab ihn dem Oberarzt.

Es war an die zehn Jahre her, seit er zuletzt Motorrad gefahren war. Er hatte Mühe, das alte Vehikel in Gang zu bringen. Einige Sekunden fühlte er sich auf den zwei Rädern sehr unsicher, zumal die Straße spiegelblank war, aber dann fand er sich besser zurecht, als er befürchtet hatte.

Die Ampel nach der Omnibushaltestelle wechselte von Grün auf Gelb, und er wischte gerade noch vor Rot durch.

Scharfe Kurve rechts.

Es ging eben noch gut, denn von hier ab war die Straße zum Glück gestreut. Eine Stimme rief etwas hinter ihm her. Er kümmerte sich nicht darum. Leichte Kurve links, die Straße war breit und führte in sanften Windungen bergab. Er überholte zwei, drei, vier, fünf sehr vorsichtig fahrende Autos. Dann weg von der großen Straße, scharf links in die Abkürzung, die Dr. Berger immer nahm.

Dieses Wegestück war nicht gestreut. Es lag wie ausgestorben da an diesem frühen Morgen.

Und dann sah er Dr. Bergers Wagen…

Im OP-Raum stieg die Nervosität von Minute zu Minute. Um zwanzig nach sieben hatte Professor Hornstein die Hirnhaut durchtrennt. Sieben Minuten später hatte er den Tumor freigelegt und begann ihn jetzt, soweit das technisch möglich war, zu entfernen.

»Ist Dr. Berger noch nicht hier mit dem Kobalt?« fragte der Professor. Seine Stimme klang ungeduldig.

Die Schwester im Hintergrund, die bei jeder Operation bereit stand, um einzuspringen, wenn es not tat, lief aus dem OP-Raum. Nach wenigen Augenblicken kam sie zurück.

»Dr. Westhaus ist eben weggefahren…«

»Ich habe nach Dr. Berger gefragt!« polterte der Professor los. »Hier – eine Klammer, Fröhlich! Verdammt noch mal, schlafen Sie? Also, was ist?«

»Dr. Berger ist noch nicht da«, sagte die Schwester eingeschüchtert. »Herr Oberarzt ist ihm entgegengefahren.«

»Auch das noch! Puls?«

»Zweiundsechzig«, sagte Dr. Eva Hochhoff.

»Blutdruck?«

»Fünfundneunzig.«

Die Stirn des Patienten war hoch und wachsbleich.

Es ist etwas passiert, und wenn das Kobalt nicht rechtzeitig... dachte Eva, wenn er nicht rechtzeitig da ist... ich darf nicht daran denken! Und gleichzeitig dachte sie: Carl Westhaus ist losgefahren... Wenn ihm auch etwas passiert... Es war die Angst, die plötzlich in ihr aufwallte, ganz sinnlos, und dann blieb nur der Gedanke zurück: Ich habe ja Angst um ihn! Sie lächelte. Aber sie wurde gleich wieder ernst.

»Das hat uns noch gefehlt!« sagte der Professor vor sich hin. Auf seiner Stirn standen dicke Schweißtropfen. Seine Brille beschlug leicht, er richtete sich auf, bellte: »Brille!«

Die Schwester nahm sie ihm ab, wischte sie trocken, setzte sie ihm wieder auf. Dr. Fröhlich warf einen kurzen Blick hinüber zu Eva. Im OP-Raum war es so still, daß man die große Wanduhr ticken hörte.

Dr. Westhaus bremste neben dem umgestürzten blauen Wagen so scharf, daß er sich einmal auf der Stelle drehte. Er stieg ab, schob das Motorrad an den Straßenrand und lief ein paar Schritte zurück.

Im ersten Augenblick glaubte er, daß Dr. Berger zumindest schwer verletzt sein mußte. Dann sah er jedoch durch ein Seitenfenster Dr. Bergers lange Beine zappeln. Der Anblick war so komisch, daß Dr. Westhaus beinahe laut aufgelacht hätte.

Er trommelte gegen die Scheibe. »Berger – ist Ihnen was passiert?«

»Zum Teufel – ich will raus!« Dr. Bergers Stimme klang gedämpft. »Diese verfluchte Tür – hat sich verklemmt – na, helfen Sie schon!«

Dr. Westhaus packte den Griff, stemmte sich mit dem Bein gegen den Wagen und versuchte mit aller Kraft die Tür aufzureißen. »Hoffentlich fliegt die Kiste nicht in die Luft!« hörte er Bergers Stimme, dann das Geräusch berstenden Blechs, die Tür flog auf.

»Schnell!«

Westhaus packte Dr. Berger an den Beinen und zog ihn ächzend heraus.

»Danke, Herr Kollege«, sagte Berger, als er schließlich neben seinem umgestürzten Auto auf dem Gesäß landete. Über seine Stirn lief eine leicht blutende Schramme.

»Verletzt?«

»Das fehlte noch!« Dr. Berger sprang auf, bewegte die Arme, drehte den Rumpf, hob und senkte das Kinn und legte den Kopf links und rechts auf die Schulter. »Alles klar! Menschenskind, eine tolle Sache, was? Das kommt davon, wenn man es bei Glatteis eilig hat – mein armes Auto!«

»Wo ist das Zeug?«

»Was für ein Zeug?«

»Kobalt.«

»Ach so. Na klar. Hinten im Wagen.«

Dr. Westhaus schob den Koffer weg, kroch hinein. Die Bleikassette lag auf dem Innendach. Es war nicht sehr schwierig, sie herauszuholen. »Los, kommen Sie! Wir müssen uns beeilen.«

»Und mein Wagen, den ich noch nicht mal ganz abbezahlt habe?«

»Den stiehlt Ihnen bestimmt keiner, lassen Sie ihn liegen bis nach der Operation und steigen Sie hinten auf. Die Kassette müssen Sie auf den Knien halten!« Dr. Westhaus ließ bereits das Motorrad an. »Wir müssen so schnell wie möglich zur Klinik. Fallen Sie mir um Himmels willen nicht runter! Fertig?«

»Los, fertig!« rief Dr. Berger.

Das Tumorbett lag frei. Jetzt galt es nur noch, die Kobaltperlen hineinzulegen.

Wo blieben nur Dr. Berger und der Oberarzt?

»Sie werden sicher... jeden Moment...«, sagte Dr. Fröhlich, ohne aufzusehen, als fürchtete er sich davor, dem Professor in die Augen zu blicken.

»Was heißt hier... jeden Moment? Los, sehen Sie nach!«

Schwester Gerda verschwand abermals aus dem Operationssaal.

»Sollen wir – schließen?« fragte Dr. Fröhlich.

»Nicht, solange wir nichts Genaues wissen.«

Dr. Eva Hochhoff begriff. Die Operation würde nun länger dauern. Sie mußte die Narkose vertiefen. Zum zehntenmal prüfte sie den Kreislauf des Patienten. »Puls wird schwach«, sagte sie beunruhigt.

Behutsam drehte sie ein Ventil des Narkoseapparates zu, öffnete ein anderes, gab mehr Sauerstoff, um Herz und Kreislauf zu unterstützen.

Aber keine Wirkung war zu spüren. Und schließlich meldete sie: »Puls nicht mehr tastbar.«

»Verdammt...!« murmelte Professor Hornstein und sah Eva an, die keine Sekunde die Nerven verlor. Sie injizierte ein starkes Herzmittel, gab noch mehr Sauerstoff, nahm den Atembeutel am Narkosegerät und preßte ihn rhythmisch zusammen. Mit unendlicher Erleichterung stellte sie schließlich fest, daß die natürliche Atmung wieder einsetzte.

»In Ordnung.«

»Können wir noch warten?« fragte der Professor.

Eva nickte.

»Na schön. Riskieren wir es.«

Die Wartenden schwiegen, lauschten auf den elektrischen Sauger, den Dr. Fröhlich betätigte und dessen Geräusch fremd und überlaut den Raum erfüllte. Die Hitze, die die grellen Lampen über dem Operationstisch ausströmten, wurde immer drükkender.

Drei Minuten – fünf – sechs.

»Ich fürchte, es hat keinen Zweck mehr. Weiß der Teufel, was draußen passiert ist. Wir müssen zumachen.« Die Worte des Professors fielen schwer in die Stille. Ein Todesurteil.

In diesem Augenblick wurde die Tür aufgerissen. Dr. Westhaus, die Bleikassette mit den radioaktiven Kobaltperlen in den Händen, stürzte herein. Hinter ihm erschien Dr. Berger, die Schramme auf der Stirn dick verschorft.

»Na endlich!« Die Stimme des Professors klang fast jubelnd. Seine Augen leuchteten. Vergessen waren in diesem Moment alle Gegensätze zwischen ihm und seinem Oberarzt, es war genauso wie früher, als sich aus ihrer Zusammenarbeit langsam eine tiefe Freundschaft und Zuneigung entwickelt hatte. Und während Dr. Westhaus die Bleikassette öffnete und der Professor die auf einer Schnur aufgereihten Kobaltperlen herausholte, sagte er: »Was war denn los, Westhaus? Wir wollten gerade zumachen.«

»Glatteis«, sagte Dr. Westhaus. Er lächelte Eva zu, die ihn mit großen, fragenden Augen ansah.

»Mein neues Auto ist hin...«, murmelte Dr. Berger.

»Seien Sie froh, daß *Sie* nichts abbekommen haben«, sagte der Professor.

»Wie geht es ihm?« Dr. Westhaus deutete auf den Patienten.

»Schock«, sagte Dr. Fröhlich. »Aber die Kollegin hat es prima hingekriegt.«

»Machen Sie sich fertig, Berger«, befahl der Professor. »Oder schaffen Sie's nicht?«

»Natürlich, Herr Professor.« Dr. Berger war sofort sachlich. Er ging hinaus in den Waschraum.

Als nach zehn Minuten Oberarzt Dr. Westhaus wieder in den OP-Raum trat, um die Arbeit zu übernehmen, schüttelte der Professor den Kopf. »Nicht mehr nötig, Kollege. Eben fertig geworden.« Er zog den Mundschutz weg. Sein Gesicht zeigte deutliche Spuren der überstandenen Nervenbelastung. »Übrigens haben Sie das sehr gut gemacht, Westhaus. Wo haben Sie diesen Unglücksraben denn gefunden?«

»Im Straßengraben... versuchte mit den Beinen die Wolken vom Himmel zu holen. Wäre ihm beinahe gelungen...« Dr. Westhaus sah hinter dem Patienten her, der eben hinausgerollt wurde. »Alles in Ordnung?«

»Wir haben ihn durchgebracht.«

»Jetzt kommt mein Auto an die Reihe«, sagte Dr. Berger mit weinerlicher Stimme. »Herr Professor, Sie können die menschlichen Karosserien und Beulen so hübsch in Ordnung bringen, wollen Sie es nicht mal mit Blech versuchen?«

Die Ärzte lachten, als hätte er eben einen großartigen Witz erzählt. Sie waren glücklich, daß sie lachen durften. Die Spannung in ihnen löste sich. Sie hatten einen Menschen dem Tod abgerungen. Sicher: Nur auf Zeit. Aber war nicht auch das ganze Leben nur etwas auf Zeit?

Richard Gordon

Rumbelows Sensation

Ganz entgegengesetzt der landläufigen Meinung bestand der größte Teil von Rumbelows Arbeit – wie die jedes anderen Arztes – aus einförmigen Wiederholungen, die keine hohen geistigen Anforderungen stellten, ja manchmal geradezu stumpfsinnig waren. Um drei Uhr hielt er seine Vorlesung in der Pathologie, deren schmale, geschnitzte Bänke von Studenten überfüllt waren. Sie hatten kaum Interesse an forensischer Medizin, die nur selten in Staatsexamensaufgaben erschien und deshalb ohne Gefahr weggelassen werden konnte. Sie kamen, um Rumbelow zu sehen. Er war berühmt, sein Name stand in den Zeitungen, man war genauso stolz auf ihn wie auf die Sporttrophäen des Krankenhauses. Außerdem war es immer möglich, daß er mit dem Epidiaskop vergrößerte Fotos von Morden, Vergewaltigungen, sexuellen Abnormitäten und ähnlichen Sensationen zeigte. Diesen Nachmittag ließ er den Behälter mit dem Stück von Tillings Genick herumgehen und registrierte erfreut, welchen Eindruck dies sogar auf eine so abgehärtete Zuhörerschaft machte.

Nach der Vorlesung ging er in sein Zimmer zurück und schrieb einige Berichte. Etwas ermüdet nahm er dann, wie immer seine Tasche in der Hand, die Untergrundbahn nach Piccadilly Circus. Er saß abends immer spät in seinem Club in Pall Mall. Das Gebäude, eine deplazierte Imitation eines venezianischen

Palastes, bestand aus einer Anzahl hoher, unpersönlicher, schlecht geheizter Räume. Seine Mitglieder waren weniger eine Brüderschaft als eine Ansammlung von Männern, die keinen besseren Platz hatten, um ihren Abend zu verbringen, als hier. Jeder kannte Dr. John Rumbelow, aber nach üblicher Clubkonvention vermied man es, das zu zeigen.

An seinem üblichen Tisch in der Ecke bestellte er Lammkeule und erlaubte sich seine übliche Viertelflasche Rotwein. Er hatte die Hälfte gegessen, als der Portier ihn zum Telefon rief.

Superintendent Sixsmith war es.

»Ich habe eine Reise für Sie, leider, Doktor.«

»In Ordnung.«

»Sie sagten, Sie wären über Ostern nicht weg. Ich hoffe, ich darf Sie beim Wort nehmen?«

»Wohin geht es?«

»Mortlock. Das liegt etwa hundert Meilen westlich von London. Vielleicht kennen Sie den Ort? Es handelt sich um eine Exhumierung. In einem Dorf, direkt außerhalb Mortlocks, um exakt zu sein. Ich hätte es gerne so bald wie möglich gemacht. Sie wissen, diese Geschichten haben die Eigenschaft, schnell publik zu werden.«

»Haben Sie die Genehmigung vom Home Office?«

»Sie liegt hier vor mir.« Der Kriminalbeamte schien ein wenig beleidigt. »Wir könnten es morgen machen, sehr früh, sobald es hell genug ist. Ich könnte Sie mit dem Auto abholen. Sagen wir, gegen fünf Uhr?«

Rumbelow zog die goldene Uhr seines verstorbenen Bruders heraus. »Ja, das paßt mir.«

»Ich unterrichte Sie auf der Fahrt über die Einzelheiten.«

Rumbelow legte den Telefonhörer zurück. Er hatte gar nichts dagegen, während der kommenden Osterfeiertage zu arbeiten. Die Gerichte würden geschlossen sein, und schließlich war es eine unerwartete Gelegenheit, etwas zu verdienen.

Über der Hügelkette hinter der Salesbury-Ebene ging die Sonne auf, als Rumbelow am Karfreitag, im Bowler und dem pelzbesetzten Mantel, eine Zigarre rauchend, die Landstraße entlangging. Neben ihm ging Sixsmith, hinter ihnen ein Mann der Ortspolizei, der seine Tasche trug. Es war kalt, doch Rumbelow war bester Laune. Offizielle Ausflüge zu unbekannten Plätzen genoß er immer.

Je heller es wurde, um so deutlicher konnten sie den quadratischen Turm der Blayford-Kirche hinter der Hecke sehen. Der Weg führte nun zu einer schmalen Straße, die schließlich am Friedhofstor mündete, vor dem ein blauer Lastwagen stand. Ein junger Polizist ohne Helm, ohne Kragen und Schlips, seine Ärmel aufgerollt, nahm gerade ein paar Schaufeln herunter. Eine Taxushecke trennte den Friedhof von der Straße. Zwei Polizisten in Überziehern vertrieben sich die Zeit damit, mit einer Schar von Reportern zu schwätzen, von denen die meisten Rumbelow erkannten. Sixsmiths Furcht vor dem Bekanntwerden der Geschichte war begründet. Jeder in Mortlock schien gestern nacht über »den Fall« diskutiert zu haben. Rumbelows Auftauchen mit seiner schwarzen Tasche schien ein Zeichen dafür, daß das Todesurteil so gut wie sicher war.

Am Friedhofstor stand der Pfarrer. »Der Pfarrer ist aufgeregt«, sagte Sixsmith. »Wir stören seine Osterfeier.«

»Ich nehme an, wir hätten unsere Bemühungen um die Auferstehung besser auf den Ostersonntag verlegen sollen.« Rumbelow warf seinen Zigarrenstummel unter die Taxushecke. Ein Leichenwagen kam, die grauen Vorhänge hinter dem Glas heruntergelassen. Zwei Männer in schwarzen Mänteln stiegen aus. Dahinter hielt eine schwarze Limousine. »Der Dorfarzt«, sagte Sixsmith. »Ich werde Sie vorstellen.«

Dr. Halverstone war ein dicker Mann mittleren Alters mit Hängebacken, in braunem Tweedüberzieher und mit einem breitrandigen, verwitterten weichen Filzhut auf dem Kopf. Sie gingen alle zusammen in den Friedhof. Von dem Pfarrer nahm niemand Notiz. Zeltbahnen waren aufgerichtet, sie umschlossen ein halbes Dutzend Gräber und gaben Raum genug, damit sich die Leute bewegen konnten. Zwei Polizisten und ein Arbeiter in Kordanzügen warteten auf ihre Schaufeln gestützt. Ein bläßlicher junger Mann mit schwarzem Homburg wurde Rumbelow als Mr. Copley vorgestellt, Rechtsanwalt, der die Interessen der Witwe vertrat. Auf dem neuen Marmorstein las er: »James Getheridge Jeavons von Blayford und Singapore, der dieses Leben verließ am 2. Dezember 1935, 50 Jahre alt.«

»Wir können noch nicht anfangen«, bemerkte Sixsmith. »Der Polizeiwachtmeister ist noch nicht da.«

Das war ein kleiner Mann mit Militärschnurrbart, der wenige Minuten später aus einem Polizeiwagen stieg und sie mit unnötiger Geschäftigkeit begrüßte. Der Arbeiter hob den Grabstein zur Seite. Die Polizisten begannen zu graben.

»In der Vorstellung der Leute geschieht das immer um Mitternacht beim Licht flackernder Öllampen«, sagte Rumbelow zu Sixsmith. »Und bis vor nicht allzu langer Zeit war es wirklich so. Ziemlich lächerlich! Man benötigt nämlich alles Licht, das man nur kriegen kann. Speziell wenn man damit rechnen muß, über diese Tätigkeit scharf ins Kreuzverhör genommen zu werden.«

Mit Ausnahme des Knirschens der Schaufeln in der gefrorenen Erde herrschte Schweigen.

»Wissen Sie, daß wir beinahe in Sicht seines Hauses sind?« sagte Sixsmith nach einer Weile, in Richtung Kirche blickend. »Haben Sie das große rote Backsteinhaus unten an der Straße bemerkt?«

»Weiß die Witwe, daß wir an der Arbeit sind?«

»O ja, ich habe einen Polizisten aufgestellt, der das Haus beobachtet. Man kann nie wissen, was passiert. Alle Läden sind heruntergelassen, wie bei einer Beerdigung.«

»Was ist sie für eine Frau?«

»Sie scheint eine ruhige, ausgeglichene Frau zu sein. Verängstigt, selbstverständlich. Ich hatte nur eine Unterhaltung mit ihr.«

»Über zwanzig Jahre jünger, als er war?«

Sixsmith nickte. »Sie ist natürlich nicht von hier. Sie lernte ihn auf dem Schiff kennen, als sie nach England zurückfuhren.«

»Und sie bekommt das ganze Geld? Sie war recht dumm, mit diesem Künstlerkerl so wetterwendisch umzugehen.«

»Es ist natürlich alles Klatsch, und wir müssen es auch so bewerten.«

Sixsmith war in den Fünfzigern, nahe der Pensionierung, und nichts war mehr geeignet, einen Mann vorsichtig zu machen, als die herannahende Pension.

»Aber Frauen sind dumm, Doktor.«

»Das sollte Ihre Aufgabe leichter machen.«

»Das tut es nicht. Sie sind so unlogisch, daß es alles doppelt kompliziert.«

Ein beträchtlicher Erdhaufen war auf der einen Seite des Grabes angewachsen. Rumbelow bemerkte mit Verdruß, daß die Erde lehmig und feucht war. Eine Leiche konnte wertvolle Beweise noch nach Jahren erbringen, aber wenn sie sehr in Fäulnis geraten war, blieb zu viel der medizinischen Schlußfolgerung überlassen, um die Geschworenen zu befriedigen.

»Ich möchte nun die erste Erdprobe, bitte.«

Mit einem Holzlöffel, der eine Verunreinigung ausschloß, schaufelte er ein bißchen Erde in einen Behälter mit breiter Öffnung, den er seiner Tasche entnahm, und versiegelte ihn. Ein blaugerändertes Etikett, das er am Abend vorher angebracht hatte, zeigte in seiner ordentlichen Handschrift: ›Graberde. Probe I.‹

»Ich hasse Giftmörder«, sagte Sixsmith unerwartet.

»Warum speziell?«

»Weil es aus der Entfernung geschieht. Es ist feige.«

»Mord ist immer Mord. Wie es getan wird, ist sicher von Interesse, aber nicht von Wichtigkeit.«

Der Superintendent gab keine Antwort.

»Vielleicht hätte sie ihn besser verbrennen lassen. Es ist so populär geworden, daß es kein Aufsehen erregt, auch nicht in einem kleinen Ort wie diesem.«

Sixsmith machte eine Bewegung zu Dr. Halverstone, der gedankenversunken an der entfernten Seite des ständig tiefer werdenden Grabes stand.

»Vielleicht hatte sie Angst vor der gesetzlich geforderten Untersuchung durch einen unabhängigen Doktor.«

»Sie mögen recht haben.« Rumbelow hatte eine notorische Verachtung für praktische Ärzte aus der Provinz.

»Wir sind am Sarg, Sir!« rief einer der Polizisten.

»Dann bitte noch eine Bodenprobe«, sagte Rumbelow.

Die Polizisten schaufelten nun vorsichtiger, bis das immer noch glänzende Holz mit der Metallplatte in Sicht kam. Seile wurden hervorgeholt. Überraschend leicht wurde der Sarg hochgezogen und auf die eine Seite des Grabes gesetzt. Ein Mann in einem Zivilanzug machte Fotos. Als Sixsmith einen der Beerdigungsunternehmer aus dem Leichenwagen bat, den Sarg zu identifizieren, sagte dieser: »Ich habe ihn selbst zugeschraubt«, offensichtlich stolz über seine Bedeutung bei diesem Lokalereignis.

»Bevor wir ihn bewegen«, sagte Rumbelow, »hätte ich gerne, daß Sie den Deckel leicht heben, wenn Mrs. Jeavons' Rechtsanwalt damit einverstanden ist. Es ist nötig, damit das Gas entweichen kann.«

Zehn Minuten später war der Sarg im Leichenwagen auf seinem Weg nach Mortlock, ein Detektiv-Inspektor auf dem Vordersitz.

Gegen acht Uhr begann Rumbelow in Hemdsärmeln und rotem Gummischurz seine Arbeit in der kleinen weißgetünchten

Leichenhalle hinter dem Grafschaftsgericht. Er hatte einen Polizisten bei sich, der den Gehilfen machte, außerdem Sixsmith und Dr. Halverstone. Der blasse Rechtsanwalt hatte sich entschlossen, draußen zu warten. Als Rumbelow seine Instrumente und Probenbehälter ordnete, reichte Sixsmith eine Kopie des Totenscheins herüber. Rumbelow sah, daß sein Kollege im Tweedüberzieher als Todesursache Herzversagen als Folge von Bluthochdruck angegeben hatte. Er nickte. In verschlafenen Bezirken wie Blayford waren solche Dokumente oft fiktiv.

Rumbelow schraubte den Sargdeckel auf. Mit einer kleinen Knochensäge nahm er eine Probe des Holzes und ließ es mit der Pinzette in ein Gefäß fallen. Ein erstaunlich dicker Überzug von weißem Schimmel zog sich über das Innere des Sarges, der größte Teil hing wie ein Vorhang vom Deckel herunter. »Die Anhänglichkeit des Leichentuchs an die Leiche«, sagte Rumbelow, indem er eine weitere Probe entnahm. »Obwohl es nicht zerrissen ist. Wir werden also vielleicht die Dinge besser erhalten vorfinden, als ich annahm.«

Die Leiche auf einem Bett von Sägemehl war erkenntlich als ein beleibter, stämmiger, dicknackiger Mann mit Stupsnase.

»Seltsam – ihn wiederzusehen«, murmelte Dr. Halverstone.

»Wie lange war er krank?« Rumbelow und der Polizist legten den Körper auf den Sektionstisch.

»Nur wenige Stunden. Ich wurde um acht Uhr morgens gerufen und erinnere mich, daß ich gerade lunchte, als man telefonierte, daß er tot sei.«

»Und die Symptome?«

»Vollkommener Kollaps. Schwacher Puls, Atemschwierigkeiten. Ich verschrieb Sedativa.«

»Erbrechen oder Durchfall?«

»Ein bißchen.« Er fügte defensiv hinzu: »Wie anzunehmen.«

»In der Tat«, entgegnete Rumbelow, während er mit seinem langen Skalpell zu arbeiten begann.

»Er war ein sehr netter Mann. Sehr beliebt im Bezirk, genauso wie seine Frau. Ich kann mir wirklich keinen Augenblick vorstellen, daß sie irgend etwas mit – mit diesem – zu tun haben sollte.«

»Dann ist das alles nur zum Besten der Witwe, Doktor«, sagte Sixsmith kurz. »Es wird alle unangenehmen Gerüchte aus dem Weg räumen.«

»Das hoffe ich wirklich sehr.«

»Klagte er über Darmkrämpfe, bevor er starb?« fragte Rumbelow.

»Nun, merkwürdigerweise war das tatsächlich das einzige, was er imstande war mir zu sagen.«

Rumbelow war von der konventionellen Sektionstechnik abgegangen. Ausnahmsweise untersuchte er die Bauchhöhle zuerst, um nicht den Magen bewegen zu müssen, wenn er die Organe aus dem Brustraum nahm. Die Magenschleimhäute schienen – unter fließendem Wasser untersucht – normal. Der Zwölffingerdarm war vielleicht entzündet gewesen, obwohl diese Diagnose ein sehr voreingenommenes Auge vorausgesetzt hätte. Man konnte gelbe Flecken an den äußeren Magenwänden sehen, wenn seine vage Annahme richtig war. Aber dies alles war eine Frage der sorgfältigen Analyse in London. Die Eingeweide waren normal. Er schnitt mit der Schere eine Probe von allen Teilen des Darmes und siegelte sie in verschiedenen Behältern. Dann wandte er sich der Leiche wieder zu, durchschnitt den Kiefer und zog Herz und Lungen durch den offenen Käfig der Rippen. Die Lungen waren noch feucht, doch hatte dies nichts damit zu tun, ob Halverstone recht hatte oder nicht. Das Herz, vergrößert, schnitt er auf, nahm die Lupe und untersuchte sehr genau die Herzhäute der linken Herzkammer. Vielleicht eine Spur von kleinen, punktförmigen Blutungen? fragte er sich. Das Mikroskop würde es ihm später zeigen.

»Hatte er einen Wasserkammerpuls, Doktor Halverstone?«

»Ich stellte keinen fest.«

»Aber er hatte eine Aorteninsuffizienz. Sehen Sie – die aufsteigende Aorta ist erweitert, Sie können deutlich die längsgeriffelten Faltungen der Innenwand der Aorta sehen. Sie sollten nicht da sein. Die Aortenklappen sind so verdickt, daß die Abgänge der Koronargefäße verschwunden zu sein scheinen.«

»Ja, ja – alles auf Grund des Bluthochdruckes.«

»Keineswegs. Er hatte eine Syphilis.«

»Was? Aber – aber davon hatte ich ja nicht die leiseste Ahnung! Überhaupt keine Ahnung!«

»Na ja, vielleicht wollte er es für sich behalten.«

»Nein, nein, nicht ein Mann wie James Jeavons.«

»Oder vielleicht wußte er es selbst nicht. Sie ist in einem sehr fortgeschrittenen Stadium, vielleicht dreißig Jahre seit der Infektion. Einen Primärkomplex als junger Mann im Osten mag er für eine Tropenwunde gehalten haben.«

»Aber das ist ausgeschlossen! Sicher würde er sich doch seinem eigenen Doktor anvertraut haben!«

»Nicht notwendigerweise. Besser, Sie bringen es der Witwe bei.«

»Ganz bestimmt nicht. Ich werde nichts, absolut nichts sagen, bevor nicht der Obduktionsbefund bestätigt ist«, sagte Halverstone mürrisch.

»Durch wen?« Rumbelow sah ratlos aus. »Sie können natürlich einen anderen Pathologen zuziehen, wenn Sie es wünschen. Mit der Wiederbeerdigung hat es keine Eile. Es werden sowieso Wochen vergehen, bis ich mit den Probenanalysen fertig bin. Ich habe im Moment alle Hände voll zu tun mit einem großen Prozeß vor dem Old Bailey.«

»Aber Sie glauben doch nicht im Ernst, daß Sie irgend etwas finden?«

»Ich weiß es nicht. Wenn ja, werden Sie und der Anwalt von Mrs. Jeavons benachrichtigt.«

»Aber was denn? Was können Sie vermuten zu finden?«

»Ich sagte Ihnen doch, ich weiß es nicht«, sagte Rumbelow. »Die Todesursache war Herzversagen nach einer Schlußunfähigkeit der Aortenklappen.« Halverstone war jetzt ärgerlich, sein Gesicht fleckig, seine Wangen zitterten. »Wenn das auf Grund einer Syphilis und nicht infolge Bluthochdrucks zustande kam, unterlag ich einem klinischen Irrtum, als ich den Totenschein unterschrieb. Gut. Was sollen Ihre Beschuldigungen? Es gab in diesem Stadium keine mögliche Therapie. Eine korrekte Diagnose würde das Leben des Mannes keine Minute verlängert haben.«

Halverstone war Rumbelow von Beginn an unsympathisch gewesen. Um so mehr verärgerten ihn nun dessen Einwände – Einwände, als ob sie beruflich gleichgestellt wären!

»Vielleicht kann man es als bedauerlich bezeichnen, daß Sie den Zustand Ihres Patienten nicht früher erkannten, als noch etwas dagegen hätte getan werden können. Wenn Sie Ihre Aufzeichnungen über seinen Blutdruck nachsehen, der zugegebenermaßen sehr gut erhöht sein konnte, werden Sie wahrscheinlich ebenso einen abnorm großen Pulsdruck bemerken.«

»Ich habe nicht über alles Aufzeichnungen.« Halverstone langte sich an den Kopf. »Ich ziehe es vor, die Dinge hier zu behalten.«

Kein Wunder, daß so viele Mörder davonkommen, dachte Rumbelow.

»Sicher können wir das alles nach der morgigen gerichtlichen Leichenschau klären.« Halverstone klang jetzt konzilianter.

»Die Verhandlung morgen ist eine reine Formsache ohne Geschworene und wird natürlich vertagt werden.«

»Warum ist das denn nötig, warum läßt man jeden in dieser Ungewißheit? Warum setzt man die arme Mrs. Jeavons dieser Aufregung aus? Keiner scheint mit ihr Mitleid zu haben. Es kann ganz bestimmt jetzt sofort festgestellt werden, daß der Tod als

Folge einer Syphilis eintrat. Ich würde sicherlich dagegen nichts einzuwenden haben«, fügte Halverstone mit der Miene eines Mannes hinzu, der gerade handelseinig geworden ist.

»Es tut mir für jeden leid, der mit diesem Fall in Zusammenhang steht. Aber die Geschworenen eines Coroners können nicht aufgefordert werden, ein Urteil abzugeben, ehe sie nicht alle Fakten haben. Und das wird nicht der Fall sein, bevor ich nicht diese Proben analysiert habe. Auch wenn die Analyse sich als vollständig negativ herausstellen sollte.«

»Das klingt mir nach einer Menge unnötigen offiziellen Aufhebens.«

»Ja«, sagte Rumbelow, »so ist es.«

Rumbelow und Sixsmith wohnten im Roten Löwen, gegenüber dem Gerichtsgebäude. Als sie die nahezu menschenleere Hauptstraße zu einem verspäteten Frühstück kreuzten, sagte Sixsmith: »Halverstone scheint wirklich auf seinen Ansichten zu thronen.«

»Er hat auch verflucht wenig anderes, worauf er thronen könnte.«

»Dann starb Jeavons an einer Syphilis? Kaum eine Exhumierung wert.«

»Warten Sie, bis ich meine Untersuchungen beendet habe.«

»Haben Sie einen Verdacht?«

»Ja. Arsen. Was die Angelegenheit in der Tat für die Krone recht kompliziert machen wird.«

Als Rumbelow die Treppen von Old Bailey hinunterging, merkte er, daß ihm jemand folgte.

Es war eine schlanke junge Frau mit hellem Haar. Sie trug einen eleganten Mantel mit schwarzweißem Karo und Pelzkragen sowie einen kleinen Hut mit einer großen Schleife. Sie war hübsch, sicher unter dreißig. Vielleicht war sie Journalistin? Die tauchten heutzutage ja überall auf. Rumbelow begann, unruhig zu werden. Er wandte sich dem Fluß zu. Sie blieb nahe bei ihm, direkt hinter seinem rechten Ellbogen. Also wirklich, dachte Rumbelow, das ist zu viel. In Sicht der Blackfriars-Brücke hielt er an.

»Warum folgen Sie mir?« Sie atmete schwer, eine Hand vor ihrem Mund. »Was wollen Sie?«

Einen Augenblick dachte er, sie würde in der Menge verschwinden, aber dann antwortete sie ihm: »Sie sind Dr. Rumbelow, nicht wahr?«

»Was wollen Sie?«

»Ich wagte nicht, Sie anzuhalten. Ich muß Sie sprechen.«

»Sind Sie Journalistin?«

»Ich habe nichts mit der Presse zu tun.« Sie sah verzweifelt um sich. »Können wir nicht irgendwohin gehen, wo wir ungestört sind?«

»Nein. Ich kenne Sie nicht, ich weiß nicht, was Sie wollen. Aber ich muß Sie bitten, mich allein zu lassen.«

Er wandte sich ab, nicht ohne höflich seinen Bowler zu ziehen.

»Hören Sie...«, sie eilte ihm nach. »Bitte, bitte hören Sie mich an. Ich bin Mrs. Jeavons.«

Der Name sagte Rumbelow im ersten Moment gar nichts. Dann erinnerte er sich an ihn, als ihm die Schilder auf seinen Proben einfielen.

»Sie wissen. Von Blayford. Sie waren mit der Polizei dort.«

»Sie dürfen darüber nicht mit mir sprechen. Das ist unkorrekt. Ihr Verhalten schadet Ihnen, glauben Sie mir.«

Sie griff nach seinem Mantelärmel. »Ich las in der Zeitung, daß Sie im Old Bailey sind. Ich bin nur nach London gekommen, um Sie zu treffen. Man denkt, ich hätte meinen Mann umgebracht. Die Polizei denkt es. Sie haben mir meinen Paß weggenommen. Sie haben mein Haus durchsucht. Sie haben einen Mann vor meinem Haus aufgestellt, beinahe immer, der alles, was ich tue, beobachtet...«

»Bitte nehmen Sie die Hand von meinem Mantel.«

»Aber ich bin unschuldig. Ich habe nichts getan. Alles ist nur ein dummes Gerede – aufgebracht von Leuten, die auf mich eifersüchtig sind oder mich hassen oder mir einfach etwas einbrokken wollen. Es ist falsch, es ist lächerlich. Ich könnte so etwas niemals tun. Niemals. Ich könnte niemals ein menschliches Leben vernichten – und schon gar nicht das meines Mannes. Natürlich hatten wir Auseinandersetzungen, ich leugne das nicht. Ich war töricht, ich weiß, ich war töricht, aber ich wußte nicht, daß meine Dummheit mich so weit bringen würde. Ich könnte nie so etwas Schreckliches tun.«

»Schweigen Sie.«

»Ich weiß, was Sie denken. Daß ich ihn vergiftet habe. Ich weiß, daß Sie alle möglichen Tests machen, nur um es zu beweisen. Ich weiß, Sie müssen so etwas nur sagen, und man wird mich verhaften. Aber es ist falsch, es ist ganz falsch. Kann ich Sie denn nicht überzeugen? Sehe ich denn wie eine Mörderin aus?«

»Das hat mit mir wirklich nichts zu tun.« Rumbelow war ärgerlich. »Ich bin weder Kriminalist noch der Staatsanwalt. Wenn Sie irgend etwas zu sagen haben, dann gehen Sie nach Scotland Yard und sagen Sie es dort.«

Er bemerkte, daß sie weinte.

»O Gott, in welche Lage hat man mich gebracht! Ich weiß, Sie werden sagen, ich hätte ihn umgebracht...«

»Bitte gehen Sie, gehen Sie augenblicklich. Wenn Sie nicht gehen, rufe ich einen Polizisten und veranlasse, daß man Sie festnimmt.«

»Haben Sie denn überhaupt kein Herz?«

Sein Ärger wandelte sich plötzlich in Aufgebrachtheit. »Das ist wirklich höchst unklug von Ihnen. Mich auf der Straße anzuhalten. Verstehen Sie das? Ich werde Scotland Yard darüber berichten müssen.«

»Warum müssen Sie das?«

»Es ist meine Pflicht.« Rumbelow ging abrupt weiter. Sie begann ihm zu folgen, aber nach einigen Schritten hielt sie an, und als er um die Ecke bog, sah er sie immer noch stehen und ihm nachstarren.

Rumbelow zündete einen Bunsenbrenner an und stellte einen Becher auf den Dreifuß über die Flamme. Der Becher enthielt zur Hälfte destilliertes Wasser, zur Hälfte konzentrierte Salzsäure. Dann nahm er ein kleines Kupferblättchen aus einem Topf und kochte es fünfzehn Minuten in dem Becher. Der Kupferstreifen blieb hell. Die Chemikalien und der Apparat waren also frei von irgendeiner Verunreinigung mit Arsen.

Rumbelow schloß eine Schublade unter dem Labortisch auf und holte einen seiner Behälter mit blaugerändertem Etikett heraus: Jeavons, Filtrat Leber. Er fügte einige Tropfen dem Becher zu und ließ fünfzehn Minuten simmern. Das Kupferblättchen war noch immer hell. Er nahm es mit der Pinzette heraus und untersuchte es mit der Lupe. Keine Spur irgendeiner Ablagerung. Er drehte den Bunsenbrenner zu und machte sich eine Notiz: »Reinsch-Test negativ; kein Arsen vorhanden.« Er nahm weitere Apparate aus dem Glasschrank an der Wand. Eigentlich müßte er mit den Analysen schon längst fertig sein, aber der Vickery-Fall nahm viel von seiner Zeit in Anspruch. Die chemischen Untersuchungen, mit denen er sich heute beschäftigte, würden schwierig sein, da er den Verdacht hatte, daß nur eine kleine Menge Arsen gegeben worden war. Er mußte sehr sorgfältig arbeiten, damit er das Gericht auch wirklich überzeugen konnte. Er vermutete jedoch, daß gar keine besondere Eile notwendig war. Sixsmith hatte noch manche Ermittlungen zu machen, Spuren, die bis nach Singapur verfolgt werden mußten. Rumbelow stellte das Marsh-Gefäß auf den Labortisch. Nach entsprechenden Vorbereitungen schüttete er von dem Extrakt von James Jeavons' Leber hinein. Er zündete den Bunsenbrenner wieder an.

Eine halbe Stunde würde es dauern. Er saß auf dem Drehstuhl, machte seine Notizen und schaute ab und zu auf die goldene Uhr vor sich auf dem Tisch, die Uhr, die seinem Bruder gehört hatte. Er wartete die vollen dreißig Minuten. Es gab keinen Niederschlag. Er nahm den Bunsenbrenner weg, holte ein kleines Stück Porzellan und hielt es in den abziehenden Dampf. Nun gab es eine kleine Verfärbung, einen gräulichen Niederschlag. Sehr interessant, murmelte Rumbelow befriedigt. Dann fügte er dem Flecken einen Tropfen Acidum nitricum hinzu, ließ trocknen und bestrich ihn dann mit Silbernitrat. Sofort entstand eine ziegelrote Farbe. Rumbelow griff nach seinem Füllfederhalter und schrieb: »Marsh-Test positiv. Arsen in der Leber vorhanden.« Er nahm den Apparat auseinander, reinigte ihn mit destilliertem Wasser, und nachdem er ihn wieder zusammengefügt hatte, wiederholte er das Experiment. Das gleiche Resultat.

»Gut, gut«, sagte er zu sich selbst. Er fragte sich, ob er Sixsmith anrufen sollte, schob die Idee aber als zu sensationell beiseite. Er schrieb den Bericht, räumte sorgfältig auf, verschloß Schubläden und Schränke.

Er nahm seinen braunen Attachékoffer – die berühmte schwarze Tasche blieb im Labor zurück.

Der Zug hatte Paddington kurz nach sieben Uhr morgens verlassen und fuhr nun mit zunehmender Geschwindigkeit durch die schäbigen Außenbezirke Londons. Rumbelow lehnte in seinem gestreiften grauen Flanellanzug, Nelke im Knopfloch, in den Polstern, ihm gegenüber Sixsmith in seinem üblichen blauen Anzug. Rumbelow fragte sich ernsthaft, ob er überhaupt einen anderen besaß. Scotland Yard hatte Erster-Klasse-Fahrkarten bewilligt, so daß sie das Abteil für sich hatten; sie fuhren nach Mortlock zur Verhandlung im Jeavons-Prozeß.

Rumbelow öffnete seinen Attachékoffer und zog einen dicken Ordner heraus.

»Nun zu meinen Gründen. Man muß den Fall einfach systematisch angehen. Wie bei jedem Fall in der Medizin, ob das Subjekt nun lebt oder tot ist. Wir beginnen mit den Zeichen und Symptomen der letzten Krankheit des Toten. Ich gebe zu, wir sind hier auf schwachem Grund. Dem schwächsten in diesem Fall. Wir müssen Halverstones Wort als richtig annehmen. Er sagte, er fand Jeavons im Kollaps, seinen Puls dünn, seine Atmung schlecht. Das war um acht Uhr morgens, und er starb ungefähr fünf Stunden später. Halverstone gab als Grund Herzversagen als Folge zu hohen Blutdrucks an. Manche von diesen Landärzten sind die besten Komplicen, die sich ein Mörder wünschen kann.«

»Sind diese Symptome denn typisch für Arsenvergiftung?«

»Nicht ganz. In der Medizin gibt es nur wenige Dinge, die einem starren Muster folgen – man benötigte keine besondere Tüchtigkeit, wenn es so wäre. Es sind die kleinen Abweichungen, die uns so gefährlich fehlleiten. Bei der typischen akuten Arsenvergiftung würde man eine schwere Gastroenteritis vermuten – unkontrollierbares Erbrechen und heftige Durchfälle, dazu Augen- und Mundbrennen und Darmkrämpfe. Jeavons klagte über Krämpfe. Das habe ich, wie Sie sich erinnern werden, wenigstens aus Halverstone herausgebracht. Außerdem Unruhe, manchmal sogar Zuckungen. Und, was wichtig in diesem Fall ist, die Zeichen von Herzversagen. Nun weiter: Es gibt Arsenvergiftungen, bei denen Darmstörungen mit Diarrhöe und Erbrechen überhaupt nicht vorkommen. Das ist dann so, wenn die Dosis so groß ist, daß der Patient sehr rasch an Herzversagen stirbt – können Sie mir folgen? Die typischen Zeichen und Symptome haben keine Zeit zu erscheinen, bevor der Tod unvermutet eintritt.«

»Und wurde in diesem Fall eine große Dosis gegeben?«

»Tatsächlich war sie nicht sehr groß. Aber das Herz des Mannes war schon schwer geschädigt. Es genügte wenig, um es zum Versagen zu bringen. Auch andere toxische Mittel hätten das

Gleiche schon bei recht bescheidenen Dosen bewirkt.« Rumbelow drückte seinen Bleistift aufs Papier.

»Punkt 2. Die postmortalen Erscheinungen. Hier haben wir einen festeren Stand. Es ist natürlich schade, daß ich die Leiche erst so lange nach der Beerdigung untersuchen konnte. Wenn dieser Narr von Halverstone den Tod dem Coroner gemeldet hätte, hätten wir uns alle viel Mühe erspart. Obwohl schon eine erhebliche Zersetzung eingetreten war, gab es jedoch zwei Zeichen, die mir verdächtig erschienen. Eines war das Vorhandensein von kleinen Blutpunkten unter dem Überzug des linken Ventrikels des Herzens. Sie sind bei Arsenvergiftungen meistens vorhanden, auch wenn keine Reizerscheinungen im Magen oder den Eingeweiden gefunden werden. Das zweite: gelbe Streifen an der Außenwand des Duodenums, der oberen Teile des Darms unmittelbar unter dem Magen. Diese Streifen waren möglicherweise gelbes Arsen. Das ist die Sulfatform des Giftes, zu der weißes Arsen durch die Fäulnis verwandelt wird.«

»Aber es bleibt immer noch Arsen?«

»Ja. Arsen kann in vielen Formen vorkommen. Das ist eine andere Sache von beachtenswerter Wichtigkeit in diesem speziellen Fall. Nun zu unserem dritten Punkt: chemische Analyse. Hier sind wir unangreifbar. Arsen war definitiv im Körper vorhanden. Ich wandte zwei Tests an, Reinsch und Marsh. Sie sind beide in der Toxikologie gut bekannt. Die Resultate beim Reinsch-Test waren unergiebig, aber der Marsh-Test war positiv. Absolut positiv.«

»Wir können also wenigstens dies als definitiv nehmen, Doktor? Der Tod wurde durch Arsen hervorgerufen?«

Rumbelow lehnte seinen Kopf gegen das weiße Schondeckchen zurück. »Dieser Fall ist in zwei Punkten kompliziert. Wie ich bei der Obduktion sagte, litt Jeavons an Syphilis.«

»Dr. Halverstone stimmte dem nicht zu.«

Rumbelow machte eine wegwerfende Bewegung. »Die Aorta

zeigte alle Zeichen einer Syphilis, ebenso die Klappen, die vom Herzen zu ihr führen. Das ist definitiv. Bei der Verhandlung – wenn es zu einer Verhandlung kommt – wird die Verteidigung das natürlich akzeptieren. Es könnte ihr stärkster Trumpf werden. Sehen Sie, Jeavons kann sich sehr wohl Arseninjektionen gegen diese Krankheit haben geben lassen. Heimlich, entweder im Distrikt oder, eher noch, in London. Man müßte den Doktor ausfindig machen, der sie ihm gegeben hat – wenn er existiert.«

Sixsmith hatte sein Notizbuch herausgezogen. »Sie meinen, diese Injektionen haben zu seinem Tode geführt?«

»Keineswegs. Dieses Arsen wäre in einer völlig anderen Form gegeben worden. Organisches Arsen, ganz unähnlich dem simplen Arsensalz, mit dem man Unkraut oder Ratten – oder Menschen tötet. Diese organische Art von Arsen reagiert weder auf den Reinsch- noch auf den Marsh-Test. Es gibt dafür einen Spezialtest, den Fresenius-Test, den ich natürlich angewandt habe. Er war negativ. Wenn also Jeavons Injektionen bekam, die Arsen enthielten, dann hatte er bestimmt keine bekommen, die nur wenige Tage zurücklagen – das ist die Zeitspanne, die nötig ist, eine Injektion im Körper völlig zu eliminieren. Er kann ebenso gut monatelang gar keine Injektion gehabt haben, oder sogar jahrelang, oder er hat vielleicht überhaupt nie welche bekommen. Die Krankheit hatte ihren Schaden angerichtet und ruhte. Er war ›ein ausgebrannter Fall‹, wie die Ärzte sagen. Aber selbst wenn ich Spuren von organischem Arsen gefunden hätte, wären sie vollkommen irrelevant zu einem einfachen Arsen, das ich ebenso fand. Wenn die Verteidigung sich entschließt, diese Karte auszuspielen, kann ich sie leicht stechen.«

Rumbelow schloß die Akte, zufrieden mit sich selbst.

»Ein merkwürdiges Zusammentreffen, wie, Doktor?«

»Eines unter tausend. Aber nicht unmöglich.«

»Kennen Sie irgendwelche anderen Fälle mit der gleichen Art von Komplikation?«

»Ich habe die Bibliothek von Blackfriars durchgekämmt, konnte jedoch nichts finden. Natürlich, die Möglichkeit ist oft genug erwähnt worden. Aber nur als eine Übung in theoretischer Toxikologie.«

»Könnte Mrs. Jeavons etwas darüber in einem medizinischen Werk gelesen haben und so auf die Idee gekommen sein?«

»Eine sehr weit hergeholte Annahme – aber merken Sie es sich trotzdem einmal vor. Man weiß nie, wann man dem Anwalt weiter Zunder geben muß.«

»Wir haben bis jetzt noch keinen Beweis, daß sie das Arsen mit eigener Hand gab. Und kein überzeugendes Motiv. Aber sie ist eine impulsive, törichte Frau – sie muß es sein. Nach London zu fahren und Sie auf der Straße zu attackieren! Ich lasse sie ein bißchen schmoren. Es besteht die Chance, daß sie sich verrät. Darum möchte ich auch nicht, daß sie in der heutigen Verhandlung wegen Mordes angeklagt wird.«

»Das halte ich sowieso für unwahrscheinlich. Wieviel möchten Sie, daß ich sage oder nicht sage?«

»So wenig als möglich. Es wäre mir am liebsten, wenn nichts Definitives bei dieser Totenschauverhandlung herauskäme. Eine Vertagung würde mir sehr gut passen.«

Rumbelow schloß seinen Attachékoffer. Der Detektiv starrte auf die vorbeifliegenden, sauber abgezirkelten Felder des Themsetales, die in späten Frühlingsfarben leuchteten. Der Tag hatte klar und hell begonnen, doch jetzt wurde es gewittrig, schwere Regentropfen liefen beinahe horizontal über die Wagenfenster.

Sie trafen pünktlich in Mortlock ein. Die Verhandlung war um zehn Uhr dreißig in der Grafschaftshalle, einem großen, rechteckigen Raum mit hoher Decke. Als Rumbelow seinen Stuhl vorzog, sah er überrascht, daß um dessen Füße rote Luftschlangen gewickelt waren. Er vermutete, daß der Raum zum Tanzen vermietet wurde und daß auf dem Podium, auf dem jetzt das Pult des Coroners stand, sonst die Kapelle spielte.

Der Coroner selbst war ein dünner, besorgt aussehender Mann in schwarzem Anzug und steifem Kragen, ein Anwalt des Ortes.

Bei Rumbelow war dies der erste Punkt gegen ihn – seiner Meinung nach sollten Coroner immer Mediziner sein. Der zweite Punkt war, daß er das Verfahren eröffnete, indem er die Geschworenen warnte, irgendeinem Arzt, mochte er auch noch so prominent sein, die Gabe der Unfehlbarkeit zuzuschreiben. In Rumbelows Ohren reine Beleidigungen, wenn sie von einem kleinen, unbedeutenden Juristen ausgesprochen wurden. Er begegnete Dr. Halverstones Blick über den Raum hinweg und bildete sich ein, den Kerl grinsen zu sehen. Sein dritter Anlaß zur Kritik war die Abwesenheit der Witwe des Toten. Es war der Anwalt von Jeavons, der die Leiche identifizierte. Hier schien eine gewisse Übereinstimmung, vielleicht sollte er es Konspiration nennen, zu herrschen, der Frau die Peinlichkeit, vor Gericht erscheinen zu müssen, zu ersparen. Er nahm an, es war fehlgeleitete Sympathie oder einfach Verstimmung über die Einmischung der Londoner Behörde. Aber es gab nichts, was Rumbelow dagegen hätte tun können. Nur der Coroner hatte das Recht, alle die Zeugen zu benennen, die er wollte; in seinem Gericht konnte er von niemand korrigiert werden.

Dr. Halverstone erstattete sein Gutachten; als Todesursache gab er Herzversagen, als Sekundärerscheinung Bluthochdruck an. Rumbelow folgte ihm in den Zeugenstand, einer tragbaren Konstruktion ähnlich einer Kirchenkanzel unter einem hölzernen Schirm. Er sagte schlicht, die Todesursache sei Vergiftung durch Arsen – und meinte darauf, er müsse das schwere Atmen aller Anwesenden im Gerichtssaal hören.

»Dann sind Sie also über die Todesursache völlig anderer Meinung als Dr. Halverstone?«

»Völlig anderer Meinung.«

»Sie fanden keinen Beweis für eine Herzkrankheit?«

»Doch, aber einer Herzkrankheit, hervorgerufen durch Syphilis.«

Wieder schien man das Atmen der Anwesenden zu hören. Der Coroner war offensichtlich unsicher, wie er weitermachen sollte. Er faltete die Hände vor sich auf dem Pult, und Rumbelow bemerkte, daß sie zitterten. Er hat Angst vor mir, dachte Rumbelow, Angst vor meinem Ruf! Oder Angst, dadurch eingeschüchtert zu erscheinen. Seine feindliche Einstellung gegen den Coroner ließ nach.

»Ich verstehe. Aber diese... diese Form von Herzkrankheit war nicht die Todesursache, Dr. Rumbelow?«

»Nein.«

»Sie hat auch nicht dazu beigetragen?«

»Das kann möglich sein – zusätzlich zur Arsenvergiftung als der unmittelbaren Ursache.«

»Fanden Sie irgendwelche Anzeichen, die auf Bluthochdruck schließen lassen?«

»Nein.«

Der Coroner fragte nichts mehr. Vielleicht wegen seiner Erregung, vielleicht weil er es vorzog, sein Ansehen in dem Ort zu wahren, indem er zu verstehen gab, daß er von Syphilis nur vage, vom Hörensagen, etwas wußte, dachte Rumbelow. Und Rumbelows Gewohnheit war es gewiß nicht, ungefragt Beweise vorzutragen.

Der Coroner verschob die Verhandlung um drei Monate und schien froh zu sein, das Ganze in die Hände der Polizei legen zu können.

»Mehr oder weniger, was wir wünschten«, sagte Sixsmith, als sie das Gericht verließen.

»Recht befriedigend. Um zwölf Uhr fünfundfünfzig geht ein Zug – ich möchte vorher ein Sandwich am Bahnhofsbuffet essen.«

Rumbelow ging den Hauptkorridor hinunter. Auf das Glasdach der Halle fiel laut der Gewitterregen. Er bemerkte, daß jemand hinter ihm herlief, und erkannte, sich umwendend, Dr. Halverstone.

»Meinen Sie nicht auch, daß Sie ziemlich grob mit mir umgegangen sind?« Der Dorfarzt kämpfte offensichtlich um seine Beherrschung. »Meine Meinung so unumwunden abzutun – vor einem öffentlichen Gericht, wo alles haargenau in die Zeitungen kommen wird.«

»Sind Sie nicht etwas überempfindlich?« unterbrach ihn Rumbelow ungeduldig. »Jeder Kliniker setzt seine Diagnose der Kritik des Pathologen aus. Das passiert oft genug im Blackfriars-Hospital. Ich erinnere mich nicht, daß irgendeiner der Ärzte jemals etwas dagegen eingewandt hätte.«

»Das ist nicht das Gleiche.«

»So, ist es das nicht? Für mich ist es genau das gleiche Prinzip.«

»Hören Sie, Rumbelow – Jeavons war mein Patient in Blayford seit seiner Rückkehr aus Indien. Jetzt sagen Sie in aller Öffentlichkeit, ich hätte ihn falsch diagnostiziert, hätte ihn auf eine falsche Krankheit behandelt, hätte sogar die Todesursache falsch angegeben. Tatsächlich beschuldigen Sie mich der beruflichen Fahrlässigkeit, eines schweren ärztlichen Fehlers.«

»Nein, in keiner Weise.«

»Doch, das tun Sie. Sie sind ganz einfach beleidigend.«

»Sie betrachten es also als eine Beleidigung, wenn irgend jemand anderer Meinung ist als Sie? Kein noch so unbedeutender Arzt würde sich durch die Korrektur seiner Diagnose durch einen Facharzt beleidigt fühlen – dafür sind die Fachärzte ja da.«

»Ich nehme eine andere Meinung bereitwillig an, das kann ich Ihnen versichern. Ich kenne meine eigenen Grenzen. Aber ich nehme sie nur von einem Facharzt an, den ich respektiere.«

Die Doppelglastür, die zur Straße führte, wurde plötzlich durch einen Blitz erleuchtet. »Ah, Sie respektieren mich also nicht?«

»Ehrlich gesagt – nein. Nicht nach dem, was ich in der letzten Zeit über Sie in den Zeitungen gelesen habe.«

»Wenn Sie das alles glauben, sind Sie sogar ein noch größerer Narr, als ich von Ihnen angenommen habe.«

»Wie können Sie es wagen, in einer so arroganten Weise mit mir zu sprechen? Haben Sie keine Ahnung von der korrekten Beziehung zwischen zwei Ärzten? Hat man Sie nie die Grundlagen des ärztlichen kollegialen Verhaltens gelehrt? Oder wenigstens ganz einfach gute Manieren?«

»Sie sind ein Narr, Halverstone – ein Narr. Und ich werde es beweisen.« Rumbelow stieß die Glastür auf, stellte den Kragen seines Trenchcoats hoch und eilte die Treppen hinunter. Ein Polizist fragte ihn, ob er ein Taxi wolle. »Nein, danke, es sind nur fünf Minuten. Ich laufe.«

Er war wütend auf Halverstone. Seine Pflicht vor Gericht zu erfüllen und dann dafür angegriffen zu werden, ausgerechnet durch den Mann, dessen Fehler den Prozeß ausgelöst hatten – das war einfach lächerlich! Diese plumpen Einfaltspinsel – beide! Der Arzt und der Coroner! Aber vielleicht waren alle so, hier auf dem Lande. Er war froh, wieder in die gepflegte Atmosphäre von London zu kommen. Ärgerlich schritt er über den regennassen Bahnsteig. Dann sah er an der Außenwand eines Zeitungsstandes einen Mann die letzten Nachrichten anschlagen: »Rumbelows Sensation« – er fühlte sich wieder wohler.

Peter Heim

Jeder Mensch ist etwas ganz Besonderes

Januar 1981. Die ärztlichen Funktionäre des CDC, des National Center for Disease-Control, der nationalen Gesundheitsbehörde für Krankheitskontrolle im amerikanischen Atlanta, machen eine rätselhafte Entdeckung: Die Verteilung eines Medikaments, Pentamidin genannt, weist einen dramatischen Anstieg auf. Pentamidin ist ein Antibiotikum, das ausschließlich gegen einen einzigen Mikroorganismus eingesetzt wird: die Pneumozystis carinii. Dieser Keim mit dem sonderbar klingenden Namen ist weltweit verbreitet – bei Tieren! Von vereinzelten Krebsfällen im Endstadium abgesehen, wo er heftige Lungenentzündungen hervorrief, galt er für den Menschen bisher als ungefährlich. Nun scheint er Menschen zu befallen. Junge Menschen. Männer... Und sie sind homosexuell.

Februar 1981. Auf einem Kongreß von Ärzten, die an der amerikanischen Ostküste praktizieren, wird das Auftauchen einer Reihe von Fällen von Kaposi-Sarkomen gemeldet, einem äußerst seltenen Hautkrebs, der bisher fast ausschließlich bei Patienten beobachtet wurde, die entweder jüdische Vorfahren besaßen oder aus den an das südliche Mittelmeer angrenzenden Ländern stammten. Und wieder, wie im Fall der durch Pneumozystis carinii ausgelösten Lungenentzündungen, handelt es sich bei den Kranken um junge Männer: um Homosexuelle.

1982, New York. Januar. Zeit der Gerüchte. In den Appartements und Schwulen-Clubs der Millionenstadt will es niemand glauben, zu absurd, zu unwirklich, nein, zu grauenhaft scheint, was an Informationen aus den Sprechzimmern von Szene-Ärzten heraussickert: eine tödliche Krankheit, die nur Homosexuelle trifft, eine Immun-Erkrankung, von einigen Forschern bereits mit dem bösen Kürzel GRID, »gay related immunity deficiency«, belegt, weil die Infektion, wohl irgendwie durch homosexuelle Praktiken ausgelöst, die Betroffenen auf grausamste Weise tötet.

Sommer 1982. Die Fälle von Lungenentzündungen, die durch den Keim Pneumozystis carinii hervorgerufen wurden, sind unbegreiflich angestiegen. Zweihundertzwei Menschen sind bereits daran gestorben. Wieder nur Männer. Sechsundneunzig Prozent davon sind homosexuell. Nicht nur die Zahlen, auch der Verlauf der Krankheit beweist: Der angebliche Homosexuellen-Infekt ist ein Killer! Innerhalb weniger Monate erleiden die von ihm Befallenen den Tod.

Im Sommer 1982 kommt es im französischen Parlament zu Tumulten, als ein Abgeordneter die Frage stellt, wie man die jungen Männer Frankreichs vor dieser »Homosexuellen-Seuche« schützen könne. Nun ist nicht nur in den USA, sondern auch in Europa das Wort von der »Schwulen-Pest« im Umlauf. Nicht nur böse ist dieses Wort, sondern auch tragisch irreführend. Aber schließlich: Sind es nicht die Homos, die mit ihrem ewigen Partnerwechsel und ihrem exzessiven Sexualleben sich schon von jeher alle möglichen Erreger einfingen und damit ihr Immunsystem ruinierten?

Noch kann sich die bürgerliche Welt der Heteros getrost zurücklehnen und die Hände falten: Sodom und Gomorrha, es sind die anderen, geschieht jenseits des »großen Grabens«, es sind Schwule, sind die Fixer!

Es ist Ende August, als diese Illusion in Trümmer fällt.

Die ersten Fälle von Frauen werden bekannt.

Ihre Lebensgeschichten führen nach Afrika...

Nun wird nicht nur in den USA, sondern auch in Brüssel und Paris, zwei Städten, die durch ihre Kolonialgeschichte schon von jeher mit Afrika verbunden sind, die Teufelsspur der Seuche verfolgt. Und: Der Verlauf der Fälle, die die alarmierten belgischen und französischen Tropenmediziner aus ihren Archiven graben, ähnelt bis ins Detail der Krankheit, die in den USA schon so viele Opfer gefordert hat: der Pneumozystis-carinii-Lungenentzündung, dem Kaposi-Hautkrebs, Pilzerkrankungen der Schleimhäute, sogenannten opportunistischen Infektionen aller Kategorien, die auf einen totalen Zusammenbruch des körpereigenen Abwehrsystems schließen lassen. Bei der Hälfte dieser afrikanischen Patienten handelt es sich um Frauen.

1983. Auch aus Haiti wird ein sprunghaftes Ansteigen von Aids gemeldet, des »erworbenen Immun-Defekt-Syndroms«, wie Virologen und Epidemiologen inzwischen die Krankheit nennen.

Oktober 1983. Endlich: Der Killer ist im Fahndungs-Computer. Zwei Hochburgen der medizinischen Wissenschaft, das nationale Krebszentrum Bethesda in den USA und das Louis-Pasteur-Institut in Paris, melden die Sensation: Verantwortlich für die Seuche ist ein Retro-Virus, ein winziger und nur unter dem Elektronenmikroskop bei fünfzig- bis hunderttausendfacher Vergrößerung auszumachender Erreger.

Schon zu Beginn der langen Lebenskette sind Retro-Viren zu finden, sie sind evolutionsgeschichtlich uralt, und man nimmt an, daß sie bereits vor sechzig bis achtzig Millionen Jahren existierten: winzige Lipidkugeln, die in ihren Kernen, dem RNS-Faden, das genetische Gesetz tragen, das sie so gefährlich macht. Bei Tieren wie bei Menschen, so wurde schon früh beobachtet, sind sie in der Lage, Tumore und Immunschwächen auszulösen. Was sie für andere zur tödlichen Gefahr werden läßt, ist ihr eigenes Vermehrungsprogramm. Ein Virus hat nur eine einzige Überlebenschance: sich in eine Wirtszelle einzuschleusen und diese, ehe es sie zerstört, durch die Umschreibung und Verfälschung des eigenen Vermehrungs-Codes dazu zu zwingen, weitere Viren herzustellen.

Von dem französischen Team unter Professor Montagniet wird das Virus LAV genannt. Robert Gallo vom National-Cancer-Institut tauft es HTLV, Typ 3. Beide Namen erweisen sich in der Folge als ungenau, und so einigt man sich schließlich auf AIDS oder HIV-Virus.

Das Kopf-an-Kopf-Rennen der beiden Forschungskonkurrenten ist zu Ende. Doch nicht nur sie, der ganze umfangreiche Forschungsapparat der Virologie, der inzwischen angeworfen wurde, muß mit Bestürzung feststellen: Das Killer-Virus vermehrt sich nicht in irgendeiner Zelle, nein, es hat sich die allerwichtigsten Helfer des Menschen bei der Krankheitsabwehr ausgesucht: die T- und die T-4-Lymphozyten, die es krebsartig verändert und zerstört.

Und noch eine Erkenntnis schält sich heraus: Das HIV-Virus wird zwar nicht ausschließlich, doch in erster Linie durch Geschlechtsverkehr übertragen.

1984. Anhand des Datenmaterials aus der Karibik, Afrika, gewissen Gegenden Japans, vor allem aber aus den USA, wird der Zug des Killer-Virus über den Erdball beobachtet und registriert. Die fieberhafte Forschungsarbeit wird zum Abwehrkampf gegen einen unbarmherzigen Gegner, der ständig die Maske wechselt. Und er trifft nicht nur Homosexuelle, die ihre endlich wiedergewonnene Freiheit genießen wollten, er trifft Prostituierte, trifft die Ehefrauen ihrer Freier, trifft Bisexuelle, Fixer, die sich über die Injektionsnadel infizieren, ungeborene Kinder im Mutterleib, Bluterkranke, Chirurgiepatienten, die von einer verseuchten Blutkonserve angesteckt wurden. Das Virus macht keinen Unterschied. Fast unbemerkt von der Allgemeinheit weiten sich die Tragödien zu einem Meer der Verzweiflung.

1985. Aids wird zur Jahrhundertseuche erklärt. Aus der »Schwulen-Pest« ist eine Lebensbedrohung für alle geworden, die ein aktives Sexualleben führen und nicht bereit sind, die damit verbundenen Risiken klar und kühl abzuschätzen.

Und wie sollten sie, von Politikern zur Freiheit des Zulangens angehalten, Leitfiguren, die pfeifend wie Kinder im dunklen Wald die heranwachsenden Schatten selbstgeschaffener Gefahren negieren oder sie zur Konsumverdaulichkeit herunterspielen? Mit Baumsterben, Ozonloch, Umweltvergiftung, Atomtod lassen sich keine Wahlen gewinnen. Genuß durch Leistung, das ist schon was anderes! Und Genuß ist erst mal Sex, der verkauft sich schließlich am besten, steht für die Sonnenseite des Lebens, für Jugend, Liebe und Erfolg, ist nicht nur Symbol der Lebensfreude, sondern auch Verdienstmedaille für die, die es ein bißchen aufregender und teurer haben wollen, weil sie es sich schließlich erlauben können.

Kein Wunder, daß es, trotz aller Alarmrufe von seiten der Medizin und Wissenschaft, noch immer als ausgemacht gilt: Betroffen sind lediglich Randgruppen, Minoritäten, die man schon deshalb abhaken kann, weil man sie ohnehin nur widerwillig akzeptierte.

Und so sehen es die meisten: Aids? Sollen sie doch dran krepieren, die »Aidsis«!

Aids – das »Ab-in-den-Sarg« trifft sie, die ohnehin nie dazugehörten!

1986. Rock Hudson, einer, den jeder kannte, stirbt, nachdem er vorher erklärt hat, an Aids zu leiden. Der Schock geht um die halbe Welt. Selbst der amerikanische Präsident nimmt nun Stellung. In der Bundesrepublik rüstet unter dem Trommelfeuer der alarmierten Medien auch der Staat auf. Die Bundesministerin für Gesundheit bringt mit Millionenaufwand eine »Safersex«-Kampagne in Schwung, ein bayerischer Staatssekretär sorgt mit seiner Forderung nach Meldepflicht für bundesweite Diskussionen. Doch obwohl Epidemiologen und Ärzte auf die rasche Ausbreitung der Krankheit hinweisen und bereits von hundertdreißigtausend Infizierten sprechen, obwohl verantwortliche Mediziner wie Versicherungsmanager voraussehen, das Netz des Krankheitsschutzes könne bei diesem Anstieg bereits in fünf Jahren unter der Last zusammenbrechen – die Schatten der Gefahren werden verdrängt, die Bedrohung von den wenigsten erkannt. The party must go on – das Fest geht weiter! Die Deutschen feiern ihren Karneval so ausgelassen wie jedes Jahr, rüsten sich mit Sehnsucht für den Urlaub, die schönste Zeit des Jahres. Zur Benutzung von Kondomen jedoch – angesichts der Hilflosigkeit der Medizin das sicherste Abwehrmittel gegen Aids – entschließen sich verschwindende vier Prozent...

März 1987. Auf dem Flughafen von Kinshasa betritt ein zweiundvierzigjähriger Deutscher die wartende Boeing 707 der Air France. Sein Name ist Werner Schröder.

Schröder hat während der letzten viereinhalb Jahre in Zusammenarbeit mit dem Hamburger Tropen-Institut in verschiedenen Provinzspitälern Afrikas als Internist und Epidemiologe gearbeitet, Menschen kuriert, Daten gesammelt, das getan, was man in seinem Metier »Feldforschung« nennt.

An diesem Tag wirkt der hagere, großgewachsene Mann so abgerissen und erschöpft, daß ihn die Stewardess besorgt zu seinem Platz geleitet. Schröder hat eine Achtundvierzig-Stunden-Strapaze in Flußbarkassen und streikenden Landrovern hinter sich, die ihm den Langstreckenflug gen Norden, nach Europa, als Erholung erscheinen lassen. Er lehnt sich zurück, schnallt sich an und schließt die Augen. Sein Ziel ist München. Dort erwartet ihn die nächste Aufgabe.

Dr. Schröder blickt über die Gesichter am Konferenztisch. Am besten gefällt ihm Raspe, ein Internist, ein großer Mann mit einem runden, gelassenen, fast heiter wirkenden Gesicht.

Gerade will er sich ihm zuwenden, als das Telefon anschlägt. Er hebt ab.

»Hier ist die Schwester Bärbel«, meldet sich eine aufgeregte Stimme. »Ist der Dr. Raspe bei euch?«

»Ja. Um was geht's denn?«

»Es ist ganz schlimm! Ein Suizid-Versuch... Die Neueinlieferung vom Nachmittag.«

»So? Und was hat er gemacht?« Schröder bekommt keine Antwort, nur ein Schluchzen, der gequälte Schreckenslaut einer menschlichen Stimme.

»Jetzt reden Sie doch! Nehmen Sie sich doch, verdammt noch mal, zusammen, Schwester.«

»Eine Spiegelscherbe... Er hat... hat versucht, sich die Pulsadern aufzuschneiden. Kommen Sie sofort! Er ist... völlig ausgeblutet!«

Die Schwester ist in Panik! Und die anderen durcheinanderzubringen, was bringt das schon? Schröder überlegt: Raspe, ja. Doch nun blickt auch Weißhaupt auf. Schröder nickt ihm zu. Und erst als er die Tür hinter sich zuzieht, weiht er die beiden anderen ein. Sie rennen den Gang entlang, nehmen die Treppe statt des Lifts. Die Tür zu Zimmer 218 steht weit offen.

Und dann, auf der Schwelle, erstarren sie: Wasser! Wasser, wo man hinsieht. Rosagefärbtes Wasser. Dort neben dem Bett aber kauert ein schluchzendes Mädchen, kaum zwanzig, eine Schwesternschülerin vermutlich. Neben ihr ein Pfleger. Er beugt sich über eine reglose Gestalt. Er hat Handschuhe an, das Mädchen auch.

»Wir haben eine Staubinde angebracht, Herr Doktor«, meldet der Mann. »Und eine Drucktamponade, aber...«

»Mein Gott, legen Sie den Mann doch aufs Bett!«

Der Pfleger wirft einen Blick auf das Mädchen: »Sie kann nicht. Sehen Sie doch...«

Sie dreht ihm ihr tränenüberströmtes Gesicht zu. »Er hat doch... überall das Blut... Meine Füße sind ganz naß. Und hier...«

»Und hier?« Er sieht die dunklen Flecken auf dem weißen Stoff ihres Arbeitsmantels, dunkelrot, Blut. Er hebt die Hand. »Hören Sie, Schwester, ich verstehe ja, daß Sie Angst haben, aber das ist übertrieben, glauben Sie mir. Es wird nichts...«

»Passieren«, will er sagen, er unterläßt es, sie ist nicht erreichbar, kein Wort vermag diese Schranke von Entsetzen und Grauen zu durchbrechen.

Neben dem Eingang ist der kleine Schrank mit den Desinfektionsmitteln, Mundschutz und Handschuhen. Er öffnet ihn, nimmt einen der Klinik-Detergenten, die jeden Keim blitzschnell neutralisieren, sprüht ihn über die Wasserfläche, die sie umgibt. »So, jetzt, Schwester – wie heißen Sie?«

»Bärbel.«

»Jetzt schnell raus hier, ja? Nehmen Sie eine Dusche. Ziehen Sie sich um. Aber, glauben Sie mir, Angst zu haben brauchen Sie wirklich nicht.«

Dann faßt er selbst zu. Der Patient ist nicht schwer, bei Gott nicht. Der Kopf mit dem offenstehenden, röchelnden Mund kippt zurück.

»Los, die Füße hochlagern, damit der Rückfluß eintritt!«

Aus dem Verband sickert es schon wieder. Er zieht die Staubinde fester an. Am gesunden Gelenk tastet er nach dem Puls. Kühl ist die Haut, wachsbleich, und der dünne, zitternde Schlag darunter rast.

»Wir müssen das Volumen hochbringen. Wir brauchen Blutersatz«, sagt Raspe. »Los, 'ne neue Flasche!«

Schröder nickt. »Ich selbst habe ihn noch vorhin an den Schlauch gehängt. Und jetzt?«

Der Pfleger ist bereits losgelaufen, doch an der Tür zögert er. Und dann erinnert sich Schröder: Uwe heißt der Junge, einer der Homosexuellen aus der Aids-Hilfe, die sich für diese Arbeit zur Verfügung gestellt haben. Und Angst hat er nicht. Nur ratlos ist er.

»Mein Gott!« sagt Schröder. »Macht euch doch nicht alle verrückt. Von mir aus ziehen Sie sich halt diese Plastikdinger über die Schuhe.«

Seine Finger tasten nach einer Vene. Bei diesem unter Blut- und Flüssigkeitsverlust zusammengebrochenen Versorgungssystem eine Einstichstelle zu finden wird nicht einfach sein.

Sie ziehen Peter Niederberger die Schlafanzughose vom Leib und versuchen es an der Leistenvene. Eine neue Injektionsnadel. Raspes linke Hand drückt die Vene zusammen, die rechte sticht ein.

Es hat geklappt...

Schröder ist erleichtert. Erst jetzt fällt sein Blick in die Ecke des Zimmers. Dort, halb verborgen vom Vorhang, zurückgelehnt in einen Korbsessel, gekleidet in einen bizarren, schwarzseidenen, mit chinesischen Mustern verzierten Morgenrock, sitzt ein Mann. Er lächelt. Was diesem Lächeln die Intensität eines bizarren Theaterbildes verleiht, sind die Augen: riesige, dunkle Augen in einem weißen, vollkommen abgemagerten Gesicht.

»Was machen Sie denn hier?«

»Ich? Ich sehe da gerne zu. So was macht mir Spaß. Das habe ich schon als Kind gemocht.«

»Bitte, lassen Sie diese Witzchen und gehen Sie.«

»Auch wenn ich's wollte, ich kann nicht, Doktor. Wie denn? Ich hab' sie, die Schwäche. Schwäche total. Aus dem Sessel komm' ich ohne Hilfe nicht hoch. Das können Sie mir glauben...«

Sein Atem geht schwer, die Stimme ist heiser, die Worte kommen sehr mühsam. Schröder glaubt ihm. Er ist damit beschäftigt, den Notverband aufzuwickeln, und hofft zu Gott, daß die kreislaufstützenden Mittel, die inzwischen in Peter Niederbergers Körper mit der Infusion einströmen, ihre Wirkung tun werden.

»Herr Penzolt hat den Patienten gefunden«, sagt der Pfleger, der gerade zurückkommt. »Ohne ihn wäre der Junge tot.«

Und wieder diese gelassene Stimme: »Ist er doch eigentlich sowieso... Ich glaube, ich hab' mich da falsch entschieden.«

»Lieber Herr Penzolt«, Weißhaupt hebt begütigend die Hand, »ich kann mir sehr gut vorstellen, daß diese Geschichte Sie ungemein beeindruckt, aber...«

»Vorstellen? Können Sie das wirklich? Ich zum Beispiel kann mir nicht mal vorstellen, daß ich Ihr ›lieber Herr Penzolt‹ bin. Und schon gar nicht kann ich mir vorstellen, daß das, was Sie hier tun, richtig ist. Sie strengen sich furchtbar an. Und ich sehe Ihnen zu. Aber ich finde es nicht einmal rührend, was Sie tun. Für mich ist das nichts als ein guter Anlaß, wieder einmal die Sinnfrage zu stellen. Haben Sie schon einmal darüber nachgedacht, Herr Professor, ob das, was Sie hier unternehmen, irgendeinen Sinn ergibt?«

»O ja!« Weißhaupt antwortet ohne Zögern. »Das habe ich. Das können Sie mir abnehmen.«

»Hat jemand hier 'ne Zigarette für mich?«

Paul Weißhaupt fragt es, als sie im Konferenzzimmer zurück sind. Der junge Fischer reicht ihm seine Packung. Weißhaupt lächelt dankbar, läßt sich Feuer geben, nimmt einen tiefen Zug. »Und ich bilde mir ein, Nichtraucher zu sein... Die erste Belastung, schon kippt der Chef, nicht wahr? So ist es nun mal. Wir sind alle nur Menschen.«

Er räuspert sich: »Wir hatten oben einen Suizid-Versuch: einen Mann, der sich mit einer Spiegelscherbe die Pulsader aufschnitt. Dazu noch einen Neuzugang, mit dem wir uns bisher nicht näher befassen konnten.«

Wieder dieses tiefe, fast inbrünstige Einatmen des Rauches. Alle beobachten es. Und keiner spricht ein Wort. Sie warten. Ein wenig sonderbar finden sie den Chef schon.

»Herr Penzolt hat ihn gefunden. Die meisten werden ihn ja wohl kennen. Wenn ich dazu noch sagen darf: Herr Penzolt ist jemand, den ich nicht nur als Mensch, sondern auch als Architekt über alles schätze. Er hat mir eine Frage gestellt. Er hat sie mir wie eine Pistole vor die Brust gehalten, die Frage: Was macht es eigentlich für einen Sinn, einen Aids-Kranken, der seinem Zustand ein Ende bereiten will, zu retten? Und es war gleichzeitig auch die Frage nach dem Sinn unseres Tuns.«

Mit einer endgültigen und sehr energischen Bewegung drückt Weißhaupt seine Zigarette in den Aschenbecher.

»Was wir hier zu unternehmen versuchen, das ist, zu helfen und zu lindern. Heilen können wir nicht. Damit sind wir, so hart und brutal das auch klingen mag, nichts als eine Sterbeklinik. Früher hätte man uns ein ›Pesthaus‹ genannt. Wir werden erleben, wie Patienten hier eintreffen. Wir werden ihnen menschlich näherkommen, sie lieben lernen. Wir werden auch zu Beginn und sicher mit Erfolg ihre Symptome kurieren können. Doch an den Kern des Übels kommen wir nicht ran. Und was ist die Folge? Sie werden sich wieder melden. Und die Abstände werden immer kürzer werden. Bis wir sie dann endgültig hier haben. Bis zum Schluß... Was ich Ihnen hier schildere, ist so ziemlich die frustrierendste Situation, die ein Arzt erleben kann. Wenn sich einer von Ihnen ihr nicht gewachsen fühlt, habe ich jedes Verständnis dafür.«

Noch immer fällt kein Wort. Irgend jemand atmet tief ein. Schröder beobachtet Monika, die Oberschwester. Da sitzt sie, die Arme verschränkt, an den Mundwinkeln diese wissenden Kerben. Sie kommt aus Berlin, vom Rudolf-Virchow-Krankenhaus. Und das »Virchow« ist noch immer die vorderste Frontlinie im Kampf gegen Aids.

Weißhaupt beugt sich nach vorne: »Wichtig ist wohl, daß wir nichts voreinander verbergen. Und dann darüber sprechen. Daß wir uns gegenseitig helfen. Von uns, hier im stillen Auge des Orkans, wird Ruhe alles sein, was man verlangt, die Ruhe, die unseren Patienten jenen Rest von Vertrauen vermitteln kann, auf das sie Anspruch haben und das ihnen hilft.«

Nun lächelt er sogar, ein aufmunterndes Lächeln, das jedem unter die Haut geht: »Wenn wir es nicht versuchen, wer wird's denn sonst fertigbringen, Kinder?«

Amann, einer der Assistenten, hebt die Hand: »Herr Professor! Und das AZT? Ist es schon in Erprobung? Es soll helfen.«

»Ach, mein Lieber!« Weißhaupt schüttelt resigniert den Kopf: »Kommen Sie einem armen, alten Schlachtroß wie mir nicht mit dieser gelben Rübe. Viele Wundermittel werden uns von Immunologen und Virologen noch angepriesen werden. Erleben wir das Gleiche denn nicht seit Jahren in der Krebsforschung? Eine einzige Materialschlacht. Und das Ergebnis? Das AZT soll die Virenumschreibung in der Zelle blockieren. Schön wär's. Aber Retroviren sind nun einmal die kompliziertesten und raffiniertesten der Viren. Die können sich in das Herz der Zelle zurückversetzen, in die Chromosomen, die die Erbinformationen zur Kontrolle und Funktion der Zelle speichern – dann wandeln sie um. Oder sie nehmen die Zelle einfach als Herberge, rühren sich nicht, über Monate, Jahre, viele Jahre vielleicht, bis dann ihre Stunde schlägt. Was immer sie veranlaßt, sich dann zu vermehren, das wissen wir nicht. Wir wissen so wenig. Die Retroviren-Forschung steckte noch in den Kinderschuhen, als Aids kam. Und nun ist es da.«

Er macht eine Pause, als wolle er in den Kammern seines Wissensspeichers das passende Wort finden. »Wir haben Fortschritte gemacht, richtig – Riesenfortschritte, aber am Fuß des Berges. Überlegen Sie sich: Das Aids-Virus ist das einzige unter den Retroviren, das wir in den menschlichen Zellen erst Anfang der achtziger Jahre isolieren konnten. Und auch erst dann, als es uns gelang, mit dem Interleukin bei den Zellkulturen einen Durchbruch zu erreichen.«

Wieder zögert Weißhaupt. Und dann hebt er nur die Schultern, und es liegt viel Resignation in dieser Bewegung. »Wir brauchen uns nichts vorzumachen: Zu viel liegt noch im dunkeln. Und ich fürchte, es wird so sein, wie wir das seit Jahren aus der Krebsforschung kennen: das neue Mittel! Die ersten verfrühten Bekanntmachungen, die Diskussionen – und dann die Schlagzeilen, der Jubelschrei in den Medien. Und immer die Enttäuschung. Nein, ich mach' mir keine Hoffnungen. Vielleicht gelingt es uns, einen Impfstoff zu entwickeln. Doch was hilft er bei diesem Gegner? Das Virus wird sich wieder ändern, mutiert, und der ganze Aufwand war umsonst. Auf was ich hoffe, ist eine Art Dämpfungstherapie, die Krankheit im Zaum halten, Patienten über lange Strecken hinweg weiterhelfen, das ist vielleicht möglich. Aber dieser Kinderglaube, daß uns am Ende dieses Jahrtausends Aids wie ein böser Traum erscheint – nein, da bleibe ich Skeptiker. Vielleicht, daß sich die Seuche, wie wir es ja in den Pest-Annalen nachlesen können, von selbst wieder zurückzieht. Mag sein. Aber eine solche Hypothese ist für mich bereits Metaphysik. Ich halte mich an die Tatsachen. Und selbst wenn wir mit Aids fertig werden, in der Zwischenzeit werden sich Millionen infiziert haben. Und was machen wir mit ihnen? Wer wird sie versorgen? Und wie?«

Sie ist fertig, die »Oberin«, müde, erschöpft, Monika Janneks Nerven wollen nicht mehr: Zwölf Stunden am Stück! Ein Laden, der aus den Nähten bricht. Fast alle Betten besetzt, achtzig Prozent. Neuzugänge. Die, die schlimm dran sind, sind die Sanften, mit ihnen kann man reden, ihnen kann man helfen. Aber die anderen, die, die es wegdrücken, verdrängen wollen?

Zum Beispiel das Mädchen von vorhin, eine Ex-Fixerin, mit

Blumenvasen schmiß sie um sich. »Ich will raus hier!« hatte sie gebrüllt. »Hier krieg' ich doch Aids!« Und ist mit ihren aufbrechenden Geschwüren bereits zum dritten Mal in der Klinik. Die einen verdrängen es, die anderen gehen nonchalant darüber hinweg, die anderen werden aus Verzweiflung verrückt. Und nun, nun dreht auch noch Kucki durch!

Sie geht hinüber zu diesem zuckenden, schluchzenden Bündel, das sich in einem der Korbsessel des Schwesternzimmers krümmt. »Nu komm, Kleene!«

»Laß mich...«

»Nun hör mal, weil du da mal mit den Füßen im Wasser rumgeplatscht bist? Bist du noch zu retten? Du hattest doch Schuhe an.«

Das Schulmädchengesicht, die rührend eckigen Schultern, die unbeholfenen Bewegungen – nein, sie ist wirklich noch ein Kind. Daran ändern weder die Schwesterntracht noch ihre zwanzig Jahre etwas. Und wie ein Kind weint sie auch, mit hohen, gepreßten, spitzen Lauten, verängstigt, verzweifelt.

»Ich werde sterben«, weint sie. »Bestimmt...«

»Jetzt hör aber auf!«

»Ich weiß es...«

Bärbel ist nicht die einzige Schwester der Station, mit der sich Monika duzt. Für die junge Oberschwester wiederum bleibt sie »Kucki«, und das hat seine Gründe: Beide sind sie in derselben Straße in Berlin groß geworden. Dort kennt jeder jeden, und so wurde Monika Jannek die erste, der Kucki ihren Traumberuf eröffnete: Krankenschwester! Während der Ausbildung hatte Kucki eine ganze Girlande von Einsernoten nach Hause gebracht, dann kam das Praktikum bei Monika im »Virchow«, wo sie Aids-Kranke betreute. Und schließlich: »Ich geh' mit dir nach München, Monika! Da wollte ich schon immer hin. Klar, ich habe keine Erfahrung, weiß ich doch. Aber ich bin gut. Bitte, Monika!«

Also ließ sich Monika überreden.

Nun bereut sie es, schlimmer noch, Monika Jannek ist nicht nur müde, hilflos fühlt sie sich. Sie versucht, sich die Bilder vorzustellen, die Kucki quälen: Penzolt, der entdeckt, wie das Wasser auf den Flur strömt. Der bewußtlose Patient.

»Das Blut, Monika, all das Blut... Dieses schreckliche Blut... Und ich hatte zuerst nicht mal Handschuhe an...«

Der Weinkrampf schüttelt sie wie eine Faust. Die Oberschwester will sie in den Arm nehmen: »Mein Küken!«

Das »Küken« wehrt sich, springt auf, schreit irgend etwas, das sie nicht verstehen kann, und Monika überlegt, wie dieser Schrei zu stoppen wäre, ob sie gar, weil das bei hysterischen Ausbrüchen manchmal hilft, Kucki ohrfeigen soll. Sie bringt es nicht fertig. Sie sieht sie nur an. Und der Blick genügt. Sie führt sie zum Stuhl, setzt sie hin.

»Mein Kleines...«

»Ich wollte doch in Urlaub. Und jetzt muß ich warten. Und wenn der Test...«

»Hör auf mit der Heulerei! Jetzt reicht's doch wirklich. Denk doch: Was war das schon? Nichts. Ein Klacks. Überleg: Überall auf den Stationen in der ganzen Welt passiert Schlimmeres, täglich, stündlich. Da gibt es echte Spritzunfälle. Aber trotzdem, wen hat es schon erwischt? Das sind ganz wenige. Bei uns in Deutschland ist vom Personal noch keine gestorben, das habe ich erst kürzlich wieder gelesen.«

»Aber wenn...«

»Nicht wenn! Höchstens, wenn du dich jetzt nicht langsam zusammennimmst...«

Doch nun verstummt Monika Jannek. Und was sie gerade sagen wollte, hat sie bereits vergessen, denn die Tür hat sich geöffnet. Zwar nur einen Spalt breit, gerade weit genug, um einen Arm durchzulassen. Das Beeindruckendste an diesem Arm ist die Champagnerflasche, die eine schmale Hand hält.

»He!«

»Was ist denn jetzt los?« Kucki hat ganz runde Augen.

»Ja, was schon?« Zwischen Tür und Rahmen pendelt die Flasche langsam auf und ab.

»Komm schon rein, Iris!« ruft Monika.

Ja, es ist Iris, aber nicht die verstörte Iris mit der Sonnenbrille vor den entzündeten Augen, die im blauseidenen Morgenrock durch die Korridore huscht, um ihre Zigaretten zu rauchen oder jeden anzumotzen, der ihr in die Quere kommt, nein, das ist Iris, die einmalige und einzige aus dem »Dreamland«. Hochhackige, schwarze Krokopumps trägt sie an den Füßen, lange Beine in schwarzem Satinstretch, schwarz und schimmernd auch die Bluse, und wo man hinsieht Brillis, Brillis und Silberglitter, markstückgroß an den Schultern, unterm Busen, an den Armen, den Handgelenken, selbst der breite Gürtel ist mit Silberscheiben beschlagen. Und dann noch dieses Lachen. Und wie sie die Flasche hochnimmt und fragt: »Hat hier nicht doch vielleicht jemand Durst? Und wenn jemand Durst hätte, hat er dann auch Gläser?«

Kucki schluckt. Die Augen! denkt Monika Jannek. Tatsächlich: Iris hat sich die Augen geschminkt.

»Die Augen!« schmettert Iris in diesem Moment triumphierend. »Na, was sagt ihr denn jetzt? Meine Kucker können wieder sehen. Und du, Monika, nicht nur hell und dunkel, nein, auch ob du sauer bist oder ob es sich bei so 'ner Figur jetzt um 'nen Gummibaum, Pfarrer oder Arzt handelt. Gläser allerdings – soweit bin ich noch nicht. Die sind bei mir noch nicht auf dem Film. Die sind zu durchsichtig. Und dabei brauchen wir die jetzt doch wirklich.«

Kucki schüttelt nur den Kopf, weiß nicht, was zu sagen, wie zu reagieren. Doch ihre Angst scheint sie fürs erste los, und die Oberin lacht dankbar: »Na, los schon!«

Und so holt Kucki die Gläser vom Bord, Iris strahlt, der Korken knallt, und dann schäumt es tatsächlich, und Iris nimmt das Glas hoch vor die Augen, die Iris aus dem Swinger-Club »Dreamland 2«, Reutlingens »Top-Adresse für exklusiven Sex«, dem Treffpunkt der »individuellen Wünsche«.

Vom »Dreamland 2« hatte Iris Monika mal eine Nacht lang erzählt. Doch die Phantasie der Oberschwester versagte vor den Bildern, die Iris aus der Erinnerung holte, vor der Vorstellung irgendwelcher wildgewordener Spießerinnen, die splitternackt vor wildfremden Typen »blinde Kuh« gespielt hatten. Davon zumindest war geblieben: »blinde Kuh«. Und Iris' heiliger Schwur: »Aber ich war immer clean, Monika. Glaub mir. Nie ohne Präser, verstehst du?«

Es hatte nichts genützt...

»Mensch«, flüstert sie jetzt andächtig, »ist doch 'n Geräusch, wa? Nichts hör' ich so gern wie Champagner im Glas! Was is'n mit euch? Ihr seid so ruhig. – Los, Prost!«

»Ach, Iris, die Kleine ist heute nicht so gut drauf. Die hat Angst.«

»Weiß ich, weiß ich. Ich weiß doch alles. Ich weiß sogar, warum. Vielleicht kann ich noch nicht so richtig sehen, aber hören tu' ich das Gras wachsen, verstehst du? Und jetzt hörst du mir zu, Kucki. Guck mich an und merk dir's: Angst, schon das Wort wird ab jetzt gestrichen. Und weißte, warum? Weil dir nichts passieren wird. – Nie!«

Sie nimmt einen tiefen Schluck. »So wenig wie mir«, sagt Iris dann, setzt das Glas ab, schnalzt mit den Fingern und hämmert tatsächlich noch mit den Absätzen einen heißen Rockrhythmus auf den Linoleumboden des Schwesternzimmers.

Und so, mit zuckenden Hüften und schimmernden Augen, lächelt sie Kucki an: »Und noch was wirst du jetzt von mir hören, Kleines: Du wirst nicht krank – und ich, ich werd' wieder gesund. Einfach so!«

Schnipp – machen Daumen und Zeigefinger. »Und du bist viel

übler dran als ich. Weil du gesund bleibst, mußt du hier versauern. Ich aber komm' raus!«

Weiter geht's: Ratatatam! – »Und wenn ich hier raus bin«, ruft Iris jetzt und hat das Glas schon wieder am Mund, »dann kommt erst mal die Ilse dran. Die mach' ich vielleicht fertig, das Miststück! Will mir das Appartement kündigen, dabei haben wir beide gemeinsam dafür gelöhnt und beide dasselbe... Einfach kündigen! Und wißt ihr, wieso? Ich könnt' sie anstecken, sagt das Luder. Anstecken, die? Muß man sich mal vorstellen! Na, und wenn das erledigt ist, fahr' ich dahin, wo ich immer hinfahren wollte: an den Wolfgangsee, in die Berge.«

Nun ist sie doch ein wenig außer Atem, vergreift sich im Stuhl und wäre sogar gestürzt, wäre Monika nicht rasch aufgesprungen.

»Aber den Sekt habe ich nicht verschüttet, was, Oberin? – Und jetzt noch was, Kucki: Du kommst mit mir an den Wolfgangsee! Hast du 'nen Führerschein? – Ja?«

Zum ersten Mal lächelt Kucki und nickt: »Ja.«

»Und ich hab' 'nen tollen Schlitten. Wir orgeln los! Was hältst du davon?«

»Toll!« sagt Kucki.

»Siehste! Immer los, weiter, bis ans Ende der Welt, ja?«

»Prima«, lächelt Kucki.

Ja, prima! – Iris wird ernst und betupft sich nun doch mit einem sterilen Papiertaschentuch die entzündeten Augen. Ganz vorsichtig, damit die Schminke nicht zerläuft. »Weißt du, was der Ernst gesagt hat, der Ernst Penzolt? Er ist zwar nur noch ein Gerippe, aber der einzige Mann hier auf der Station. Wenn du aidskrank bist, hat er gesagt, wenn du das hast, Iris, dann faß jeden Tag in Gold. Und das geht. Jeder Tag, hat er gesagt, jeder Tag kann so lang sein und so schön wie ein ganzes Leben...«

Ein bläulich gleißender Lichtstrahl, dünn wie ein Stab – sonst Dunkelheit.

»Herein«, hatte die Stimme gesagt. Doch Schröder bleibt stehen, die Hand auf der Klinke. Das Spotlicht schmerzt in den Augen. Es ist nicht auf die Tür, sondern auf die kleine, gipserne Nachbildung eines Wohnhauses gerichtet: ein Architekturmodell. Es steht auf einem Hocker am Fußende des Bettes. Auf Stühlen, dem leergeräumten Nachbarbett, überall Gebäudemodelle und Architekturskizzen.

»Nun kommen Sie schon!« sagt die Stimme. Dann ein Geräusch, das wie ein Lachen oder unterdrücktes Husten klingt. »Ob Sie's glauben oder nicht – irgendwie habe ich Ihren Besuch erwartet. Sie sind doch der neue Oberarzt?«

»Wir sind hier zwei, Raspe und ich«, sagt Schröder.

Ernst Penzolt schaltet die Nachttischlampe ein. Der dunkle, aufgerichtete Schatten im fließenden Grau des Bettes verwandelt sich in das zurück, was er nun mal ist: ein lebendes Skelett. Der kahle, totenblasse, graue Schädel mit den bläulichen Schatten unter den Backenknochen, ein Mund, der noch immer lächeln kann, woher er auch seine Stärke beziehen mag. Und diese Augen, vom Fieberglanz überzogen! Die blaurötlichen Hautkrebsstellen, die zu astdürren Gebilden abgemagerten Arme...

Ja: Penzolt lächelt!

»Ich hätte Sie ja gerne mit Toupet empfangen, Doktor. Aber wenn Sie einfach so reinschneien...« Auch das sagt er klar, ohne Atemnot. Und als müsse er es erklären, sagt er: »Mir geht's heute verdammt gut. Es ist unglaublich, irgendwo halten sich in meinen Lungen noch Gesundheitsinseln, die funktionieren und funktionieren.«

Schröder nickt. Was soll er antworten? Er blickt sich um: »Was ist das? Eine Ausstellung?«

»In etwa. Und die nette, kleine Schwester Bärbel hat mir dabei geholfen. Es hat auch ihr geholfen. Sie war vollkommen fertig, heulte nur so vor Angst. Ein schlimmer Schock, nicht wahr? Wissen Sie...«

Ein Hustenanfall würgt seine Stimme ab, schüttelt ihn, und als er abklingt, bittet er erschöpft: »Nehmen Sie die Zeitungen dort drüben weg, sonst haben Sie ja gar keinen Stuhl. Setzen wollen Sie sich doch, oder?«

Das will Schröder. So räumt er den Hocker ab, versucht, mit seiner Verwirrung fertig zu werden und zu tun, als sei dies alles völlig normal. Und ist es das nicht?

Eine ganz normale Situation? Warum soll ein Mann, der nur noch wenige Tage, Wochen, vielleicht auch nur Stunden zu leben hat, sich nicht mit den Dingen beschäftigen, die die wichtigsten in seinem Leben waren?

Als habe Ernst Penzolt auch diesen Gedanken erraten, sagt er: »Das ist eine Ausstellung mit einem einzigen Besucher. Mir selbst. Ich kann nicht sagen, daß ich sie besonders liebe. Doch vieles ist ganz passabel. Und auf manches bin ich stolz. Die Kapelle dort drüben zum Beispiel. Sie habe ich immer sehr gemocht. Sie steht an einer Autobahn, und ich war sehr stolz darauf, als ich den Auftrag bekam. – Ein Mann wie ich...«

»Darf ich Sie was fragen, Herr Penzolt?«

»Bitte.«

»Sie sind ein bekannter Architekt. Sie haben sicher viele Freunde. Doch Sie bekommen keinen Besuch. Warum wollen Sie niemanden sehen?«

Der Blick der dunklen Augen bleibt auf ihm haften, und es ist schwer, ihm zu begegnen. Noch schwerer ist es zu erkennen, was Penzolt bewegt. Er scheint nachzudenken. Vielleicht schläft er? Doch dann öffnet sich wieder der Mund: »Die Zeit frißt, Doktor. Sie frißt nicht nur Fleisch. Sie frißt alles, was wir tun. Zement bröckelt, die Träger rosten, der Wind schlägt die Fenster ein. Was hat das mit der Idee zu tun, aus der es entstand? Das ist Verfall. Sie haben recht: Ich bin Architekt. Als Künstler liebe ich

Schönheit. Meine Modelle sind auch schön – zumindest hübsch. Alles so sauber, nicht, diese Modellchen? Nein, ich weigere mich, den Anblick des Verfalls jemandem zuzumuten.«

»Aber, Herr Penzolt...«

»Das ist so, und ich weiß es. So wie ich weiß, daß ich mein Soll bald erfüllt habe. Darin besteht mein Glück: zu sehen. Der arme Junge aber, dieser Peter Niederberger, oder die anderen? Ich kannte einen, dem schlug Aids ins Gehirn. Enzephalitis! Die ›opportunistische Infektion‹, wie ihr das so schön nennt. Hätte er sich wenigstens für Napoleon gehalten. Nein, wenn der aus seinen Krämpfen aufwachte, kroch er im Zimmer umher und bellte...« Wieder erstickten Worte in krampfartigem, schrecklichem Husten. Es ist wie eine Faust, die seinen Körper zusammenpreßt, nach vorne pendeln läßt, ehe er, einem Ertrinkenden gleich, den Kopf zurückwirft.

Schröder springt auf und greift nach der Sauerstoffmaske.

»Geht schon, geht schon...« Penzolt schüttelt den Kopf, greift nach einem Taschentuch und tupft sich Schweiß und Speichel ab: »Ich gewöhne mich daran. Ist das nicht unglaublich, selbst das Ersticken gehört zum Tagesablauf... Das wird so normal wie alles andere. Und die Frage bleibt doch immer: Was ist eigentlich normal in einem Leben? Wissen Sie, was ich manchmal denke? Daß das, was ich hier durchmache, auch etwas mit Architektur zu tun hat. Jedes Leben ein Entwurf, nicht? Die meisten sind Dilettanten, bei der Ausführung hapert's dann. Ich fürchte, ich kann mich da nicht ausnehmen. Den aber, der es entworfen hat, trifft keine Schuld. Und der Tod, Doktor, das ist die Signatur.«

Schröder nickt. Und nun lächelt Penzolt wieder.

»Warum mich niemand hier besucht, haben Sie gefragt? Interessiert Sie das wirklich? Das ist nett von Ihnen. Ich kann Ihnen eine Erklärung geben. Ich habe einen Freund, Doktor, einen jungen Freund. Das ist bei uns so üblich, nicht?«

Wieder das Lächeln. »Er heißt Axel. Aber ich habe Axel weggeschickt. Er bekam von mir einen Auftrag in Italien. Er ist Designer und sehr talentiert. Nun gut, es war ein Vorwand. Und ich frage mich heute noch, ob er es geahnt hat. Jedenfalls habe ich ihm verboten, hierher zu kommen. Und er hält sich dran. Nein, das hier, das soll er nicht sehen. Das muß ja nicht sein, finden Sie nicht? Ich will's ihm nicht zumuten.«

Penzolt schließt die Augen, der Kopf fällt seitlich ins Kissen.

Schröder erhebt sich. »Sie müssen jetzt schlafen.«

Mit geschlossenen Augen verzieht Penzolt den Mund: »Damit die kleinen, lieben Keime – wie heißen sie noch, Pneumozystis carinii – weitermachen können... Nur nicht stören, was, Doktor? O nein...«

Die Stimme ist so schwach und erschöpft, daß sie kaum zu vernehmen ist: »Ich sehe meine Modelle, da brauche ich die Augen nicht aufzumachen. Und wissen Sie, warum ich sie sehen will, Doktor? Damit ich weiß, daß ich auf dieser Welt gewesen bin. Das reicht mir schon. Das ist wichtig: zu wissen, man war hier und hat was getan... Finden Sie nicht?«

»O ja, das denk' ich auch. – Danke.«

»Für was?«

»Für die Dinge, die Sie mir gesagt haben.« Schröder zögert. »Ich wollte Sie heute abend besuchen, Herr Penzolt. Ich hatte keinen beruflichen Grund. Ich kam nicht als Arzt zu Ihnen. Aber irgendwie dachte ich mir, es wäre gut, mit Ihnen zu sprechen. Und ich habe recht gehabt. Es war gut.«

Penzolts Atem wird wieder laut. Nichts ist zu hören als dieses knarrende Auf und Ab. Doch dann sieht er Schröder an: »Alle wollen mit mir sprechen. Das ist ein bißchen komisch, aber man gewöhnt sich daran. Nur, wenn ich jetzt eine Bitte hätte, was dann?«

Seine Augen sind überraschend klar und sehr ruhig.

»Welche Bitte?«

»Nun, zum Beispiel, daß Sie mir eine Spritze geben. Die, die allem ein Ende macht. Würden Sie das?« Der Husten versucht die Stimme abzuwürgen, diesmal schafft er es nicht. »Würden Sie es tun?«

Schröder bringt keine Antwort zustande. Der lächelnde, vom Fieber und Tod gezeichnete Mensch im Bett macht es ihm auch jetzt wieder leicht.

»Keine Sorge, ich werde Sie nicht darum bitten. Der reife Apfel fällt schon von selbst vom Baum, Doktor. Aber der Junge heute, das war schlimm. All das Blut... Und die kleine Bärbel mit ihrer Angst. Sie tun mir so leid... Warum wird es ihnen zugemutet? Sagen Sie es mir? Was ist das für eine Welt, wo die Jungen nicht nur verraten werden, sondern derart leiden müssen?«

Er hatte sie von Anfang an gemocht, vom ersten Tag, von der Sekunde an, als sie zu ihm hereinkam und sagte: »Ich bin die Iris! Und ich hab's mir nicht mal auf dem Strich geholt... Und wenn ich dir auf die Nerven gehe, kannst du mich rausschmeißen.«

Sie war Ernst Penzolt nicht auf die Nerven gegangen. Wie auch? Sie war so anrührend in ihrer direkten Ehrlichkeit. Und überdies war sie schön, trotz der Verunstaltungen, die die Krankheit ihren Augen zugefügt hatte. Und hinter der Fassade herausfordernder Chuzpe klammerte sich eine manchmal niedergedrückte, vielleicht auch verrückte, doch so tapfere Seele an das Leben.

Nun also steht sie vor ihm, beugt sich zu ihm nieder, starrt ihn aus tränenden Augen an und sagt doch tatsächlich: »Weißte was, Ernst? Siehst prima aus! Wieder viel, viel besser.«

»Ich denk', dir ist das Augenlicht genommen? Du siehst doch nur hell und dunkel? – Oder was ist?«

»Ich seh' schon fast klar. Halb klar. Und was ich nicht sehe, hör' ich an den Stimmen. Und husten tust du auch nicht.«

»Soll ich?«

»Nein. Bitte nicht...«

»Dann gib mir wenigstens mein Toupet. Wo ist denn mein Toupet, verdammt noch mal? – Ach, da drüben... Eine so schicke Frau wie dich soll man würdig empfangen!«

»Find' ich auch«, sagt sie. Und als sie ihm das Toupet reicht und es ihm sorgsam über den kahlen Schädel zieht, spitzt sie den Mund. Das rührt ihn am meisten: dieser gespitzte, kleine Monroe-Mund im rotverschwollenen Gesicht.

»Du, wirklich: Ich find', du blühst richtig auf.«

»Nein! Das nennt man Remissionen«, sagt Penzolt. »Da staunen selbst die Ärzte drüber. In der letzten Krise immer wieder die Kurve kratzen, genau das ist es. Darauf kommt's an.«

»Darauf müßten wir eigentlich Champagner trinken, auf deine Remissionen. Soll ich einen holen? Darfst du?«

»Das ist doch keine Frage von dürfen. Ich darf alles. Können ist das Problem!«

Sie setzt sich. Die Freude verschwindet aus ihrem Gesicht. Sie weiß Bescheid: Nur noch die Magensonde hilft ihm weiter. Champagner und Magensonde? Nein...

»Weißt du, diese Bakterien haben sie jetzt im Griff. Der Doktor Schröder hat's mir gesagt. Meine Augenkraft kommt wieder, in vierzehn Tagen, meint er, der Schröder, nur noch eine Frage der Zeit. Dann brauchte ich allerdings 'ne Brille. Stell dir mich mal mit 'ner Brille vor, Ernst!«

»Warum nicht? Und was machst du dann?«

»Dann?« Sie krümmt sich ein wenig zusammen. Und sagt nichts. Still ist es; Ruhe in allen Korridoren. Vier Uhr. Besuchszeit. Von irgendwo, gefiltert durch die Mauern und Türen, ein Lachen. Die Fernseher flimmern nicht, die Radios sind abgestellt. Sie unterhalten sich, die, die können, die jemanden haben, der kommt, um mit ihnen zu sprechen. Sehr viele aber liegen allein. Penzolt liebt diese Stunde. Das Boot! denkt er. Dieses Bild hat ihn schon so oft beschäftigt: Wir alle, ich, die anderen, selbst die Ärzte und die Schwestern, in einem Boot, unter einem Himmel, der keine Sterne kennt, verloren in einem uferlosen Ozean...

Er blickt zu Iris hinüber. Sie hat die Hände über den Knien geschlossen wie ein Kind. Das Haar fällt nach vorne, dunkles, braunrotes, reiches, knisterndes, junges Haar. Nie hat er soviel Erbarmen gespürt wie jetzt. Er hätte sie so gerne in den Arm genommen. Doch auch das erübrigt sich. Wie auch? Wo er den Arm kaum hochbekommt...

»Iris? Was ist denn?«

Sie schweigt lange. Dann kommt ihre Stimme, leise, spröde: »Was machst du dann, hast du gefragt? Natürlich werde ich bald entlassen. Zu Hause, in meiner Wohnung, brauche ich mich nicht mehr blicken zu lassen, hat mir meine Freundin geschrieben. Sie wolle nicht auch die Seuche am Hals.«

»Willst du denn dorthin zurück?!« Die Überraschung nimmt ihm den Atem, und so kommt der Husten. Es dauert lange, bis er damit fertig wird. Sie reicht ihm das Tuch. Er tupft sich den Mund ab: Whirlpool und Liebesschaukel! denkt er. »Swinger-Club.« Ist sie verrückt geworden?

»Nein, ich bin sogar froh darum, daß ich nicht kann. Weißt du, ich finde, daß sie mir das geschrieben hat, hilft mir.«

»Richtig, Iris! So was hilft.«

»Ich bekomm' einfach den Vogt nicht aus dem Kopf«, sagt sie da plötzlich. »Der Kerl von 214. Der liegt hier bei uns – und was tut er?«

»Er hatte eine Enzephalitis...«, versucht er sie zu unterbrechen. »Vergiß das nicht. Er bekam's in den Kopf.«

»Und was tut er? Steht mitten in der Nacht auf, klaut sich ein Auto und bringt das erstbeste Mädchen um!«

»Komm, Iris...«

Aber damit kann er sie nicht aufhalten, dies bändigt nicht die Bilder, die sie bedrängen: »Erwürgt. Erwürgt, ja... so geht's mir auch, wenn die Schwäche mich nicht vorher fertigmacht... Und weißt du was, Ernst: Mir sieht man's an! Jeder sieht's mir an. Das denk' ich immer: Iris – dir sieht man an, was du getan hast. Und dir sieht man an, was du hast. Du bist nichts. Ein Stück Mist bist du! Gerade reif für den Nächsten, der dich umlegt. Daran muß ich immer denken.«

Er richtet sich auf und braucht seine ganze Kraft dazu, so viel Kraft braucht er, daß der Schweiß ausbricht und der Husten wiederkommt.

Schon ist sie bei ihm. »Entschuldige, Ernst! Ich weiß ja, ich sollte dich nicht aufregen.«

»Nein, nein«, flüstert Ernst Penzolt. »Nicht ich – du sollst dich nicht aufregen. Und noch etwas mußt du wissen, Iris... Sieh mich an. Ja, so ist's gut... Ich muß dir etwas sagen. Und ich will dir auch etwas geben.«

»Ja, Ernst?«

»Ich will dir sagen, Iris, daß du ein wunderbarer Mensch bist.«

»Komm!«

»Nein, das bist du. Vielleicht stimmt das Drehbuch manchmal nicht, nach dem dein Stück gespielt wurde. Leben ist nun mal Theater. Und da wirken auch andere mit. Verstehst du?«

»Ja«, sagt sie mit einer ganz kleinen, veränderten Mädchenstimme, »ich glaube, ich versteh'.«

»Das ist gut. Und jetzt will ich dir etwas geben. Steh mal auf, Iris. Geh rüber an den Schrank. Dort unten im zweiten Fach, wo die Hemden sind...« Er räuspert sich, es klingt wie das Rascheln von welken Blättern. »Wo die Hemden mal waren – da findest du eine grüne Lederschachtel. Wenn du sie nicht siehst, kannst du sie fühlen.«

»Ich hab' sie«, sagt Iris.

»Gut. Sehr gut. Dann komm her... Setz dich auf mein Bett, ja so, ganz nah. Und jetzt mach die Augen zu.«

»Ich seh' doch sowieso kaum was.«

»Mach sie trotzdem zu.«

Er öffnet das Futteral, er hat Mühe, doch er schafft es. Und da liegen sie nun auf dunklem Samt und schimmern: drei Reihen, Kugel an Kugel, jede makellos...

Er nimmt die Perlen vorsichtig, mit spitzen Fingern, legt ihr das Collier um den Hals und schiebt den Verschluß zu. Dann entnimmt er dem kleinen Nebenfach den Ring.

»Die Hand, Iris.«

»Hör mal, Ernst, was soll das? Du hast vorhin gesagt, das Leben ist...«

»Dies ist kein Theater, Iris«, sagt er.

Sie richtet sich auf, mit steilem Hals, mit einem glücklichen Zurücknehmen der Schultern, so wie es nur eine Frau kann.

»Iris!« sagt er. »Das hier ist der Schmuck meiner Großmutter. Und die stammte aus Pommern. Und als dann die Russen kamen und sie alle fliehen mußten, konnte sie gerade noch diesen Schmuck retten. Mich hat er ein Leben lang begleitet. Na, und jetzt – jetzt hast du ihn.«

»Ich? Du bist ja verrückt.« Die Worte wollen nicht kommen, und dann kann sie nur flüstern: »Warum... warum denn ausgerechnet ich, um Himmels willen?«

»Warum? Weil du etwas Besonderes bist, Iris. Ja, etwas ganz Besonderes. Und daran sollen die Perlen dich erinnern.«

Sie sieht ihn nur an.

Und dann sagt Iris etwas, das Penzolt beweist, wie richtig sein Entschluß war: »Ich finde«, sagt Iris, »jeder Mensch ist etwas ganz Besonderes...«

Die Tür springt auf, und wie unter Preßluftdruck schäumt Musik heraus: die hellen, harten Kantenschläge eines Schlagzeugs. Nun eine Jazz-Gitarre, deren Töne wie Feuerwerkskörper hochsteigen. Und Menschen! Drei Mädchen, die sich an den Armen halten, rennen Schröder beinahe um. Er blickt in erregte

Gesichter, glänzende Augen, auflachende Münder, betroffen von dieser ganzen unbefangenen, wilden Lebensfreude.

Bumsvoll der Schuppen. Schwingende Scheinwerfer kreisen wie Sonnen. In den Nischen Pärchen beim Bier und beim Knutschen. Über ihren Köpfen hängen dichte, blaue Rauchschwaden. Auf der Tanzfläche aber eine hin- und herwogende Menschenmasse, aus der die Arme hochfliegen, wenn die Gitarren ihren Rhythmus steigern.

Schröders Ohren dröhnen. Er hat ein Gefühl, als hämmerten die Trommeln gegen seinen Bauch. Dies also versteht Paul unter »Feldforschung«?

Es war Paul Weißhaupts Idee gewesen: »Wir spielen Hauptverbandsplatz und kennen noch nicht mal die Front!«

In einer einsamen Ecke hat er ihn jetzt entdeckt.

Carlo Schöller, der Therapeut des Zentrums, steht neben ihm. Der kleine, rundliche Professor hat das Kinn hoch, betrachtet mit väterlichem Wohlwollen das Volk, das an ihm vorüberdrängt. Feldforschung? denkt Schröder. Nein: Napoleon an der Front!

Der Chef hat die Hände in den Taschen seiner leichten Golfhose und scheint das alles zu genießen. Schröder kämpft sich zu ihm durch. Weißhaupt hält ihm lächelnd ein Glas Bier hin. Dann dreht er sich wieder zu dem langen Blonden, der hinter der Bar bedient.

»Ja mei«, sagt der gerade, »wenn das für euch so wichtig ist: Hier hat sich nichts geändert. Wirlich nix.«

Weißhaupt will einen Whisky offerieren, doch der Mann schüttelt den Kopf.

»Aids«, sagt er, »das ist was für Aidsis. Das regt die Kids hier doch nicht auf.«

Er verzieht den Mund. Es will kein Grinsen daraus werden. Er läßt seinen Blick wandern, über all die Köpfe, die jungen Gesichter. »Mir brauchen Sie nichts zu erzählen. Ich bin Medizinstudent im vierten Semester. Ich jobb' hier nur. Mir ist sonnenklar, was läuft. Ich hab' selbst einen gekannt, der daran krepiert ist. Aber bringen Sie's denen mal bei. Wie denn? Die nehmen das nicht ernst. Beim Anmachen geht der Verstand sowieso in den Keller. Und die neuen Kondom-Automaten, die hier in den Toiletten? Interessiert doch niemand... Wissen Sie, was das Schlimmste ist: Sie sind so jung! Sie sind so verdammt unschuldig.«

Feldforschung. Die Front!...

Nachts, unter dem blauen Licht der Tiefstrahler, wirken die Straßen am Hauptbahnhof leer und kalt. Vor den Pornokinos stehen ein paar rauchende Gastarbeiter. Die Bars sind halb leer, die Freier verschwunden. Die weißen Kacheln der Toiletten im Bahnhof reflektieren das unbarmherzige Licht starker Lampen, die hier eingedreht wurden. In den Anlagen, unter dem schwarzen Schattengewirr der Bäume, patrouillieren Polizeistreifen: »Orte, an denen der Prostitution nachgegangen wird, sind regelmäßig zu überwachen.« So steht's im Maßnahmenkatalog, den das bayerische Innenministerium zur Aids-Bekämpfung gerade erlassen hat.

Die granitenen Brunneneinfassungen, auf denen sich die Nutten vom vielen Stehen und Warten erholten – verwaist. Nicht nur die Mädchen, auch die Stricher sind verschwunden.

Draußen, in den Parkbuchten der Ausfallstraßen aber warten noch immer Wohnmobile auf Kundschaft. Eine aufgebrachte Blondine bläst dem Mann vom Gesundheitsamt, den sie zur Verstärkung mitgenommen haben, den Rauch ins Gesicht. Die Fransen über den geschminkten Augen zittern. Hot pants, Stökkelschuhe, nackte Beine und die nackte Wut: »Meinen Sie, ich fass' einen ohne an?! Wir müssen doch zum Test. Bei uns geht's ums Überleben! Und fixen tut von uns sowieso keine.«

»Was sich geändert hat, wollt ihr wissen? Daß nur noch wenige kommen. Aber die ticken noch verrückter als früher.«

Schröder ist müde. Er hat genug.

Was bringt das?

Von »betonharter Uneinsichtigkeit« spricht Paul? Soll er sich mit Weißhaupt darüber aufregen? War es nicht Paul gewesen, der zuvor noch gesagt hatte, daß sich der Sexualtrieb nun mal nicht nach Belieben an- und abstellen ließe? Und schon gar nicht mit seuchenhygienischen Maßnahmen.

»Eine Urkraft, Werner! Es gibt kein Wort dafür. Sie gehört zu uns wie das Atmen und das Denken. Sexualität, das ist mehr als eingefahrenes kulturelles Verhalten. Wer da was ändern will, braucht als Gegenkraft die Macht der Revolution. Und die Bereitschaft, Opfer zu akzeptieren. Wo sind die Grenzen? Wer kann, wer will sie ziehen?«

Und: »Die Zeichen der Katastrophe werden den Freiheitsraum begrenzen. Aber wo wird der Kampf um Einsicht zur Willkür der Macht? Aber wo wird dann die Trennungslinie gezogen zwischen vernünftiger Seuchenpolitik und der ganzen verdammten Intoleranz, dem Haß auf die, die's haben, auf die, die geschlagen sind?«

Scheinwerfer leuchten auf und werden sofort wieder abgeblendet. Zwei Wagen biegen von der Straße ab und stoppen. Ein Mann steigt aus, bleibt unschlüssig stehen, winkt der Blonden zu und flüstert leise mit den Insassen des anderen Autos.

Schröder fröstelt. Ausgerechnet hier, an diesem trostlosen Ort irgendwo an einer der vielen Ausfahrten, die aus der Stadt in die Dunkelheit führen, meldet sich, als überblendeten sich die Bilder einer defekten Kamera, eine ähnliche Szene: die giftgrün angestrahlten Kronen der Mangobäume am Palais de la Nation von Kinshasa. Darunter schattenhafte Silhouetten: junge Mädchen, die dort, im süßlichen Verwesungsgeruch, der vom Fluß über die Millionenstadt wehte, auf ihre Kunden warteten.

So jung, so fröhlich waren sie. Ihr Lachen klang durch die Nacht. Bauernmädchen, aus der Provinz Kivu, aus den Dörfern des hügeligen Hinterlands von Mayombé. In die Stadt kamen sie, um ihr Glück zu machen – und in ihre Dörfer kehrten viele zurück, um die »slim desease«, die Seuche, weiterzutragen oder auf den Tod zu warten. Sechzig Prozent der Mädchen waren schon vor einem Jahr durchseucht. Wie viele Aids-Infizierte es in Schwarzafrika gibt, wer will es wissen? Hunderttausende, sagen die einen, Millionen bereits, die anderen. Exakte Seuchenzahlen, ja schon das Wort »Aids«, bleiben für die Regierenden tabu.

In den Hauptquartieren der internationalen Epidemiekontrolle aber tauchte vor einem Jahr bereits die Idee auf, »den Seuchengürtel Schwarzafrikas« als hoffnungslos aufzugeben.

Mein Gott, denkt Schröder, was ist nur mit uns Menschen los? Und in welcher Zeit leben wir? Was soll noch werden?

Sie fahren zurück.

Vor den Pubs und Schickerialokalen der Innenstadt stauen sich die Wagen, Motorräder röhren, Taxis fahren vor: München – die »erotischste Stadt der Bundesrepublik«!

»Mich schützen? Wie soll ich denn das?« hatte Schröder ein nettes Barmädchen mit Liza-Minelli-Fransen zum Auftakt des Abends zwischen exotischen Pflanzen, Spiegeln und High-Tech-Möbeln erklärt. »Wenn mir jetzt ein Typ gefällt, so wie Sie zum Beispiel, soll ich ihm sagen: ›Ohne‹ kommt nicht in Frage? Der meint doch, ich hätt's auch!«

Dieser ganze »Zug durch die Gemeinde« verliert zu keiner Sekunde seine Gespenstigkeit.

Was suchen sie? Was wollen sie bewirken? Kreisen sie nicht selber mit in diesem Karussell von Selbstbetrug, Hoffnung und Vergeblichkeit?

Dort aber, wo die Szene zu Hause ist, in den Lokalen am Gärtnerplatz, deren Namen er so oft von seinen Patienten hörte, dort, wo sich für viele »Homos« das andere, »wahre Leben« abspielt, das vielen das »Wahre« bedeutet, erlebte er trotziges Bewußtsein

– und Verzweiflung. Nie war Schröder hier gewesen. Sie aber kannten ihn. Vor allem kannten sie Weißhaupt...

»Was habt ihr noch so alles für uns in petto?!«

Ein dunkler, schnauzbärtiger Mann. Er warf mit Worten wie mit Steinen. Und später – es stellte sich heraus, daß er der Geschäftsführer des kleinen, eleganten Restaurants ist – die Frage: »Wollt ihr uns 'ne Nummer auf den Arsch tätowieren? Ich weiß, Sie arbeiten im Aids-Zentrum. Auch wenn Sie das noch Jahre tun und es dann noch einen von uns gibt – ich kann Ihnen jetzt schon versichern: Ihr werdet uns nie verstehn!«

Er sprach leise. Er schien nach außen völlig ruhig. Er setzte die Worte eines nach dem anderen, so, als prüfe er jedes vorher auf seinen Gehalt. Die Hände aber konnte er nicht beherrschen.

»Die Ansteckungslinien abschneiden, Meldepflicht, ist es das? Was ganz anderes wollt ihr uns abschneiden. Maßnahmenkataloge, Ausgrenzung? Wissen Sie, was das heißt? Daß die Leute von hier abhauen. In Scharen. Und zwar die Besten. Auch mein Partner in diesem Laden, der ist jetzt nach Nordrhein-Westfalen. Der hatte einen Nervenzusammenbruch. Anschließend wollte er sich umbringen. Früher hab' ich mich noch über seine Verfolgungshysterie lustig gemacht. Tuntengetue, Stefan! hab' ich gesagt. Jetzt ist mir klar: Nicht er, ich war der Idiot.«

Er konnte kaum weitersprechen. Er zitterte, hatte Mühe mit dem Atem. »Sehen Sie sich doch um hier. Halb leer!... Wer hat heute noch Lust auf einen schönen Abend? Nein, meine Kunden sitzen zu Hause. Wenn ihr schon Mediziner seid, schaut endlich zu, daß das Mittel gefunden wird. Zu viele sind schon gestorben...«

Der Raum, den Schröder nun betritt, ist in orangefarbene Dämmerung getaucht. Alle Vorhänge sind zugezogen. Menschen sieht Schröder. Ein halbes Dutzend vielleicht. Schwarze, abgegrenzte Schatten vor diesem fließenden Licht.

Maria stellt ihren Kuchen auf den Tisch in der Ecke, und dort am Fenster, wo die Sonne die Vorhänge rötlich-transparent werden läßt, steht auch ihr Sohn Peter.

Die anderen aber? Manchmal ähnelt das Zentrum einem Asyl. Schröder selbst hatte den Zugang der Besucher zu den Kranken durchgesetzt. Sie halten sich strikt an die Vorschriften – auch wenn das Küßchengeben wegfällt, ihre Nähe tut den Kranken gut. Die Schatten bilden einen Halbkreis um das Bett. Und der schwarze Kasten, an dem sich Peter Niederberger jetzt zu schaffen macht, ist ein Diaprojektor.

Was soll das Ganze? Trotz seines Unbehagens grüßt Schröder in die Runde. Er gibt sich einen Ruck und geht zum Bett.

»Hallo, Herr Staub!« Er legt die Hand auf eine knochige Schulter, lächelt in ein Gesicht, das sich dunkel-fleckig vom Weiß des Kopfkissens abgrenzt: »Alles, alles Gute!«

»Warum sagen Sie mir nicht: viele, viele Jahre, Doktor?«

»Wollt' ich doch gerade.«

An dem Hustenanfall, in dem ein Lachen erstickt, erkennt Schröder: Das sind keine Besucher. Patienten sind es. Und sie haben sich elegant gemacht. Statt Bademänteln und Pyjamas – Blazer und Pullis. Ihr Lachen aber, welche andere Waffe haben sie schon als diese letzte Verteidigung ihrer Würde?

»Auf den Tag kommt's an«, sagt Staub, »nicht auf die Jahre. Stimmt's?«

»Hier ist doch jeder Tag Geburtstag«, erwidert einer.

Ja, meine Kranken! denkt Schröder, und es wird ihm ganz eng unter einem warmen, strömenden Gefühl, das sich in solchen Situationen immer wieder einstellt: Aids-Patienten. Solidarnosc! Das ist es: Sie erleben die größte Solidarität, die Menschen wohl gegeben ist. Die Gemeinschaft der Todgeweihten. Und leisten sich Witze darüber.

»Zuerst meine Dias«, verlangt Staub. »Dann für euch Mama Marias Erdbeeren, okay?«

Auf dem Viereck der kleinen Pojektionsfläche flammt ein erstes Bild auf: das kobaltblaue, lichtübergossene, weite Meer, am Strand aber, auf der schimmernden Linie der Brandung, lachend im Schaum treibend, ein schlanker, tiefbraun gebrannter Männerkörper.

»Das war Rhodos. Vor vier Jahren.«

Staub hat Mühe mit dem Sprechen, aber etwas ist in ihm, das Kraft mobilisiert. Und so fällt jedes Wort klar und abgegrenzt in die Stille.

»Damals wußte ich noch nichts. Aber als ich nach Hause kam, war's dann raus. Deshalb wollte ich das Foto als erstes sehen. Na, jedenfalls finde ich es besonders gut – was?«

Wieder ein Bild: Martin vor einem von holzgeschnitzten Götterfratzen umrahmten Tempeleingang. Ganze Pyramiden von Früchten und Blumen sind hier aufgebaut. »Bali«, sagt Martin. »Damals wollten die mich in der Entwurfsabteilung nicht gehen lassen. Aber ich habe ihnen gesagt, Bali sehen und sterben. Entweder kriege ich jetzt Urlaub, oder ich kündige. Na, ich hab' ihn gekriegt.«

Martin auf dem Balkon seiner Wohnung. Martin in den Halteschlaufen eines Drachenseglers. Blutrote Schutzkleidung am Körper, den Kopf in der Rundung des Helms. Berge stehen am Horizont. Die Gipfel sind in Schnee gehüllt. Vor den leuchtenden Flügeln des Drachenseglers aber öffnet sich eine blaugläserne Tiefe. »Da einfach runtersausen«, flüstert Martin Staub. »Dann aufgefangen werden und über alles hinwegfliegen ...«

Keiner ist im Raum, der spricht. Das schwebende, fast andächtige Schweigen wird nur einmal vom Ton eines unterdrückten Schluchzens gebrochen.

»Bloß nicht«, kommt die leise Stimme vom Bett.

Martin hebt die Hand.

Peter Niederberger schaltet das Licht an. Und Schröder erkennt die glitzernde Laufspur der Tränen.

»Was soll denn das? Mama Maria, deine Erdbeeren! Schneidet die Torte auf. Heulen habe ich mir abtrainiert. Das tut weh und bringt nichts. Wenn ich jetzt heulen würde, Doktor, wissen Sie, warum? Weil ich das erlebt habe. Der auf den Fotos bin ich! Und daran zu denken ist gut. Denn wissen Sie, Doktor: Es war schön...«

Am Abend, der Staubs Geburtstag folgt, stirbt Ernst Penzolt. Herbert Kraft, der Pfleger, der den Wachdienst übernommen hat, entdeckt ihn kurz nach drei. Sekundenlang bleibt Kraft völlig stumm und versunken. Dies ist ein Tod, der trifft. So sehr hatten sie sich im Zentrum an Ernst Penzolts langsames Sterben gewöhnt, daß keiner mehr an das Ende glauben konnte.

Ganz vorsichtig zart, als habe er etwas sehr Kostbares zu beschützen, drückt der Pfleger Penzolts Lider nach unten und streift das Laken über den Körper. Er hat viele sterben sehen. Zu viele. Diesmal kommt er gegen die Tränen nicht an. Um sich zu beruhigen, kramt er aus der Tasche des Mantels die Zigaretten und entdeckt dabei den Zettel auf dem Nachttisch. Er ist von Penzolts goldner Taschenuhr beschwert.

Kraft nimmt ihn in die Hand. Die zerfaserten dünnen Linien der Buchstaben sind schwer zu deuten. Es muß Ernst Penzolt unendliche Mühe gekostet haben, noch zu schreiben.

Dann versteht Kraft.

»Vergeßt eines nicht«, liest er, »man kann die Welt betrachten, wie man will, doch das Zentrum ihrer Kraft bleibt die Liebe. Aus ihr ist sie erbaut. Haltet sie in Ehren.«

Was von Ernst Penzolt übrig bleibt, wird vor Morgengrauen in einer Plastikhülle im Leichenkeller untergebracht. Auch seine Wäsche wird in Plastiksäcke eingeschweißt.

Später, wenn der Desinfektionstrupp seine Arbeit tut, wird man alles verbrennen...

Rudyard Kipling

Botschaft aus dem Jenseits

Eine Erklärung für die folgende Geschichte mag geben, wer Wesen und Ursprung der Seele genau kennt und weiß, wo die Grenzen des Möglichen liegen. Ich habe lange genug in Indien gelebt, um zu wissen, daß man am besten nichts weiß, und kann nur die Begebenheit berichten, wie sie sich zugetragen hat.

Dumoise war in Meridki unser Zivilarzt, und wir nannten ihn »Dormouse«, also Schlafmaus, weil er ein kleiner, runder, schläfriger Mann war. Als Arzt war er tüchtig, dabei sehr friedfertig und kam mit jedem aus, selbst mit dem Stellvertreter unseres Präsidenten, der die Manieren eines Bootsknechts und so viel Taktgefühl hatte wie etwa ein Pferd. Er heiratete ein Mädchen, das ebenso rund und schläfrig aussah wie er selbst. Sie war ein Fräulein Hillardyce, Tochter des »grünen« Hillardyce von Berars, der die Tochter seines Vorgesetzten »aus Versehen« heiratete. Doch davon erzähle ich ein andermal.

In Indien dauert der Honigmonat selten länger als eine Woche; aber nichts hindert andrerseits ein Paar, ihn auf zwei oder drei Jahre auszudehnen. Für Verheiratete, die ineinander verliebt sind, bietet dies Land die beste Gelegenheit; sie können völlig einsam und ungestört leben – wie es eben die »Dormäuse« taten. Die beiden kleinen Personen zogen sich nach der Hochzeit von der Welt zurück und führten ein äußerst glückliches Dasein. Natürlich mußten sie von Zeit zu Zeit einen Gesellschaftsabend veranstalten, aber es knüpften sich dadurch keine engeren Beziehungen mit anderen Familien an. Die Station setzte ihr gewohntes Leben fort und vergaß die freiwillig Einsamen; nur gelegentlich konnte man die Bemerkung hören, Dormaus sei der beste Bursche von der Welt, wenn auch sonst nicht viel mit ihm anzufangen sei. Ein friedfertiger Zivilarzt ist in Indien eine Seltenheit und als solche hochgeschätzt.

Doch nirgends kann man auf die Dauer Robinson Crusoe spielen, und in Indien, wo die Zahl der Engländer verhältnismäßig gering und in Notfällen einer auf den guten Willen des andern ganz besonders angewiesen ist, rächt sich der Versuch bald. Dumoise tat unrecht, sich ein Jahr lang von der Welt abzuschließen, und er erkannte seinen Fehler, als mitten in der kalten Jahreszeit eine Typhusseuche in der Station ausbrach und seine Frau sich niederlegen mußte. Der kleine Mann war auffallend schüchtern und unbeholfen, so vergingen fünf Tage, ehe ihm klar wurde, daß es sich bei seiner Frau nicht um ein einfaches Fieber handle, und drei weitere Tage, bis er sich das Herz faßte, zu Frau Schute, der Frau des Ingenieurs, von seiner Notlage zu sprechen. Nun weiß man in Indien allgemein, daß die ärztliche Kunst bei Typhus so gut wie ohnmächtig ist. Zwischen den Pflegerinnen und dem Tode muß der Kampf Minute für Minute und Schritt für Schritt ausgefochten werden. Frau Schute war nahe daran, sich an Dumoise wegen seiner »sträflichen Verzögerung«, wie sie sagte, tätlich zu vergreifen, und eilte sofort zu der armen Kranken.

Wir hatten in jenem Winter in der Station sieben Fälle von Typhus, und da die Sterblichkeit etwa zwanzig von hundert oder eins von fünf beträgt, so waren wir auf einen Todesfall gefaßt. Aber jeder tat für sein Teil sein möglichstes; die Frauen pflegten die kranken Frauen, die Männer saßen am Krankenbett der Junggesellen. So dauerte das heiße Ringen mit dem tückischen

Feind sechsundfünfzig Tage, und es gelang uns, die Patienten im Triumph durch das Tal der Schatten zu bringen. Aber gerade, als wir dachten, es wäre alles überstanden, und zur Feier des Sieges einen Ball geben wollten, erlitt die kleine Frau Dumoise einen Rückfall und starb innerhalb einer Woche, die Station aber ging statt zum Ball zum Leichenbegängnis. Dumoise brach am Rande des Grabes zusammen und mußte weggetragen werden.

Nach dem Tode seiner Frau verkroch sich der Arzt in seinem Hause und wies jeden Versuch des Trostes zurück. Seinen ärztlichen Pflichten kam er auf das gewissenhafteste nach, aber wir waren sämtlich der Meinung, er solle einen Urlaub nehmen, und seine Kollegen gaben ihm den gleichen Rat. Dumoise dankte verbindlichst für den Vorschlag – er war für alles dankbar, was man mit ihm machte – und unternahm eine Fußwanderung nach Chini. Chini liegt etwa zwanzig Tagesmärsche von Simla im Herzen der Hügellandschaft, und der Aufenthalt in jener Gegend muß einem verwundeten Herzen wohltun. Man kommt durch mächtige Deodarwälder, wandert an gewaltigen einsamen Felsenhängen hin und über ungeheure schweigende Grasdünen, schwellend wie eines Weibes Brust; und der Wind, der durch das Gras säuselt, und der Regen, der durch die Zedernzweige tropft, beide singen dem Wanderer ein leises, einschläferndes Lied von Schweigen und Vergessen. So wurde denn der kleine Dumoise mit seinem photographischen Apparat und seiner Flinte nach Chini geschickt, um dort für seinen Kummer Linderung zu finden. Er nahm auch überflüssigerweise einen Träger mit, weil dieser der Lieblingsdiener seiner Frau gewesen war. Er war faul und diebisch, aber Dumoise vertraute ihm blindlings.

Auf seinem Rückweg von Chini wandte sich Dumoise nach Bagi zu und kam dabei durch den von der Regierung geschützten Urwald auf einen Ausläufer des Hottu-Gebirges. Leute, die viel gereist sind, behaupten, daß der Weg von Kotgarh nach Bagi nirgends auf der Erde seinesgleichen finde. Er führt durch düstere, feuchte Wälder und endet plötzlich in einer offenen, waldlosen, hügeligen, mit schwarzen Felsgruppen umsäumten Ebene. Das Stationshaus in Bagi liegt gänzlich ungeschützt vor Nord- und Ostwinden und ist bekannt durch seine niedrigen Temperaturen. Es wird daher wenig besucht, und das mag der Grund sein, weshalb Dumoise dorthin ging. Er machte bei dem Hause um sieben Uhr abends halt und schickte seinen Träger den Berg hinunter nach der Ortschaft, um Kulis für den nächsten Tagesmarsch anzuwerben. Die Sonne war untergegangen, und schon strich der Nachtwind leise wie wehklagend durch die Felsen. Dumoise lehnte sich an die Verandabrüstung und wartete auf seinen Träger.

Dieser kam zurück, kaum daß er fortgegangen war, und in einer Hast, daß Dumoise dachte, er müßte auf einen Bären gestoßen sein.

Aber ein Bär, der ihn erschreckt haben konnte, war nicht zu erblicken. Der Mensch stürzte auf die Veranda zu und brach zusammen, während ihm das Blut aus der Nase schoß und in seinem aschfahlen Gesicht entsetzlicher Schrecken sich ausprägte. Dann kam es mühsam aus seiner Kehle: »Ich habe die Memsahib gesehen! Ich habe die Memsahib gesehen!«

»Wo?« sagte Dumoise.

»Da unten, wie ich zum Dorfe ging. Sie trug einen blauen Anzug und hob den Schleier und sagte: ›Ram Das, sage dem Sahib meine Grüße und melde ihm, ich würde ihn nächsten Monat in Nuddea sehen.‹ Dann lief ich fort, denn ich fürchtete mich.«

Was Dumoise sagte oder tat, weiß ich nicht. Ram Das erzählt, er habe nichts gesagt, sondern sei die ganze kalte Nacht hindurch auf der Veranda auf und nieder gegangen, um auf die Memsahib zu warten, und habe seine Arme in das Dunkel hinausgestreckt wie ein Wahnsinniger. Aber keine Memsahib kam, und am nächsten Tage ging er weiter nach Simla und richtete jede Stunde von neuem Fragen über die Begegnung an den Führer.

Ram Das konnte nur immer wiederholen, er habe Frau Dumoise gesehen, und sie habe ihren Schleier aufgehoben und ihm die Botschaft aufgetragen, die er getreulich ausgerichtet habe. Bei dieser Aussage beharrte Ram Das. Er wüßte nicht, wo Nuddea liege, hätte keinen Bekannten in Nuddea und würde sicher nie nach Nuddea gehen, und wenn man ihm doppelten Lohn gebe.

Nuddea liegt in Bengalen und steht außer allem Zusammenhang mit einem im Pendschab angestellten Arzte. Es ist sicher mehr als 1200 Meilen von Meridki entfernt.

Dumoise kehrte ohne jeden Aufenthalt über Simla nach Meridki zurück, wo er seinen Vertreter wieder ablöste. Es gab einige Hospitalrechnungen zu erklären und neuere Anweisungen des Generalarztes zur Kenntnis zu nehmen, so beanspruchte die erneute Übernahme des Arztes den ganzen ersten Tag. Am Abend erzählte Dumoise seinem Vertreter, einem alten Freunde aus der Junggesellenzeit, was ihm in Bagi begegnet sei, und der andre sagte, Ram Das hätte ebensogut Tutieorin wählen können, in dessen Nähe er einmal gewesen sei.

In diesem Augenblick kam ein Telegraphenbote herein mit einer Depesche aus Simla, durch die Dumoise angewiesen wurde, sofort zu einem Spezialdienst nach Nuddea zu gehen. Es war nämlich in Nuddea in heftiger Weise die Cholera aufgetreten, und da die bengalische Regierung wie gewöhnlich Mangel an Ärzten hatte, ersuchte sie um Aushilfe vom Pendschab.

Dumoise reichte das Telegramm über den Tisch und sagte: »Nun?«

Sein Freund fand kein Wort zur Erwiderung und schwieg. Dann fiel ihm ein, daß Dumoise auf seinem Wege von Bagi durch Simla gekommen sei und so vielleicht zuvor dort die Berufung veranlaßt habe.

Er wollte danach fragen und seiner Vermutung Worte leihen, als Dumoise ihn mit der Bemerkung zum Schweigen brachte:

»Hätte ich das gewünscht, so wäre ich niemals von Chini zurückgekommen. Ich habe dort ein Gewehr geführt. Ich will aber noch leben, denn ich habe noch verschiedenes zu tun. Doch es ist mir nicht leid darum.«

Der andre neigte sein Haupt und half im Zwielicht Dumoises soeben geöffnete Koffer wieder einpacken, als Ram Das mit den Lampen hereintrat.

»Wohin geht der Sahib?« fragte der Diener.

Nach Nuddea, antwortete Dumoise mit leiser Stimme.

Ram Das umfaßte Dumoises Knie und Füße und flehte ihn an, nicht zu gehen; er weinte und wehklagte so lange, bis er aus dem Zimmer gewiesen wurde. Dann suchte er seine Habseligkeiten zusammen und kam noch einmal herein mit der Bitte um seine Entlassung. Er wolle nicht nach Nuddea gehen, um seinen Sahib sterben zu sehen und vielleicht selbst seinen Tod zu finden.

So entlohnte Dumoise den Diener und ging allein nach Nuddea; sein Freund sagte ihm wie einem, der zum Tode verurteilt ist, Lebewohl.

Nach elf Tagen war Dumoise mit seiner Memsahib wieder vereint, und die bengalische Regierung mußte um eine neue Aushilfe zur Bekämpfung der Cholera in Nuddea ersuchen. Die erste lag tot im Stationshaus zu Tschuadanga.

John Knittel

Damnoorah

Ehe ich euch in die Stadt Damnoorah führe, wohin ich auf Befehl des Gesundheitsministeriums versetzt wurde, um den Posten eines chirurgischen Assistenten am Regierungshospital zu bekleiden, ehe ich diesen Abschnitt meines Lebens schildere, muß ich einige Worte sagen, die ich früher oder später ohnedies hätte sagen müssen.

Falls einige meiner Kollegen meine Geschichte lesen, will ich betonen, daß ich die kommenden Abschnitte nicht in der Absicht verfaßte, meinen Beruf »in den Schmutz zu ziehen«, und daß ich nicht wünsche, die wenigen Vorzüge, die ich besitze, durch die Anprangerung ihrer ärztlichen Fehler hervorzuheben. Wenn mein Unglück es gewollt hat, daß ich mit dem Abschaum meines Berufes, mit Verbrechernaturen in Berührung kam, so habe ich auch das Glück gehabt, guten Ärzten zu begegnen, Männern lauteren Charakters mit fast unübertrefflichen Kenntnissen und Fähigkeiten, Männern, die mich haben begreifen lassen, wie klein ich eigentlich bin, die in mir ein so gewaltiges Ehrgefühl wachgerufen haben, daß ich auf der Welt keinen Beruf kenne, der den höchsten Bestrebungen des Menschen eine so tiefe Befriedigung gewährt wie *die* Wissenschaft, deren einziges großes Ziel die Befreiung der Menschheit von ihren mannigfachen Qualen und Leiden ist.

Als ich die Mitteilung erhielt, daß ich nach Damnoorah versetzt sei, war ich sehr erfreut. Ich hatte die geistigen Wachstumsschmerzen eines jungen Chirurgen hinter mir. Ich begrüßte die Gelegenheit, Kairo zu verlassen und an einen Ort zu gehen, wo ich eine größere Verantwortung tragen und vielleicht imstande sein würde, einige meiner heimlichen Organisationspläne zu verwirklichen. Außerdem hoffte ich, daß meine Arbeit etwas weniger anstrengend sein würde. Denn, um ganz ehrlich zu sein, ich war völlig überarbeitet und oft so erschöpft, daß ich in jedem Augenblick, selbst auf einem harten Stuhle sitzend, einschlafen konnte. Ich hatte ungefähr fünfzig Pfund in der Tasche, das Ergebnis einer zweijährigen Tätigkeit.

Erinnert man sich noch an den jungen Hussein, den Sohn des Sais von den Rennställen? Man hat ihn vor Jahren in meiner kleinen Schule in der Sharia Nadif kennengelernt. Eines Tages, nach meinem Tode, wird man ihn in einem kleinen Laden in Wadi Halfa sitzen sehen, wohlversorgt durch das kleine Kapital, das ich ihm in meinem Testament hinterlassen werde. Treuer Hussein! Ich habe dir manchmal eine Ohrfeige gegeben, aber es war nötig! Hussein war ungefähr sechzehn Jahre alt, als er in die Kasr-el-Aini kam, um seinen Vater einzuliefern, dem ein Rennpferd einen Hufschlag in den Bauch versetzt hatte. Hussein hatte mich nicht vergessen. Er hatte bereits ein recht abenteuerliches Leben hinter sich, hatte vielen Herren gedient und die verschiedensten Erfahrungen gesammelt. Sein Vater, der Stallknecht, war ein wirklicher Gentleman. Nachdem ich mich vier Wochen lang um ihn gekümmert hatte, bot er mir zwei Pfund. Ich nahm das Geld und steckte es ihm in die Tasche, worauf er meine Hand ergriff und auf der anderen Seite die Hand seines Sohnes nahm.

»O mein Sohn!« sagte er feierlich. »Es war Gottes Wille, daß ich mich von dem gewaltigen Tritt erholt habe, den mir ›Franzosenblut‹ versetzt hat. Es war Gottes Wille, daß der Hakim Pascha ein Mann mit einem großmütigen Herzen ist. Nicht einmal zwei

Pfund will er von dem dankbaren Abderrani, dem Groom, nehmen. Wo gibt es noch so einen Mann in Masr? Hör zu, mein Sohn Hussein, du hast vielen Herren gedient, seit Hakim Pascha dich in seine Schule aufnahm. Möge Gott ihn dafür beschützen! Hier ist dein großer neuer Herr, der Hakim Pascha! Ihm werde ich dich jetzt übergeben. Du sollst sein treuer Diener sein und für ihn sorgen, wie du für deinen eigenen Vater sorgen würdest. Gehorche deinem Vater und laß mich von deinem neuen Herrn nur Gutes über dich hören, sonst bekommst du einen Fußtritt, der gewaltiger ist als einer von den Hufen eines guten Rennpferdes.«

Der junge Hussein schien mehr als erfreut darüber, daß ihn sein Vater so dem Hakim Pascha »übergab«. Er küßte mir die Hand, und sein dunkles Gesicht strahlte vor Vergnügen. Er erzählte mir in einem Atemzuge, daß er kochen, Stiefel putzen, aufwarten, reiten und radfahren, lesen und schreiben, einkaufen, feilschen und im Notfall sogar für mich stehlen könne.

Der Umstand, daß der Junge meine Kinderschule besucht hatte, flößte mir ein Gefühl freundschaftlicher Zärtlichkeit für ihn ein. Ich nahm ihn in meine Dienste.

»Hussein«, sagte ich, »glaube nicht, daß ich ein reicher Mann bin. Ich kann dir keine Versprechungen machen. Aber ich werde dich ernähren und kleiden, auf deine Gesundheit achten und dich bestrafen, sooft ich der Meinung bin, daß du Strafe verdienst. Wenn du lügst oder stiehlst, wird die Strafe sehr hart sein. Wenn ich dagegen in dir einen vertrauenswürdigen Freund finde, werde ich dir ein vertrauenswürdiger Herr sein.«

Ich kaufte Hussein auf der Stelle eine neue Galabieh und einen hellroten Tarbusch. Von diesem Augenblick an folgte er mir wie ein Sklave, arbeitete für mich, kochte für mich, schlief vor meiner Tür und betrachtete sich ohne weiteres als mein persönliches Eigentum. Abgesehen vielleicht von einigen wenigen Gelegenheiten ist er stets davon überzeugt gewesen, daß ich restlos für ihn verantwortlich sei. Als der Termin meiner Übersiedlung nach

Damnoorah heranrückte, war er so gut erzogen wie ein braver kleiner Hund. Ich war damals noch so dumm, daß ich mich um eine Klasse höher dünkte als er, und hielt es für nötig, zweiter Klasse nach Damnoorah zu reisen, während er in der dritten Klasse fuhr. Aber kaum hatte der Zug den Bahnhof verlassen, da kam er in meinen Waggon und setzte sich draußen im Gang auf die Holzkiste, die meine Kleider und meine Schuhe enthielt. Seine Nähe machte mir Freude, denn ich muß ehrlich gestehen, ich fühlte mich sehr allein auf der Welt.

Man stelle sich ein viereckiges, barackenartiges, einstöckiges Gebäude vor, vergitterte Fenster, einen Innenhof, das Ganze einige Steinwürfe vom Nilufer entfernt, zwischen Feldern, die jedes Jahr monatelang überschwemmt sind. An der einen Ecke das Haupttor. Man tritt ein. Unmittelbar links liegt das Büro des Principal Medical Officer, des P. M. O., wie er genannt wird. Dann kommt der Vorratsraum. Es folgen das Privatzimmer des Assistenten und der Saal für die Prostituierten mit zwanzig Betten. Anschließend die Waschküche und die Küche, diese keine sechs Quadratmeter groß. Dann kommt eine Mauer, und man wendet sich nach rechts. Jetzt stößt man auf das Hauptgebäude. Zuerst kommt der Frauensaal mit zwanzig Betten, dann, durch eine Lehmwand von ihm getrennt, der Männersaal mit vierzig Betten. Hinter diesem Gebäude liegt ein großer, staubiger Hof mit einer Hütte, der Abteilung für die Außenpatienten. Zur Linken liegen die Isolierabteilung und die Gefängniszellen. Es gibt ferner noch eine Leichenhalle, ein gewöhnliches, dunkles Zimmer, das selten ohne einen stummen Bewohner ist. In der östlichen Ecke des Gebäudes befindet sich ein Raum, in dem die Operationen vorgenommen werden. Weder ein antiseptischer Raum noch ein Röntgenzimmer noch ein Laboratorium sind vorhanden. Man stelle sich die Staubwolken vor, die Moskitoschwärme und die schwarzen Fliegenkolonien, dann hat man eine Vorstellung von dem Regierungshospital in Damnoorah, der Hauptstadt der Deltaprovinz, einer Stadt mit nahezu hunderttausend Einwohnern. So war es vor Jahren. Aber es ist heute nicht viel besser, ja, eigentlich noch schlimmer, denn die Baracken sind erweitert worden, so daß sie zweihundertzwanzig Betten fassen, während das Personal und die technischen Einrichtungen ziemlich unverändert geblieben sind. Dieses Krankenhaus ist eine Schande, ein Beweis für die Unfähigkeit der Regierung, ein Denkmal bürokratischer Nachlässigkeit und politischer Versumpfung! Und doch ist es ein Palast im Vergleich zu vielen anderen Hospitälern, die unsere reichen Provinzen verunzieren. Nur ein paar Jahre später enthielt das Jahresbudget mehr als zwölfeinhalb Millionen Pfund für die Gehälter der ägyptischen Regierungsbeamten. Millionen sind während der Amtsperiode der einander ablösenden Regierungen verschleudert, unterschlagen oder ganz einfach eingesteckt worden. Baumwolle im Werte von Millionen und Abermillionen ist auf der reichen Erde der Deltaprovinzen gewachsen, aber das Geld ist weiß Gott wohin geflossen. Yasalaam! Gebt mir einhunderttausend Pfund, und ich baue ein schönes Krankenhaus mit dreihundert Betten in Damnoorah! Ich werde auch die geeigneten Leute dafür finden. Sie sind vorhanden, sie verschwenden ihr Leben in Kaffeehäusern und auf den Straßen. Die Verzweiflung über ihr eigenes Land richtet sie zugrunde. Yasalaam! Manchmal bin ich gar nicht stolz darauf, ein Ägypter zu sein.

Ich muß noch einige Worte über die ärztlichen Schaumschläger männlichen und weiblichen Geschlechts sagen, die uns Europa auf den Hals geschickt hat. Dieser Abschaum hat sich in Damnoorah eingenistet. Ich kannte unter anderm einen Österreicher, der sich das Diplom eines verstorbenen Arztes ergattert hatte und nun auf Grund eines amtlichen Diploms praktizierte. An vielen Häusern konnte man die Schilder ausländischer Doktoren finden, die sich als Spezialärzte aufgetan hatten. Diesen

»Doktoren« hätte ich nicht einmal die Sorge für einen kranken Hund anvertrauen mögen. Die schlimmsten ausländischen Quacksalber, besonders Griechen, trieben sich in den ländlichen Gebieten herum und übten unter den Fellachen ihre teuflische Kunst aus. Viele dieser Ausländer lebten sogar mitten unter den Bauern im Dorfe und betätigten sich unter dem Vorwande des ärztlichen Berufes als Geldverleiher. Die des Lesens und Schreibens unkundigen Bauern wurden von diesen Blutsaugern verleitet, als Entgelt für ärztliche Behandlung ihre ganze Ernte zu verpfänden. Wenn der Bauer nicht bezahlen konnte, wurde er von dem ausländischen »Doktor« vor die gemischten Gerichte geschleppt und durch Gerichtsentscheid enteignet. Auf diese Weise kam ein großer Teil des Bodens in die Hände von Ausländern. Wenn dann gelegentlich die Bauern revoltierten, flüchteten die Ausländer unter die schützenden Fittiche ihrer Konsuln, die es selten unterließen, bei der Regierung Protest einzulegen und auf die Kapitulationsverträge hinzuweisen. Unsere feigen Regierungen aber gaben immer nach. Ägyptische Richter, mögen sie noch so gelehrte und aufgeklärte Männer sein, werden nicht für fähig erachtet, über diese ausländischen Verbrecher zu Gericht zu sitzen. Dieses Ehrenamt gebührt dem Konsul der Nation, der der Ausländer zufällig angehört. Ich habe einmal das System unserer Rechtsprechung einer befreundeten Amerikanerin erklärt. Ihr gutes Amerikanerherz pochte laut vor Entrüstung, und sie bemerkte zum Schluß: »Oh, dieses Ägypten ist ja ein richtiges Paradies für schlechte Menschen!« Aber – ist es in Amerika viel besser? Ich weiß es nicht.

Ich hatte das Glück, in meinem neuen Wohnort einige Menschen kennenzulernen, die ich mit Stolz meine Freunde nennen darf. Einige von ihnen sind mir mein ganzes Leben lang treu geblieben, und ich erinnere mich jetzt an sie mit zärtlicher Dankbarkeit. Ihre Güte, ihre Hingabe hat in mir den Gedanken an menschliche Treue und Anständigkeit zu einer Zeit gerettet, da ich die schmerzlichsten Enttäuschungen durchkämpfen mußte, Erfahrungen und Enttäuschungen, die mich sonst zum Selbstmord hätten treiben können.

Meinem neuen Chef, Dr. Kolali, wurde ich durch meinen Kollegen Dr. Maksoud, den ich vom Medizinischen Institut her kannte, vorgestellt. Maksoud sah wie ein Junge aus, so jung und frisch, aber seine Haltung hatte sich seit unserer letzten Begegnung merklich verändert. Er benahm sich jetzt zögernd und reserviert. Als er mich dem P. M. O. vorstellte, schob er mich vorwärts, blieb aber selbst im Hintergrunde. Es war im Café des »Kasinos« um die Mittagsstunde. Dr. Kolali spielte mit Freunden Karten. Daß ich meinen Chef in einer solchen Umgebung kennenlernte, machte auf mich keinen günstigen Eindruck. Als ich dann noch sah, daß ihn das Kartenspiel mehr in Anspruch nahm als die Ankunft seines neuen chirurgischen Assistenten, hatte ich ein böses Vorgefühl. Ich ging mit Dr. Maksoud ins Hospital.

Unterwegs richtete er zahlreiche Fragen an mich, unter anderem fragte er, ob ich Karten spiele, ob ich Poker liebe, ob ich gern hazardiere, ob ich eine Vorliebe für Whisky und Weiber habe.

»Sehen Sie, es gibt in Damnoorah absolut nichts zu tun«, erklärte er. »Sie haben nur das Kasino, das Kino und eine Frau, *wenn* es Ihnen gelingt, eine zu finden.«

Als wir uns dem Spital näherten, sah ich eine Schar von mindestens zweihundert Menschen, meist Frauen, vor dem Ambulatorium im Staube hocken und geduldig auf Einlaß warten.

»Nichts zu tun, Maksoud? Lieber Gott, sehen Sie sich doch das an!«

Stumm betraten wir das Hospital. Man zeigte mir mein Zimmer, einen Barackenraum. Vergitterte Fenster, ein Tisch, ein Stuhl, ein alter Diwan, das war alles. Man hatte mir vor meiner Abreise die erbärmlichen Zustände im Spital von Damnoorah geschildert. Aber dies! Wohin ich auch sah, was immer meinem Blick begegnete, der Lärm, der aus dem Prostituiertensaal nebenan kam, das Gekläff eines halben Dutzends schrecklicher Bastardköter auf dem Hofe, die Gesichter der Tamargies, ihre schmutzbedeckten Kittel, der Staub, der Gestank, das alles wirkte zusammen, um meine Ankunft so trostlos und entmutigend wie nur möglich zu gestalten.

Dr. Maksoud führte mich durch die Gebäude. Er zuckte die Achseln, machte hilflose, entschuldigende Gebärden. In dem Männersaal waren sämtliche Betten belegt, der Frauensaal aber war fast leer. Ich richtete keine Fragen mehr an meinen Kollegen. Ich schämte mich; offenbar fürchteten sich sogar die armen Bauernweiber vor diesem Krankenhaus. Während ich zum erstenmal zwischen den Betten umherging, richteten viele der Patienten sich mühsam auf. Ich fühlte ganz deutlich, daß ihre Augen nicht nur voller Schmerz, sondern auch voll Angst waren, daß sie mich musterten und aus meinem Äußeren meinen Charakter zu erraten versuchten.

Die Türen zum Operationssaal standen weit offen. Dunkle Blutflecken bedeckten den steinernen Fußboden. Die Schränke waren von Schmutzflecken übersät. Instrumente, zum Teil schon verrostet, lagen in wüstem Durcheinander überall herum.

»Wie soll man hier operieren?« fragte ich Dr. Maksoud. Er zuckte die Achseln. Ich sah ihm in die Augen. Ein heimlicher Spott lag darin.

»Der Inspektor war im vorigen Monat hier. Er fand alles in bester Ordnung.«

»Welcher Inspektor? Dr. Bernard?«

Maksoud zündete sich eine Zigarette an. Nun wußte ich Bescheid. Korruption! Diese Seuche, die den Leib unseres Volkes verdirbt! Viele von uns sehen allerdings in dieser Entartung eine durchaus natürliche Erscheinung und vergessen ganz, daß sie wie eine Krankheit ansteckend und verderblich sein kann. Aber ich darf zu Ehren unserer heranwachsenden Generation sagen, zu Ehren der Tausende von jungen Männern und Frauen, die jetzt unsere Schulen besuchen und eines Tages die Regierung meines Landes in ihre Hände nehmen werden, daß sie ein stärkeres Selbstgefühl und mehr Freude an Sauberkeit haben als frühere Generationen. Sie kennen die schlimmen Auswirkungen unseres Nationalübels. Ich will sie anspornen, daß sie jeden Tag ihres Lebens darum kämpfen, das korrupte Denken aus unserem Leben auszutilgen.

Mein Chef, Dr. Kolali, war der Sohn eines Regierungsbeamten und stammte aus einer Zeit, da noch die Ehrlosigkeit fröhlich und heiter auf ihren erbärmlichen Höhen thronte. Unehrlichkeit, Perfidie, Schurkerei und Geldgier hausen immer noch unter den edelsteinbesetzten Ordensdekorationen so mancher hervorragender Männer in Ägypten wie die Wanzen in den Ritzen und Ecken eines unsauberen Bettes. Ich brauchte nur ein paar Tage Zeit, um genau zu merken, was rings um mich vorging. Chef der Tamargies war Abourizk, ein großer, stämmiger Mann mit dunkler Haut und einer dünnen Adlernase, die wie der Schnabel eines Raubvogels gekrümmt war. Er gebärdete sich in jeder Hinsicht als der Herr des Hospitals. Ich spürte von Anfang an, daß meine Autorität ihm nicht sehr imponierte. Ich befahl ihm, sofort den Unrat aus den Sälen zu entfernen. Zwei Stunden später erinnerte ich ihn an den erteilten Befehl. Aber es geschah nichts. Nach einiger Zeit kam ich wieder in die Säle, angelockt durch einen wilden Lärm, der so klang, als ob eine Prügelei im Gange sei. Als ich eintrat, sah ich, wie Abourizk einen Patienten in grober Weise hin und her stieß. Er hielt sofort inne, als er mich sah, und geleitete, als ob nichts geschehen wäre, den weinenden Mann zu seinem Bett. Als ich ihn fragte, was los sei, log er mich an.

Eines Morgens assistierte ich Dr. Maksoud im Ambulatorium. Da kam eine arme Frau, die sofort operiert werden mußte. Ich befahl einer der Pflegerinnen, sie in den Saal zu führen und auszuziehen. Etwa zehn Minuten später ging ich in den Operationsraum, um die nötigen Vorbereitungen zu treffen, und entdeckte zu meiner großen Überraschung, daß er besetzt war. Auf dem Tisch lag ein Mann mit einem mehrfachen Beinbruch. Der Knochen ragte ungefähr zehn Zentimeter weit aus dem Fleisch hervor, und Abourizk war gerade dabei, ihn abzusägen. Vier Personen – wie sich herausstellte, die Verwandten des Patienten – sahen zu und machten ihre Bemerkungen über die Operation. Ich trat sofort dazwischen und warf mit etwas mehr als gewöhnlicher Energie die Leute hinaus. Aber es war zu spät, um dem armen Teufel sein Bein zu retten. Nun suchte ich Dr. Kolali auf. Er war nicht in seinem Büro. Unser Buchhalter, ein etwa fünfzigjähriger Mann von sehr respektablem Aussehen, der Dr. Kolalis Gewohnheiten genau kannte, schickte einen Boy auf die Suche nach dem Doktor. Der Boy kam aus dem Kasino mit der Nachricht zurück, daß der Chef um vier Uhr nachmittags wieder im Hospital sein werde.

Zur angesagten Stunde tauchte Dr. Kolali auf. Ich ging zu ihm. Wir tranken Kaffee, das einzige, was im Spital immer gut und frisch war – er wurde nämlich für den P. M. O. besonders gebraut. Ich konnte mir nun zum erstenmal meinen Chef genauer ansehen. Er war ein recht ansehnlicher Mann in mittleren Jahren mit scharf geschnittenen Zügen und welligem, grauem Haar, gut gekleidet, an den Füßen tadellos geputzte braune Schuhe. Ich saß einige Minuten in einem weißen Lehnstuhl, während er einen Stapel von Dokumenten unterzeichnete, die der Buchhalter einzeln vor ihn hinlegte. Er unterschrieb hastig, anscheinend nicht im mindesten an dem Inhalt interessiert. Später entdeckte ich, daß er stets, wenn Leute zugegen waren, die Papiere auf diese nachlässige Art zu unterzeichnen pflegte in der kindischen Absicht, seine Tüchtigkeit ins rechte Licht zu rücken. Seine Eitelkeit war allgemein bekannt. Sie war ein Symptom seines krankhaften Charakters. Ich erfuhr auch, daß er die Gewohnheit hatte, jeden Tag zweimal mit langen, pompösen Schritten vor dem Kasino am Nilufer auf und ab zu gehen in der Hoffnung, daß die Leute ihn bewundern würden. Wenn er schließlich das Gefühl hatte, von den Zuschauern genügend gewürdigt worden zu sein, ging er befriedigt die Stufen hinauf und begab sich an seinen Ecktisch.

Während nun Dr. Kolali die zahllosen Formulare unterschrieb, die das Gesundheitsministerium in hunderterlei Abarten drucken läßt, um den großen bürokratischen Apparat in Gang zu halten, eröffnete er ganz nebenher die Unterhaltung.

»Natürlich werde ich diese Stellung nicht mehr lange bekleiden. Sie wissen vielleicht, daß ich in London studiert habe? Ich bin mit Gilbert und Hollander befreundet. Es sollte mich nicht wundern, wenn das Departement mich sehr bald nach Alex versetzt. Dieses Hospital hier kann auch ein weniger erfahrener Mann leiten als ich. Meine Freunde – er nannte die Namen einiger Paschas – wissen recht gut, daß es lächerlich ist, einen Mann meines Kalibers auf diesen gottverlassenen Posten zu stellen. Ich werde meine Privatklinik für zwei- bis dreitausend Pfund verkaufen. Vielleicht werde ich mich in Kairo niederlassen. Es gibt in Kairo sehr wenig gute Ärzte. Aber was ich Ihnen hier erzähle, wissen Sie ja alles selbst, lieber Kollege!«

Er schwatzte drauflos, bis der Buchhalter schließlich die Mappe nahm und hinausging.

»Diese Personalarbeit ermüdet mich tödlich«, fuhr er fort, während er sich mir zuwandte. »Ich habe einen zweiten Buchhalter verlangt, aber es ist nun einmal so – es geschieht nichts. Ich werde mich an den Minister wenden. Ich bin mit ihm sehr gut befreundet.«

Nachdem er auf diese Weise versucht hatte, mir zu imponieren, lächelte er befriedigt. »Was sagen Sie übrigens zu Damnoorah? Ein bißchen primitiv im Vergleich zur Kasr-el-Aini, nicht? Ich war vor fünfzehn Jahren in der Kasr-el-Aini. – Nun?«

»Nun«, sagte ich und gab mir die größte Mühe, den Mann

nicht zu beleidigen, »man würde natürlich in einer so großen Stadt wie Damnoorah ein anständiges Krankenhaus erwarten. Auf jeden Fall habe ich das Gefühl, daß meine Anwesenheit hier sehr notwendig ist.«

»Mein lieber Doktor Ibrahim«, unterbrach er mich etwas unruhig. »Ihre Tätigkeit ist Ihnen vorgezeichnet. Wenn ich Ihnen behilflich sein kann –«

»Sehr gut«, erwiderte ich und schilderte ihm sofort meine ersten Erlebnisse.

Er hörte gelassen zu. Ich schloß meine Kritik mit der Bemerkung, daß eine sofortige Reorganisation notwendig sei. Er sah mich verständnislos an. Cave canem! dachte ich.

»Ja«, sagte er, »natürlich, Sie sind jung und ein Idealist. Ich war in meiner Jugend genauso. Aber es ist eine bekannte Tatsache, daß die Regierung sich festgefahren hat und nicht vom Fleck kommt. Ich habe alles Mögliche versucht, um eine Besserung der hiesigen Zustände durchzusetzen. Aber, mein lieber Freund, es ist unmöglich! Solange die Engländer im Lande sitzen, wird nichts geschehen! Abourizk!« fuhr er fort, auf meine Beschwerde zurückkommend. »Ich halte ihn für einen sehr tüchtigen Tamargy. Er kennt die Leute und ihre Psychologie. Er behandelt sie ganz nach ihren Wünschen. Ich würde an Ihrer Stelle nicht so empfindlich sein, Dr. Ibrahim. Nehmen Sie die Dinge leichter. Regen Sie sich nicht auf! Sie müßten doch jetzt schon wissen, daß unsere Fellachen anders sind als die gebildeten Klassen. Sie leiden viel weniger als wir, aber wie alle primitiven Menschen klagen sie gern und übertreiben ihre Beschwerden. Fragen Sie Dr. Maksoud. Sie werden sehen, daß er derselben Meinung ist. Er ist noch jung und hat das alles in einem knappen Jahr Krankenhauspraxis gelernt.«

Dr. Kolali blickte in einen Spiegel, der über einem Waschbekken in der Ecke hing – tief genug, daß er sich von seinem Schreibtischstuhl aus betrachten konnte. Das Herz lag mir schwer in der

Brust. Unter irgendeinem Vorwand stand ich auf und verließ das Zimmer. Obwohl ich mich nicht umsah, fühlte ich Dr. Kolalis stechenden Blick auf meinem Rücken. Ich wußte, daß das Leben mich mit einem Manne zusammengebracht hatte, mit dem ich nie eine gemeinsame Arbeit würde durchführen können.

Dieser Mann war ein typisches Beispiel für die Sorte von Beamten, die unsere in Kairo zentralisierte Verwaltung liefert. Es war für ihn weit wichtiger, das Wohlwollen seiner Vorgesetzten zu erlangen, als seine Pflichten gegenüber seinen Untergebenen zu erfüllen. Und was waren die Krankenhauspatienten anderes als seine Untergebenen? Ja, sie standen so unendlich tief unter ihm, daß es sich nicht lohnte, ihnen seine Zeit zu opfern. So war Dr. Kolali nicht ein Diener der Wissenschaft und ein Diener des Volkes, sondern ganz einfach einer der zahllosen Regierungsbeamten jener Blütezeit und nur nebenbei, gleichsam zufälligerweise, Arzt und Chirurg.

Ich will meine eigenen wissenschaftlichen Fähigkeiten nicht loben, wenn ich sage, daß er ein schlechter Arzt und ein schlechter Chirurg war. Die Eitelkeit spielte in seinem Charakter eine so überragende Rolle, daß sie alle seine Handlungen beherrschte.

Tadellos weiß gekleidet, spazierte er in der überlegenen Haltung eines großen Herrn durch die Krankensäle. Während ich mir die größte Mühe gab, jeden einzelnen Fall zu diagnostizieren, hatte er von vornherein eine bestimmte Vorstellung von dem Zustand des Patienten und gebärdete sich wie ein allwissender, unendlich erhabener Meister. Selten machte er sich ein geistiges Bild von einem Krankheitsfall. Wenn er es einmal versuchte, erwies sich seine klinische Phantasie als unzulänglich und wirr. Nie studierte er die Gesichter der Patienten, nie sah er ihnen in die Augen. Er operierte nur zahlende Patienten. Als ich den Versuch machte, die Arbeit im Operationssaal zu organisieren, und mir die größte Mühe gab, bessere hygienische Zustände zu schaffen, warf er durch seine Methoden alle meine Anstrengungen über den Haufen. Er war ein Schlächter. Es fehlte ihm jede Achtung vor dem Menschenleben. Ich erinnere mich noch besonders an einen bestimmten Fall, an eine arme Frau, die zwei Tage nach einer Operation an einer akuten Bauchfellentzündung erkrankte. Ich ließ Dr. Kolali rufen, weil ich niemals die Verantwortung für seine Fälle übernehmen wollte. Das arme Geschöpf hatte die Oberlippe schmerzhaft verzerrt, das Gesicht trug einen Ausdruck heftigster Angst, die Spitzen der Ohren waren bläulich verfärbt. Der Atem stockte. Dr. Kolali erklärte, das sei das Herz, und gab ihr eine Digitalisinjektion. Am frühen Morgen wurde die Patientin in ihrem Bett tot aufgefunden. Das ist nur ein Fall von vielen!

Unter einer solchen Leitung mußte natürlich die Korruption die tollsten Blüten treiben. Heilmittel aus staatseigenen Vorräten wurden, in geheimnisvolle Pakete verpackt, durch die Fenster hinausgeschmuggelt und an einen Apotheker in der Stadt verkauft. Patienten, die das Ambulatorium aufsuchten, selbst die ärmsten und elendesten, mußten eine Taxe an Abourizk entrichten, bevor sie eingelassen wurden; sie mußten auch die Arzneien bezahlen. Der Koch steckte mit den Verschwörern unter einer Decke. Ich stellte fest, daß man die Patienten manchmal hungern ließ, bis sie den von den Tamargies festgesetzten Betrag für einen Laib Brot, eine Schale Milch oder etwas Hühnerbrühe herausrückten. Abourizk verfuhr sehr systematisch. Bettdecken, Wundverbände, Zigaretten, Besuchserlaubnis für die Verwandten, ja selbst das Trinkwasser, alles mußte bezahlt werden, und Patienten, die ihre Beschwerden laut äußerten oder ihm gar zu drohen wagten, sperrte er zur Strafe in die Gefängniszellen.

Der Prostituiertensaal war eine wahre Goldgrube. Jede Woche besuchte Dr. Kolali das Frauenviertel der Stadt, und ab und zu lieferte die Polizei einige dieser unglücklichen Geschöpfe in das Krankenhaus ein. Mir brach fast das Herz, wenn ich mit ansehen mußte, wie diese Armen unter unbarmherzigen Schlägen durch das Hospitaltor getrieben wurden, schreiend, weinend, oft brüllend wie wilde Tiere. Ich sah einmal, wie eine von ihnen einem Polizisten fast die Nase abbiß. Die meisten dieser Mädchen waren krank, aber sie hatten alle etwas Geld. Dr. Kolali verhängte über sie eine sanitäre Quarantäne, und wenn er sich auch nicht für ihre Anwesenheit interessierte, so waren doch die Tamargies und bisweilen selbst die männlichen Patienten nur allzu bereit, sich kostenlos mit den kranken Mädchen zu vergnügen.

Dr. Kolali hatte einen festen Mindestpreis. Für zwei Guineen konnte jedes Mädchen seine Freiheit zurückkaufen. Sie erhielt ein Gesundheitszeugnis, genoß ein paar Wochen ihre Freiheit und wurde dann abermals von der Polizei eingefangen. Auf diese Weise kam ein Mädchen binnen weniger Monate vierzehnmal ins Krankenhaus, und da alle diese Mädchen von bewaffneten Polizisten bewacht wurden, gab es für sie kein Entrinnen.

Mein Kollege Dr. Maksoud war, als ich in das Spital kam, bereits in diesen höllischen Korruptionssumpf hinuntergezerrt worden. Ich will mich nicht damit brüsten, daß es mir gelang, ihn zu retten. Aber ich überwachte ihn sorgfältig und brachte es fertig, seinen Stolz zu wecken.

Ich prophezeite, daß die Karriere unseres Chefs eines Tages ein schimpfliches Ende nehmen würde. Meine Prophezeiung ist eingetroffen. Heute sitzt er im Gefängnis und verbüßt eine langjährige Strafe wegen Rauschgifthandels.

Dr. Kolali war mein Chef; ich hatte alle meine Beschwerden an ihn zu richten. Es gehörte zu meinen Pflichten, seine Befehle entgegenzunehmen. Aber er hatte weder Stolz noch Gewissen. Eine seiner abscheulichsten Gewohnheiten war, sich fast jede Nacht mit Whisky zu betrinken. Mit seinen Freunden, jungen Lebemännern aus der Stadt, spielte er Poker bis zwei oder drei Uhr nachts in einem Privatzimmer im Erdgeschoß des Kasinos. Zuweilen, wenn er oder seine Freunde »bankerott« waren, ließen sie die Karten beiseite, veranstalteten nächtliche Feste und zechten und schmausten in Gesellschaft von Mädchen, die von zwei Polizisten durch eine Seitentür ins Kasino hineingeschmuggelt wurden.

Das Wetter war heiß. Am Tage brannte die Sonne unbarmherzig herab. Nachts konnte man kaum atmen, denn die Gegend war feucht. Wegen der Hitze sollten die Operationen morgens um sechs Uhr beginnen, aber erst nach acht Uhr erschien mein braver Vorgesetzter mit rot umränderten Augen und zitternden Händen. Ich empfing ihn mit kaltem Schweigen. Doch meine Verachtung kümmerte ihn wenig, er verlor nicht einmal die Fassung, wenn ich ihn darauf aufmerksam machte, daß er sich vor einer Operation waschen müsse. Er sah mich starr an und sagte: »Warum haben Sie nicht ohne mich angefangen? Abourizk kann assistieren. Was gibt es da zu fürchten?«

Schließlich, als mir seine schlampige Art unerträglich wurde, stellte ich mich auf die Hinterbeine. »Das nächste Mal werde ich wirklich ohne Sie beginnen!« sagte ich.

Darüber war er froh, statt sich zu ärgern. »Gut, gut, lieber Freund. Ich habe volles Vertrauen zu Ihnen.«

Fortan begann ich um sechs Uhr mit den Operationen. Dr. Maksoud assistierte. Oft stand ich ohne Unterbrechung bis elf Uhr im Operationssaal. Es fehlte an Material und Instrumenten. Ich mußte beständig improvisieren, Abkürzungen einschlagen oder plötzlich riskante Entschlüsse fassen. Manchmal war meine Konzentration so tief, daß in meinem Gehirn ein Kurzschluß eintrat. Ich verlor plötzlich das Bewußtsein meiner Umgebung völlig und brauchte Minuten, um mich zu besinnen, wo ich war. Stets machte ich mir genaue Aufzeichnungen und registrierte jeden einzelnen Fall. Zu meinem großen Schaden waren alle diese Dokumente eines Tages verschwunden.

Soll ich mich weiter auf die häßlichen Einzelheiten meines Lebens im Hospital von Damnoorah einlassen? Ich will nur erwähnen, daß meine verzweifelten Bemühungen, die Zustände zu bessern, nach wenigen Monaten endgültig scheiterten, weil ich von einer korrupten, verbrecherischen Organisation umgeben war. Es wird niemanden wundern, daß ich mit meinem Chef und dem größten Teil des Personals ständig auf Kriegsfuß lebte. Heimlich wurden Dolche gegen mich gezückt, und ich konnte mich nur verteidigen, indem ich mit äußerster Entschlossenheit an meinen Pflichten festhielt. Dr. Maksoud und Abdou, einer der Pfleger, auch die Oberschwester Waheebach hielten zu mir. Sie waren meine Verbündeten. Aber da ich meine ganze moralische Kraft aufbieten mußte, um mir ihre Hilfe zu sichern, und keine Anstrengung sparte, um sie bei ihrem Bemühen, auf dem rechten Wege zu bleiben, zu unterstützen, waren sie nur recht schwache Verbündete. Eigentlich halfen nicht sie mir, sondern ich mußte ihnen helfen. Ich hatte aber immer noch Kraft genug, sie zu führen, und mich befriedigte das Bewußtsein ihrer Dankbarkeit und Achtung. Diese Achtung bewahrte sie davor, in den allgemeinen Morast zu versinken, der uns alle zu verschlingen drohte. Gott sei Dank, daß ich genügend Mut dazu aufbrachte.

Doch trotz aller Leiden erlebte ich auch Augenblicke großen Glücks. Ich kämpfte tapfer gegen den Mann mit der Sichel, der unsichtbar in jedem Operationssaal gegenwärtig ist. Manchmal verscheuchte ich ihn und hatte dann die Lacher auf meiner Seite. Da kein Beifall süßer schmeckt, als wenn er Billigung im Herzen dessen findet, der gewiß sein darf, ihn zu verdienen, erlebte ich Augenblicke gerechter Freude und sogar Sekunden größter Seligkeit. Siege, wie ich sie erfocht, muß man genossen haben, um ihre Köstlichkeit zu kennen, und jeder von ihnen ließ mich auf lange Zeit hinaus die Unzulänglichkeit alles Irdischen vergessen.

Da war ein kleiner Junge namens Omar, Stiefelputzer von Beruf. Er war mir oft in den Straßen aufgefallen, wo ich mir von ihm die Schuhe putzen ließ, nur weil es mir Vergnügen machte, ihn anzusehen. Er war ungefähr vierzehn Jahre alt, schlank und von guter

Gesundheit. Obwohl er nicht gerade hübsch war, lag in seinen Augen ein freundlicher und zärtlicher Ausdruck, der mir fast überirdisch erschien. Wenn er nach meinen Schuhen griff, fühlte ich durch das Leder die Berührung seiner schmalen Hand. Er erledigte seine Arbeit in fast priesterlicher Versunkenheit; von Zeit zu Zeit blickte er zu mir auf, so fromm, daß mich eine sonderbare Trauer überkam. Es war mir, als blicke aus Omars Augen mein unglückliches Vaterland, ein großes, aber seiner nur halb bewußtes Volk von Duldern, bar jeder Hoffnung auf ein besseres Los. Dieser Junge wurde eines Tages mit dem Krankenwagen ins Hospital gebracht. Er hatte auf dem Bahnhof nach Kunden Ausschau gehalten, war von einem Zuge abgesprungen, der eben anfuhr, und zwischen zwei Wagen gefallen.

Ich habe mir niemals »eiserne Nerven« angewöhnen können. Im Gegenteil, je mehr ich mich plagte, je mehr Leiden ich mit ansehen mußte, desto empfindlicher wurde ich, wenn es mir auch im allgemeinen gelang, meine Gefühle unter einer Maske zu verbergen. Als ich Omars Beine sah, wich mir das Blut aus dem Gesicht. Aber ich riß mich schnell zusammen, ließ ihn in den Operationssaal schaffen und nahm sofort, da nichts anderes übrig blieb, eine doppelte Amputation vor. Der Gedanke, daß dieses Kind von nun an ein Krüppel ohne Beine sein würde, erschütterte mich so tief, daß ich tagelang an nichts anderes denken konnte. Omar starb fast vor Aufregung; als er sich schließlich ein wenig erholte, war er ein Wrack. Aber er bewies großen Mut. Er war allen Patienten im Krankensaal geistig überlegen. Das Leben auf den Straßen unter seinesgleichen hatte ihm eine unerschütterliche Verachtung für jede Autorität eingepflanzt. Er, der Tausenden vornehmer und reicher Männer der Stadt die Schuhe geputzt hatte, machte sich auch aus den Berühmtheiten nichts, die von der Bevölkerung verehrt wurden. Er besaß die Unerschrokkenheit des schlauen Fuchses, die Kühnheit des Wüstenschakals, die spöttische Drolligkeit des herrenlosen Hundes, dessen Paradies ein Misthaufen ist. Er hatte immer nur von einem Tag zum andern gelebt, heimatlos und dennoch überall zu Hause. Er besaß den starken Glauben des mohammedanischen Kindes. »Es war Gottes Wille, daß ich meine Beine verliere, und Gott ist weise!«

Ich hatte es mir zur Aufgabe gemacht, ein scharfes Auge auf die Krankensäle zu haben. Mit Abourizk sprach ich nur im Befehlston. Ich beobachtete ihn so sorgfältig wie nur möglich, um zu verhindern, daß er die Patienten mißhandelte. Ich erkundigte mich stets bei ihnen, ob sie Beschwerden vorzubringen hatten. Sie beklagten sich nie, aber ich war mißtrauisch und hätte gern gewußt, was sich während meiner Abwesenheit in den Krankensälen wirklich ereignete. Ich beschwerte mich längst nicht mehr bei Dr. Kolali. Mein Chef erhielt Tribute von Abourizk. Er verschmähte auch kleine Summen nicht, denn jede Kleinigkeit vergrößerte den Pokerfonds im Kasino.

Eines Abends nach fünf Uhr ging ich durch die Säle und sah, daß Omar die Decke bis ans Kinn hinaufgezogen hatte. Alle Blicke folgten mir wie gewöhnlich, während ich an den Betten vorbeiging. Alles schwieg. Ich wußte sofort, daß etwas nicht in Ordnung war. Vor Omars Bett blieb ich stehen. Der Junge weinte. Ich richtete einige Fragen an ihn, bekam aber keine Antwort. Er hatte offenbar große Schmerzen. Ich war überrascht, untersuchte ihn und fand seinen Körper mit blutunterlaufenen Stellen bedeckt. »O Hakim Pascha«, kam eine tiefe Stimme aus dem Nachbarbett. »Abourizk, der Sohn von sechzig Hunden, hat den Mikassah* geschlagen!«

Nun erhoben sich Stimmen aus allen Betten. Ich leitete sofort eine Untersuchung ein. Abourizk erschien im Saal. Ich wies ihn hinaus. Er sah jeden einzelnen mit einem schnellen, herrischen Blick an und ging. Tiefe Stille trat ein. Ich schritt bis ans Ende des

* Krüppel.

Saales und kehrte dann zu Omars Bett zurück. »Ich bin zu euch wie euer Vater gewesen!« wandte ich mich an die Patienten. »Wenn es in meiner Macht stände, würdet ihr alle in einem besseren Krankenhaus sein. Aber solange wir in Ägypten eine schlechte Regierung haben, werden wir auch schlechte Krankenhäuser haben.«

Ein beifälliges Murmeln ging durch den Saal.

»Sagt mir die Wahrheit!« bat ich.

Einen Augenblick herrschte Schweigen, dann ertönte neben Omars Bett eine Stimme: »Gibt es ein größeres Verbrechen, als einen Krüppel zu berauben, einen kleinen Jungen zu schlagen, der nicht einmal Beine hat, um wegzulaufen?«

Omar richtete sich auf. »Sie lügen!« rief er. »Glaub ihnen nicht, Hakim Pascha! Abourizk hat mich nicht geschlagen!«

Ich wußte, daß der Junge nicht die Wahrheit sprach. Er fürchtete die Folgen. Abourizk hatte ihn geschlagen und bedroht. Abourizk hatte die Aufsicht über die Krankensäle. Ich konnte seine Autorität nicht offen leugnen, da es nicht in meiner Macht stand, ihn zu entlassen. Deshalb setzte ich mich auf Omars Bett, legte den Arm um die Schultern des Jungen und ermunterte ihn mit sanften Worten, mir die Wahrheit zu sagen. Zuerst war er halsstarrig, aber ich wartete geduldig, bis er zuletzt nachgab. Er erzählte mir, daß ihn frühmorgens ein Junge besucht und ihm fünfundvierzig Piaster gebracht habe, die sämtliche Stiefelputzer der Stadt für ihn unter sich gesammelt hatten. Er hatte das Geld in einen Tuchfetzen gewickelt und zwischen seinen Beinstümpfen versteckt; aber Abourizk hatte es entdeckt und es ihm weggenommen. Ich sagte Omar, falls er je wieder ein Geschenk erhielte, solle er es sofort mir geben, ich würde es für ihn aufheben. Dann verließ ich den Saal. Ich suchte Dr. Kolali und fand ihn im Kasino. Als ich ihm sagte, ich müsse mit ihm etwas Berufliches besprechen, erhob er sich zögernd, sichtlich durch die Störung gereizt.

Ich setzte mich mit ihm an ein kleines Tischchen. »Effendi«, sagte ich, »ich bin Ihr Kollege und will als Kollege mit Ihnen sprechen.«

»Sie sind sehr aufgeregt«, erwiderte er. »Trinken Sie ein Gläschen und beruhigen Sie sich!«

»Ich bin jetzt gerade in der richtigen Stimmung«, fuhr ich fort, »ich brauche mir nicht Mut anzutrinken. Ich erkläre Ihnen, daß unser Bas-Tamargy* unfähig ist, auch nur einen Tag länger seinen Posten zu bekleiden. Ich verlange von Ihnen seine sofortige Entlassung.«

»Hier ist nicht der Ort, um über berufliche Fragen zu sprechen«, bemerkte er mit einer hochmütigen Handbewegung.

»Es ist der einzige Ort, wo ich Sie mit Sicherheit antreffen kann«, sagte ich.

Er warf mir einen eisigen Blick zu. »Gegen Abourizk ist nichts einzuwenden«, sagte er. »Aber mit Ihnen scheint etwas nicht zu stimmen. Ich bin noch nie einem jungen Menschen begegnet, der einem so viel Schwierigkeiten gemacht hat wie Sie. Aber ich bin, wie Sie wissen, immer geneigt, mir Ihre Vorschläge anzuhören. Vielleicht können wir uns morgen über die Sache unterhalten.«

Dann stand er auf und begab sich zu seinen Freunden, die uns so diskret wie möglich beobachtet hatten. Wütend verließ ich das Kasino, ging nach Hause, holte eine Nilpferdpeitsche, die meinem Diener Hussein gehörte, und kehrte ins Hospital zurück. Dort suchte ich Abourizk auf und beorderte ihn in den Operationssaal. Ich ersuchte ihn, mir das Geld zu geben, das er Omar gestohlen hatte.

Er leugnete, daß er jemals Geld gestohlen habe. »Gott weiß, daß ich nie etwas gestohlen habe!«

»Du verwechselst nur aus Versehen fremdes Eigentum mit deinem«, sagte ich.

* Oberpfleger.

Abourizk fing an zu schreien und mich zu beschimpfen. Nun zog ich blitzschnell den kräftigsten Nilpferdschweif hervor, den die Natur jemals geschaffen hat. Die Wut verlieh meinen nicht allzu kräftigen Armen die nötige Stärke. Ich versetzte dem Mann einen Hieb über den Kopf, daß er auf den Steinboden niederfiel. In demselben Raum, wo dieser Teufel so vielen Menschen unsägliche Leiden zugefügt hatte, gab ich ihm die Qual körperlicher Züchtigung zu spüren. Bei jedem Hieb erinnerte ich mich an eine seiner Missetaten.

Diese Erinnerungen erleichterten mein Gewissen. Ich peitschte ihn so lange, bis er blutete und um Gnade winselte. Dann hörte ich auf und stand mit erhobenem Arm über ihm. »Abourizk«, sagte ich, »du hast viele Wunden verbunden, geh jetzt und pflege deine eigenen. Es wird dir noch schlimmer ergehen, wenn du je wieder einen Patienten hungern läßt, schlägst oder bestiehlst. Steh auf, und her mit dem Geld, das du Omar weggenommen hast!«

Er richtete sich mühsam auf. »Aiwah, Doktor!« winselte er.

»Wir wollen die Summe mit einem Pfund festsetzen!« sagte ich. »Du wirst dem kleinen Omar ein Pfund zurückgeben! Und zwar sofort!« Ich sah Widerstand in seinen Augen und faßte den Griff der Peitsche fester.

Da sanken seine Schultern in stummer Unterwerfung und Angst zusammen. Er gab sich geschlagen und brach in Tränen aus. »Aiwah, Doktor! Aiwah!«

Ich wusch mir die Hände und trocknete sie mir an einem schmutzigen Handtuch. Dann befahl ich ihm, saubere Handtücher zu holen, den Steinboden zu säubern und dafür zu sorgen, daß bis zum nächsten Tag sämtliche Krankensäle sorgfältig reingefegt würden.

Nachdem das erledigt war, überließ ich ihn seinen Erwägungen, ob es nicht ratsam sein würde, mir in Zukunft zu gehorchen.

Heinz G. Konsalik

Die Reihenuntersuchung

Als die drei großen, rotgestrichenen Sonderomnibusse um die Ecke bogen und durch die Hauptstraße von Buschhausen fuhren, winkte ihnen niemand zu. Sie rollten an den Schaufenstern der Geschäfte vorbei, ein paar einkaufende Frauen blieben stehen, einige Kinder unterbrachen ihr Ballspiel und blickten ihnen mit neugierigen Augen nach, und hinter dem Fenster der Wirtschaft »Zum Theodor« hoben sich einige Köpfe, senkten sich aber dann wieder auf die Biergläser.

»Da sind sie!« sagte jemand. »Jungs, ich bin ja ein guter und friedlicher Bürger... aber ich ahne Böses...«

Aus den drei Sonderbussen klangen Musik und Singen. Einhundertzwanzig braungebrannte Köpfe mit schwarzen Haaren wiegten sich im Takt des Gesanges, Zähne blitzten, und schwarze Augen leuchteten. Auf den Dächern der Fahrzeuge schwankte das festgezurrte Gepäck... Kästen aus Holz und Pappe, Säcke, Kartons, Koffer, mit Bindfäden umwickelt, geflochtene Körbe, Wäschebündel, in Decken eingerollt. Ein paarmal winkten hundert Hände und Arme aus den Fenstern der Busse, wenn diese an einem Mädchen vorbeifuhren; Pfeifen und Rufen wurde laut und verstärkte sich, wenn die Mädchen die Köpfe abwandten oder verlegen wurden. Dann, ganz plötzlich, wurde es stiller... Vor ihnen tauchten die Gebäude und Fördertürme der Zeche Emma II auf, der Hauptschacht V mit den Verwaltungsbauten, der Direktion, der großen Waschkaue und dem Gewirr von Schienen und Laderampen, umgeben von den dunklen, täglich wachsenden Bergen der Kohlenhalden.

Dr. Bernhard Pillnitz, der Werkarzt von Emma II, blickte aus dem Fenster, als die drei Busse auf den Hof der Verwaltung rollten und knirschend bremsten. Er wusch sich gerade die Hände und rieb sie sich mit dem Handtuch trocken. »Sie kommen, schöne Kollegin«, sagte er. »Die Sonne des Südens fällt auf Buschhausen. Wir werden uns bemühen müssen, Italienisch zu lernen. Unsere Italien-Erinnerungen mit den Vokabeln dolce vita und amore werden nicht ausreichen.«

Dr. Waltraud Born trat neben Dr. Pillnitz an das Fenster des Untersuchungsraumes. Seit einem halben Jahr war sie als Assistentin des Werkarztes hier tätig. Zuerst hatte es sie Überwindung gekostet, mit den oft derben Bergleuten umzugehen, aber dann hatte sie entdeckt, daß man sich Respekt nur durch die gleiche Derbheit verschaffen kann. Willi Korfeck, den man in Buschhausen nur »Willis-Bums« nannte, weil ein Schlag seiner rechten Faust wirksamer war als 10 ccm Äther, war der erste, der Dr. Waltraud Borns Umstellung zu spüren bekommen hatte. »Los! Hose runter!« hatte sie ihn angeschrien, als er verlegen im Untersuchungszimmer stand und über einen Furunkel am Gesäß klagte. »Sie sind ja sonst nicht so zimperlich.«

Seit diesem Tag war Dr. Waltraud, wie man sie nur noch nannte, ein anerkanntes Belegschaftsmitglied der Zeche Emma II. Es war sogar bekannt, daß man bei Krankschreibungen besser zu ihr als zu Dr. Pillnitz gehen müsse, denn – so sagte man – die kleine Dr. Waltraud hat ein Herz für den Arbeiter.

»Die sehen ja ganz passabel aus«, sagte Dr. Waltraud zu Dr. Pillnitz, als sich die Türen der Busse öffneten und die Italiener auf den betonierten Hof sprangen. »Wenn man bedenkt, daß sie sich nie satt essen konnten...«

Dr. Pillnitz schielte zur Seite. »Sie sind blond, Kollegin. Und daß Sie hübsch sind, sagt Ihnen jeder Spiegel. Was dort ausgeladen wird, sind hundertzwanzig heißblütige Casanovas, die in zwei Stunden hier an Ihnen entlangmarschieren werden zur Untersuchung. Wie Sie diese Glut aushalten wollen ...« Er lächelte sarkastisch. Dr. Waltraud trat vom Fenster zurück und warf den Kopf in den Nacken.

»Ich bin Ärztin, weiter nichts!« sagte sie knapp.

»Das ›weiter nichts‹ möchte ich stark anzweifeln.«

»Wenn ich Sie nicht kennen würde, Bernhard, müßte ich jetzt wütend werden. Aber Ironie ist Ihr Salz des Lebens ... Wann kommen die Söhne Siziliens?«

»In zwei Stunden. Erst rollt der ganze Pipapo ab ... Begrüßung durch die Werksleitung, Ansprache des Chefs, Einweisung in die Quartiere, Begrüßungskaffee mit Kuchen, Händeschütteln, Versicherungen von Freundschaft und Kameradschaft ... Es wird ein kräftiges Sandstreuen in die schwarzen Augen werden.«

Dr. Waltraud setzte sich an ihren Schreibtisch und klopfte mit einem langen Bleistift auf die Platte. »Was haben Sie eigentlich gegen die Italiener?«

»Nichts, schöne Kollegin.«

»Wohin ich in den vergangenen Tagen hörte, überall das Gleiche: Das kann ja heiter werden! Na, laß die mal kommen! Denen werden wir mal zeigen, was arbeiten heißt ... Und so ging es weiter in den gehässigsten Tönen. Warum eigentlich? Diese Männer kommen fünfzehnhundert Kilometer weit zu uns gefahren, um unsere Kohlen aus der Erde zu brechen und selbst einmal das erträumte Glück zu genießen, satt zu sein und Geld in der Hand zu fühlen. Zu Hause, in ihren Steinhütten, haben sie Frauen und Kinder, Mütter und Väter, die vor Glück weinten, als ihre Männer und Söhne hinausziehen konnten in das Goldland Germania.«

»Himmel! Die kleine Waltraud entwickelt dichterische Talente. Fängt der Zauber des Südens schon an? Kaum erblickt man eine schwarze Locke, schmilzt das nordische Eis...«

»Sie reden Quatsch!« sagte Dr. Waltraud Born böse. »Ich hasse diese deutsche Überheblichkeit! Sie hat uns schon zwei Kriege eingebracht.«

Dr. Pillnitz schwieg. Er trat wieder an das Fenster. Im Hof standen die Italiener vor den roten Sonderbussen, die sie vom Bahnhof Gelsenkirchen nach Buschhausen gebracht hatten. Der Personalchef, der Obersteiger, ein Herr von der Verwaltung und der neu ernannte Lagerleiter des Italienerlagers kamen aus dem Direktionsgebäude. Am Eingang stand Dr. Fritz Sassen, der Sohn des Zechendirektors Dr. Ludwig Sassen, und unterhielt sich mit dem Transportleiter.

»Jetzt geht's los, Waltraud!« sagte Dr. Pillnitz laut. »Zuerst spricht der Personalchef. Soll ich Ihnen sagen, wie er anfängt? ›Liebe neue Mitarbeiter, im Namen der Zeche Emma II...‹ Psst... hören Sie!« Er öffnete das Fenster.

Vom Hof drang Stimmengewirr ins Zimmer, das langsam verebbte. Dann wurde eine helle Stimme laut.

»Liebe neue Mitarbeiter. Im Namen der Zeche Emma II heiße ich Sie auf das herzlichste willkommen...«

»Sehen Sie!« Dr. Pillnitz lächelte breit. »Man kommt als Personalchef mit vierzehn Floskeln und Stammredensarten blendend aus. Er wird jetzt gleich weiterreden von Arbeitsgemeinschaft, Völkerfreundschaft, gemeinsamem Ziel, Wohlstand und Familienglück... aber er wird tunlichst verschweigen, daß ab morgen acht Stunden Knochenarbeit auf die Söhne des Südens warten, vierhundert Meter tief unter der Erde.«

»Machen Sie das Fenster zu, Bernhard.« Dr. Waltraud trat zurück. »Warum sind Sie eigentlich Zechenarzt geworden? Mit Ihrem Sarkasmus hätten Sie eine glänzende klinische Karriere machen können.«

Dr. Pillnitz schloß das Fenster. Waltraud Born hörte gerade noch die Worte: »...die geschichtliche Freundschaft unserer Völker...«, dann knallte das Fenster zu.

»Mein Vater war Bergmann«, sagte Dr. Pillnitz plötzlich ernst. »Er starb an einer Silikose. Damals starben mehr als vierzig Prozent aller Bergleute daran. Ich habe mir unter Tage das Geld für das Studium verdient und mir geschworen, meinen Kumpels zu helfen, wenn ich es einmal schaffe und Arzt bin. Man soll solche Schwüre nie vergessen, Waltraud.«

Dr. Born schwieg. Sie sah Dr. Pillnitz plötzlich mit anderen Augen an. Zum erstenmal erfuhr sie etwas Privates von ihm. In dem halben Jahr, in dem sie nun schon zusammen das Krankenrevier der Zeche Emma II betreuten, hatte es bisher nur berufliche Diskussionen oder läppische Neckereien zwischen ihnen gegeben. Sie wußte eigentlich nicht mehr von Dr. Pillnitz, als daß er unverheiratet war, weil seine Verlobte bei einem Autounfall gestorben war; seitdem war er von einer merkwürdigen Scheu Frauen gegenüber, wenn er spürte, daß sie sich für ihn zu interessieren begannen. Er bewohnte eine Neubauetage, verkehrte in keiner Wirtschaft Buschhausens, hatte keinen Stammtisch, trat nicht dem neu gegründeten Tennisclub bei und war lediglich zahlendes Mitglied des Brieftaubenvereins und ehrenhalber Sportarzt des Fußballvereins Buschhausen 09. Ein Sonderling, hieß es in Buschhausen, ein guter Arzt, aber ein scharfer Hund, wenn's um das Krankschreiben ging. Bei der Zechenleitung war er nicht gerade beliebt, weil er das sagte, was er dachte, unverblümt, ohne diplomatische Schnörkel, frei heraus wie ein Bergmann, der er trotz des weißen Kittels geblieben war.

Dr. Waltraud lauschte. Draußen wurden noch immer Reden gehalten. »Verstehen die denn, was man ihnen sagt?« fragte sie.

Dr. Pillnitz lächelte wieder. »Warum? Es genügt, daß die das Gefühl haben, ehrenvoll empfangen zu werden. Wenn Sie in Venedig in einer Gondel fahren und ein Gondoliere singt Sie an, verstehen Sie ja auch nichts. Aber schön finden Sie's. Darauf kommt's an.«

Im Hof redete nun der Lagerleiter. Er war der einzige, der Italienisch sprach, zwar mühsam, aber die grinsenden Italiener verstanden ihn wenigstens und klatschten und jubelten nach jedem Satz. Sie hörten von gutem Essen, heimatlicher Küche, guten Zimmern und vorbildlicher Hygiene, ließen einen Vortrag über Benehmen und Sauberhaltung der Unterkünfte über sich ergehen und sahen zu den Fenstern des Verwaltungsgebäudes hinauf, wo sich einige Mädchenköpfe zeigten. Da schnalzten sie mit den Zungen und warfen sich in die Brust.

Der Lagerleiter sprach reichlich lange. Dem Transport der ersten hundertzwanzig Italiener für Zeche Emma II war eine hektische Vorbereitung vorausgegangen. Das Wohnproblem hatte man schnell gelöst. Vierhundert Meter von Schacht V entfernt standen noch die Barackenlager aus dem Krieg, in dem einmal vierhundert russische Kriegsgefangene gehaust hatten. Es waren langgestreckte, grüngestrichene Gebäude aus Holz, mit einem Sammelwaschraum, einigen Kaninchenställen und einem sogenannten Revier, in dem bis 1945 die furunkelkranken und halbverhungerten Russen von sowjetischen Feldscheren und einem deutschen Sanitäter behandelt worden waren. In den Jahren nach dem Krieg waren die Baracken verrottet, die Dächer angefault, die Leitungen verrostet. Aus der Küchenbaracke hatte man die Kochkessel entfernt. In den Wassertrögen nisteten Hühner oder warfen Katzen ihre Jungen.

Drei Monate lang wurden die Baracken wieder in Ordnung gebracht, bis sie bewohnbar waren. Aber selbst der schönste grüne Anstrich konnte nicht den doppelten Stacheldrahtzaun vergessen machen, der noch aus dem Krieg stammte. Er umzog das ganze Lager und trennte es von der Außenwelt. Ein breites Tor war der einzige Weg in die Freiheit.

»Die werden sich daran gewöhnen«, hatte Direktor Dr. Sassen

bei der letzten Besprechung gesagt. »Schließlich bekommen sie saubere Zimmer, Toiletten, Waschräume, einen Aufenthaltsraum, gute Betten... so haben die Brüder noch nie in ihrem Leben gewohnt. Wichtig scheint mir fürs erste zu sein, den Zaun zu belassen. Sie kennen unsere jungen Burschen, meine Herren, und wir kennen die Mentalität der Sonnensöhne, für die ein Rock das Signal zum Angriff ist!«

In der letzten Reihe der hundertzwanzig Italiener stand auch Luigi Cabanazzi. Er war der einzige, der nicht direkt aus Sizilien kam. In München war er zu dem Transport gestoßen, mit ordentlichen Papieren. Man nahm ihn mit, weil gerade in München sich ein unliebsamer Zwischenfall ereignet hatte. Bei dem sechsstündigen Aufenthalt auf dem Hauptbahnhof bis zur Weiterfahrt nach Gelsenkirchen war der Italiener Giulio Bosco verschwunden. Man hatte gesehen, wie er durch die Sperre gegangen war. Zurück aber kam er nicht. Man nahm an, daß er in München untertauchte, und war froh, als sich Luigi Cabanazzi meldete und den Transport von hundertzwanzig Mann wieder vervollständigte.

Nun stand Cabanazzi auf dem Hof der Zeche Emma II und sah sich um. Schon während der Fahrt durch Buschhausen hatte er Dinge gesehen, um die er sich kümmern wollte... ein Geschäft mit schönen Anzügen, eine Wirtschaft mit dem Namen »Onkel Huberts Hütte«, ein Kino, in dem man einen Film von Vittorio de Sica spielte, und einige schöne Mädchen auf hochhackigen Schuhen, die in Cabanazzi ein kribbeliges Gefühl erzeugten.

Das Leben kann schön sein, dachte er und lächelte versonnen. Ich werde dafür arbeiten müssen, sicherlich... aber die Stunden des dolce far niente würde man ausfüllen mit der Süße des Lebens, die sich einem auftut, wenn man schwarze Locken hat, dunkle, sprechende Augen und einen Mund, der zärtlich sagt: O bella bionda...

Genau zwei Stunden später, wie es Dr. Pillnitz vorausgesagt

hatte, wurden die neuen Kumpels von Schacht V zum Krankenrevier geführt.

»An die Gewehre!« sagte Dr. Pillnitz, als sich das Wartezimmer mit dem ersten Schub füllte. »Ich gehe mal raus und lasse die den Oberkörper freimachen. Ich nehme an, daß Ihnen die Herz-Lungen-Untersuchung am angenehmsten ist. Das andere mache ich dann schon.«

»Wenn Sie nur nicht so viel und so dumm reden würden, Bernhard.« Dr. Waltraud drückte sich die beiden Enden des Membranstethoskops in die Ohren. Dr. Pillnitz verließ das Untersuchungszimmer. Durch die angelehnte Tür hörte Waltraud mit Verwunderung, daß er seine Anweisungen auf italienisch gab. Dann raschelten Kleidungsstücke, Füße schabten, Gemurmel und einmal ein Lachen waren zu vernehmen.

Dr. Pillnitz kam zurück. Ihm folgten die ersten zehn mit nacktem Oberkörper, die meisten mit den Händen ihre Hosen festhaltend. Schmächtige, knochige Gestalten, an denen man die Rippenbögen abzählen konnte wie Leitersprossen. Dünne Hälse, hervorstechende Schulterblätter. Menschen, die wußten, was hungern heißt. Dr. Pillnitz ließ sie sich an der Wand aufstellen.

»Die ersten Adonisse!« sagte er. »Waltraud, wem reichen Sie den goldenen Apfel?!«

»Prego!« sagte sie kurz und winkte dem ersten Italiener. Es war Luigi Cabanazzi. Er stand an der Wand und ließ keinen Blick von Dr. Waltraud Born. Ihm schien, als habe er noch nie ein so schönes Mädchen gesehen. Lange, blonde Haare, unter dem weißen Arztkittel der Körper einer Venus, lange, schlanke Beine, das Gesicht einer Madonna... für Cabanazzi begann die Welt zu leuchten, und je heller es um ihn wurde, desto heißer pulste ihm das Blut durch die Adern.

Waltraud winkte noch einmal, als Cabanazzi sich nicht rührte.

»Prego!« sagte sie wieder. Sie blickte zur Seite und sah, wie Dr.

Pillnitz am anderen Ende der Zehnerreihe begann und den ersten Patienten auf Leistenbrüche abtastete. Plötzlich erschrak sie leicht, sie fuhr zusammen. Cabanazzi stand vor ihr, sein dunkel behaarter Brustkorb wölbte sich vor ihren Augen.

»Signorina dottore...«, sagte eine dunkle, einschmeichelnde, warme Stimme, mit einem Ton, als sänge sie ein seliges Piano. »Da isch bin.«

»Sie... Sie können Deutsch?« fragte Dr. Waltraud einen Augenblick verwirrt.

»Bisken...« Cabanazzi lächelte strahlend. »Bella signorina dottore...«

Waltraud setzte das Stethoskop auf die Brust Cabanazzis. Aber sie hörte nichts. Ein Rauschen war in ihren Ohren, als hielte sie die empfindliche Membrane an einen Wasserfall. Sie zwang sich, ganz ruhig zu sein, und tastete mit dem Stethoskop hinunter zur Herzspitze Cabanazzis.

»Isch gesund...«, sagte die zärtliche, warme Stimme über ihr. Es war, als flüstere er es ihr ins Ohr. »Isch ganz gesund, Madonna.«

»Halten Sie die Luft an! Nicht atmen!« sagte Dr. Waltraud mit belegter Stimme. Noch immer war das Rauschen in ihren Ohren. Über sich selbst zornig, preßte sie die Lippen zusammen. Ich bin kindisch, dachte sie. Ich bin wirklich kindisch.

In diesem Augenblick spürte sie einen Druck. Eine braune Hand lag auf ihrer rechten Brust und streichelte sie. Mit einem Ruck fuhr sie aus der gebückten Haltung empor und stieß die Hand weg. Cabanazzis Gesicht strahlte.

»Bella!« sagte er wieder. Dann griff er wieder zu, fester und fordernder.

Dr. Waltraud Born zögerte einen kurzen Augenblick, dann hob sie die Hand und schlug kräftig auf den Arm Cabanazzis. Es gab ein lautes Klatschen, das Dr. Pillnitz aufblicken ließ. Zunächst sah er nur die breit grinsenden Gesichter der Männer an der Wand, dann blickte er zu Waltraud und Cabanazzi und sah, wie sie bemüht war, sich gegen den Mann zur Wehr zu setzen.

»Verdammt!« stieß Dr. Pillnitz hervor. Mit ein paar Schritten war er bei Cabanazzi, packte ihn am Genick und riß ihn herum. Die Augen Cabanazzis flammten auf, als er in das entschlossene Gesicht des Arztes blickte. Er wollte sich dem Griff des Arztes entwinden, aber das gelang ihm nicht. Zwei harte Hände hielten ihn fest und beförderten ihn aus dem Untersuchungszimmer hinaus in den Warteraum.

Vierzig Augenpaare starrten auf den Landsmann, der plötzlich durch einen Arzt in ihre Mitte gestoßen wurde. Sie schwiegen. Ihre Blicke, die Cabanazzi galten, waren abweisend. Nur Mario Giovannoni, der sich auf der Fahrt mit ihm angefreundet hatte, weil er aus der gleichen Küstengegend stammte, ging auf ihn zu.

»Was ist denn, Luigi?« fragte er. »Was war denn da los?«

»Nichts.« Cabanazzi griff nach seinem Hemd und zog es wieder über. »Es gibt nur einige Gesichter, die man sich merken muß.«

Im Untersuchungszimmer wusch sich Dr. Waltraud die Hände, als habe sie sie beschmutzt. Dr. Pillnitz reichte ihr ein Handtuch.

»Danke, Bernhard«, sagte sie leise. »Vielleicht lag es auch an mir. Ich habe mich nicht vorgesehen. Wollen Sie den Vorfall der Werksleitung melden?«

»Warum?« Dr. Pillnitz schüttelte den Kopf. »Der dachte sich vielleicht gar nichts dabei. Ich habe nur Angst davor, wie unsere Jungs reagieren werden, wenn diese hundertzwanzig glühenden Südländer Samstag und Sonntag in Buschhausen ausschwärmen werden.«

Am Montag stellte sich Schwester Carla Hatz bei Dr. Pillnitz und Dr. Waltraud Born vor. Die Vergrößerung der Belegschaft machte es notwendig, neben den geschulten Sanitätern in der Grube auch noch im Krankenrevier eine ausgebildete Krankenschwester zu engagieren. Nach langem Suchen hatte die Personalabteilung endlich die junge Carla Hatz gefunden. Sie hatte gerade ihre Schwesternprüfung hinter sich und trat bei Zeche Emma II ihre erste Stelle an. Dr. Pillnitz betrachtete das schwarzhaarige, zierliche, hübsche Mädchen mit kritischen Blicken. Ein pausbäckiges Gesicht, flinke Äugelchen, ein appetitlicher Körper, schlanke Beinchen, ein von Jugend und Lebensfreude sprühendes Schwesterchen. Dr. Pillnitz fand die Sache bedenklich.

»Willkommen, Schwester Carla«, sagte er mit seinem typischen sarkastischen Unterton. »Soweit man willkommen zu einem Kuckucksei sagen soll.«

»Bernhard –« Dr. Waltraud lächelte der verblüfften Schwester aufmunternd zu. »Dr. Pillnitz hat eine besondere Art von Humor.«

»Sie sind zu hübsch!« Dr. Pillnitz zeichnete in der Luft mit seinem Bleistift die Figur der appetitlichen Carla nach. »Das ist es! Wir haben hier über vierhundert unverheiratete Männer, und neuerdings hundertzwanzig Italiener, die den Vesuv in ihrem Blut mitgebracht haben.«

»Ich weiß mich zu wehren, Herr Doktor!« sagte Carla Hatz fröhlich. »Ich habe ein Jahr lang auf einer Männerstation praktiziert. Da lernt man alle Kniffe.«

»Bravo!« Dr. Waltraud lachte amüsiert. »Da haben Sie's, Bernhard!«

Dr. Pillnitz ordnete auf seinem Schreibtisch einige Blätter und die Schreibutensilien.

»Ein Krankenhaus und ein Pütt sind zwei verschiedene Stiefel«, sagte er. »Lassen Sie erst einmal unsere Leute hier aufmarschieren, wenn sich herumspricht: Im Revier ist ein leckeres Mäuschen...« Schwester Carla wurde rot, aber Dr. Pillnitz fuhr ungerührt fort: »Sie sollten einen Judolehrgang machen, Schwester, glauben Sie mir. Lachen Sie nicht, Sie werden noch an meine Worte denken.«

Nach dieser ziemlich ungewöhnlichen Begrüßung begann die Arbeit: einige Verletzungen, die ambulant behandelt wurden, Durchleuchtungen, Kontrolluntersuchungen und die umstrittenste Tätigkeit: das Gesundschreiben.

Unter denen, die sich krank gemeldet hatten, war auch Luigi Cabanazzi. Dr. Pillnitz preßte die Lippen zusammen, als der Italiener plötzlich im Untersuchungszimmer stand, lächelnd, die schwarzen Locken kraus in der Stirn, mit bloßem Oberkörper, braungebrannt und dunkel behaart. Schwester Carla Hatz starrte ihn an und vergaß, was sie tun sollte.

»Einen Spatel!« herrschte Dr. Pillnitz sie an. Sie zuckte zusammen und lief zum Instrumentenschrank. »Das ist ein Mann, Schwester! Von oben bis unten und auch in der Mitte! Ich denke, Sie kennen Männer?«

Schwester Carla schwieg. Sie reichte den Holzspatel und machte sich daran, Tupfer zurechtzulegen. Dr. Waltraud Born war nicht im Zimmer. Sie stand nebenan im Durchleuchtungsraum und betrachtete auf dem Röntgenschirm eine mit feinen schwarzen Punkten durchsetzte Lunge: Kohlenstaub in den Luftbläschen.

»Was wollen Sie?« Dr. Pillnitz stand vor Cabanazzi. Er hat Parmesan gegessen, dachte er. Wenn er atmet, riecht er nach Käse. »Na, was ist?« fragte er grob.

»Husten, dottore«, sagte Cabanazzi höflich.

»Na und?«

»Hier weh tun, wenn husten.« Cabanazzi zeigte auf seine Brust. »Und hier auch, dottore.« Er fuhr sich mit den Fingern über den Hals. Dr. Pillnitz schluckte.

»Mund auf!« sagte er rauh. Cabanazzi sperrte den Mund auf und streckte die Zunge heraus.

»Und müde, dottore, immer müde«, sagte Cabanazzi, als er den Mund wieder schließen durfte.

Dr. Pillnitz wandte sich ab und schrieb ein Rezept aus. Hustensaft, Lutschpastillen mit Penicillin, Fiebertabletten.

»Hier –«, sagte er und reichte das Blatt Cabanazzi, der ihn erstaunt ansah und fragte: »Nix Bett?«

»Nein.«

»Weiter Arbeit?«

»Natürlich! Wenn jeder mit einem Schnupfen krankfeiern wollte, könnten wir die Zeche zumachen!« Dr. Pillnitz ging zu seinem Tisch und setzte sich. »Schwester... der nächste!«

Carla Hatz ließ den nächsten Patienten ein. Einen alten Hauer mit einer bösen Furunkulose. Luigi Cabanazzi blieb unschlüssig stehen. Dann zuckte er mit den Schultern und ging aus dem Ordinationszimmer. Im gekachelten Vorzimmer zog er sich wieder an und verließ schnell das Krankenrevier.

Am nächsten Abend geschah das, was den stillen Bergarbeiterort Buschhausen zu einem Vulkan werden ließ.

Auf dem Heimweg von der Zeche, zwischen den frischen Kohlenhalden, in einem Bauschuppen voll Gerümpel und Werkzeugen, wurde die kleine, hübsche Krankenschwester Carla Hatz vergewaltigt.

Am zweiten Tag ihres Hierseins. Von einem Unbekannten.

Sie hatte nicht sehen können, wer es war. Von hinten war sie angefallen worden, der Kerl hatte ihr einen Sack über den Kopf gestülpt, hatte sie in die Bauhütte geschleift, ihr die Kleider vom Körper gerissen und dann das Entsetzliche getan, von dem sie nicht sprechen konnte, ohne immer wieder in einer Art Nervenschock laut aufzuschreien.

Dr. Pillnitz schaffte sie sofort ins Krankenhaus. Die Kriminalpolizei Gelsenkirchen sicherte die Spuren zwischen den Halden. Es war aber ein sinnloses Unterfangen. Hunderte von Stiefelabdrücken im Boden bildeten nur ein Gewirr. In der Bauhütte selbst fand man außer den zerrissenen Kleidern der kleinen Schwester Carla lediglich einen Knopf. Doch was bedeutete das schon. Vielleicht konnte der Sack als Indiz noch weiterhelfen.

In Buschhausen war die Hölle los. An den Tresen standen die Männer in dicken Trauben, in der Waschkaue wurde diskutiert. Der Lagerleiter des Italienerlagers mußte Schutz anfordern, denn es gab nur eine Meinung in Buschhausen: Es war ein Fremdarbeiter gewesen! Niemand unter den Einheimischen sei einer solchen Tat fähig! Man kannte sich gegenseitig zu genau, man war zusammen aufgewachsen, man war Freund und Bruder zugleich.

Dr. Pillnitz goß Öl in das Feuer. Ganz beiläufig ließ er verlauten: Seit zwei Tagen ist ein italienischer Arbeiter, Luigi Cabanazzi, aus dem Lager verschwunden. Das genügte, um dreißig junge Buschhausener zum Lager marschieren zu lassen, bewaffnet mit Knüppeln und Eisenstangen.

Die Italiener verbarrikadierten die Türen und Fenster. Der Lagerleiter rief die Polizei. Der Werkschutz griff zu den Stahlhelmen. Dr. Fritz Sassen raste mit seinem Wagen zur Zeche, um zur Vernunft aufzurufen.

Es schien vergebliche Liebesmüh zu sein. Eine Abordnung des Betriebsrates sprach bei der Grubenleitung vor. Die nächste Schicht fährt nicht ein, sagten sie, wenn die Italiener mitfahren. Oder wir garantieren für nichts mehr.

Über Buschhausen lag die Drohung einer Revolution.

Mit Knüppeln, Stangen und Äxten rückte man gegen das Lager vor. Dort wurden in den Barackenzimmern Messer verteilt. Auch Pistolen, die bisher niemand gesehen hatte, tauchten plötzlich auf. Es war, als wenn in wenigen Minuten zwei Sturmfluten aufeinanderprallen würden.

Den letzten Anstoß gab die Polizei selbst. Sie hatte herausgefunden, daß der Sack, den man Carla Hatz über den Kopf gezogen hatte, aus dem Italienerlager stammte. Ein Kartoffelsack der Lagerküche.

»Platz!« schrie Willi Korfeck an der Spitze der Sturmkolonne. »Platz, Jungs... oder soll morgen eure Frau an der Reihe sein?«

Vor dem Tor zum Lager stand allein Dr. Fritz Sassen. Er hob die Hand, als die Kolonne heranmarschierte, und trat ihr auf der Straße entgegen.

Er sah in entschlossene Gesichter, in verzerrte Mienen, in flakkernde Augen, er sah blanke Mordlust auf sich zukommen.

»Platz da!« schrie Willi Korfeck und schwang eine Eisenstange. »Wir lassen uns nicht aufhalten!«

Dr. Fritz Sassen wich nicht von der Stelle. Er war sich jedoch im klaren, daß er mit dem Leben spielte. Sie würden ihn niederschlagen, zertrampeln – aber was kam dann?

»Leute! Seid vernünftig!« rief er. »Es hat doch keinen Zweck, sich wie die ersten Menschen zu benehmen!«

Aus dem Lager hetzte der Lagerleiter heran. Sein dickes Gesicht troff von Schweiß. Keuchend hielt er an, als er Dr. Sassen erreicht hatte.

»Die haben Pistolen!« schrie er. »Männer, hört ihr, das wird furchtbar, einige von denen haben Pistolen!«

Der Zug stockte. »Da sieht man es!« brüllte Willi Korfeck. »Mit 'nem Pappkoffer kommen sie, aber Pistolen haben sie in der bekackten Wäsche! Emil, Wilhelm, Theodor... los, zurück zum Schuppen drei!« Er trat einen Schritt vor und schüttelte die Faust. »Wenn die glauben, wir sind Flaschenkinder, haben sie sich verrechnet. Auch wir können schießen. Wir haben noch drei Karabiner, Modell 98 k, Andenken an 1945! Und mit denen werden wir ihnen jetzt einheizen!«

»Halt!« schrie Fritz Sassen, als er drei Mann weglaufen sah. »Macht euch nicht unglücklich! Ihr kommt alle ins Zuchthaus! Begreift, daß nicht ihr das Gesetz seid!«

»Das ist uns scheißegal!« Ein alter Hauer pflanzte sich an der Seite Korfecks auf. »Die Polizei wird wieder nichts finden! Sollen wir warten, bis unsere Frauen und Töchter dasselbe erleben wie die Schwester, mit 'nem Sack überm Kopf? Dann wär's ja einfacher, sie den Itakern direkt ins Bett zu legen! Sie haben's gut, Herr Doktor, Sie schweben über den Dingen. Ihre Familie hat von den Itakern nichts zu befürchten. Aber die unseren! Am Sonntag... wir haben die Berichte gesammelt, wir haben eine Art Befehlsstelle eingerichtet... sind neunundzwanzig Mädchen und Frauen von denen belästigt worden.«

»Befehlsstelle! Ja, seid ihr denn total übergeschnappt? Habt ihr noch nie Mädchen angesprochen?« Dr. Sassen zeigte mit dem Daumen über die Schulter in Richtung des Lagers. Dort standen Posten vor den Türen. Deutlich sah man die Messer in ihren Fäusten blinken. Ein Schauer lief über Sassens Rücken. »Wollt ihr eine blutige Schlacht mit denen?«

Um die gleiche Zeit saß Dr. Pillnitz an seinem Schreibtisch und vervollständigte eine Krankengeschichte. Dr. Waltraud Born wertete Röntgenaufnahmen aus. Sie stand vor dem Leuchtkasten neben dem Fenster und bemerkte, daß draußen einige Bergmänner in schnellem Lauf über den Hof hetzten.

»Was ist denn da wieder los?« fragte sie. »Hoffentlich kein neues Unglück?«

»Wieso?« Dr. Pillnitz blickte auf.

»Da rennen welche zum Tor...«

»Ach so.« Dr. Pillnitz lächelte etwas verzerrt. »Das wird den Italienern gelten.«

»Den Italienern? Wieso?«

»Man hat erfahren, daß das Verbrechen an unserer armen kleinen Carla von einem der Fremdarbeiter begangen worden ist. Nun werden unsere braven Püttmänner wohl aufmarschieren.« Zufriedenheit klang in seiner Stimme. Diese ganzen Italiener sollte der Teufel holen.

»Aber das wissen wir doch gar nicht!« sagte Waltraud Born entsetzt. Sie knipste den Leuchtkasten aus und zog die Röntgenaufnahme heraus.

»Was wissen wir nicht?«

»Daß es ein Italiener war.«

»Spielt das eine Rolle?« Dr. Pillnitz erhob sich von seinem Stuhl. »Es besteht die Wahrscheinlichkeit, das gibt den Ausschlag. Nun will die rasende Meute ihr Opfer – nicht nur ein Opfer, sondern viele. Und ich kann sie verstehen …«

»Waaas? Das kann nicht Ihr Ernst sein, Bernhard!« Waltraud sah wieder aus dem Fenster. Die Zeche lag wie ausgestorben. »Laufen Sie doch zum Lager und reden Sie den Leuten ins Gewissen! Sie können es, auf Sie hören die Männer, Sie sind der Doktor …«

Dr. Pillnitz schüttelte den Kopf. »Mein Arbeitsplatz ist hier, liebe Kollegin! Ich bin zuständig für Kranke und Simulanten, für Arbeitswillige und Drückeberger. Ich habe mich noch nie um Amokläufer gekümmert.«

»Dann gehe ich!«

Dr. Pillnitz wollte Dr. Waltraud Born am Ärmel ihres weißen Kittels festhalten. »Seien Sie nicht kindisch, Waltraud! Das ist nichts für zarte Frauen! Überlassen Sie das Dr. Fritz Sassen!«

»Dem Juniorchef?« Waltrauds Herz stockte.

»Ja. Das ist sein Bier. Wie ich ihn kenne, wird er schon am Lagertor stehen und das Schlimmste zu verhindern suchen …«

»Mein Gott!« Mit einem Ruck riß sich Waltraud Born los und rannte hinaus.

»Waltraud!« schrie Dr. Pillnitz. »So bleiben Sie doch!«

Er zögerte einige Sekunden, dann setzte er ihr nach. Als er aus dem Lazarettgebäude stürzte, sah er sie schon um die Ecke biegen. Es ist zum Kotzen mit den Weibern, dachte Dr. Pillnitz und fing an zu laufen. An alles hatte er gedacht, nur nicht daran, daß Dr. Waltraud Born so reagieren würde. Jede andere Frau hätte ängstlich gesagt: O Gott, was kann man da tun? Nichts! – Aber Waltraud Born reagierte ganz anders. Ich habe sie unterschätzt, dachte Dr. Pillnitz. Ihr kleiner, zierlicher Körper ist mit Energie und Mut geladen.

Dr. Fritz Sassen hatte zum letztenmal versucht, an die Vernunft zu appellieren. Der Lagerleiter wollte ihm beispringen, aber er wurde niedergeschrien. Schimpfworte wie »Arschkriecher« und »Scheißkerl« waren noch die mildesten für ihn. Willi Korfeck war es schließlich, der wieder das Signal zum Sturm blies.

»Sind wir zum Quatschen gekommen?« brüllte er. »Immer dasselbe! Kaum schwingt einer Reden, steht ihr rum wie die Pfeifenköpfe! Ran, Jungs!«

»Halt!« rief eine helle Stimme hinter ihnen. »Halt!«

Die Köpfe der Männer flogen herum. Um die Ecke rannte die junge Ärztin und fuchtelte mit den Armen. Ihr Atem flog, als sie Dr. Fritz Sassen erreichte.

»Was machen Sie denn hier?« fragte dieser sie und raunte ihr zu: »Bitte, verschwinde sofort wieder, das hier ist nichts für dich.«

Waltraud lehnte sich einen Moment an ihn, dann drehte sie sich um und wandte sich den Bergmännern zu.

»Schluß jetzt! Geht nach Hause!« rief sie mit ihrer hellen Stimme.

»Fräulein Doktor«, Willi Korfeck ließ die drohend erhobene Eisenstange sinken, »Schwester Carla wurde –«

»Reden Sie nicht!« Waltraud trat auf Korfeck zu. »Ich weiß, was sie wurde. Aber von wem, das ist die Frage...«

»Von einem Itaker, klar!«

»So, das wissen Sie so genau?«

»Der Sack sagt doch alles!«

»Gar nichts sagt der!« Waltraud Born faßte einen irren Entschluß und fuhr fort: »Wie schnell das doch bei euch geht. Ich hörte, daß Schwester Carla bei der Polizei aussagte, daß es kein Italiener war –«

»Sondern?« schrien einige.

»Ein Deutscher.«

»Waaas?«

»Jawohl, er hat deutsch gesprochen, sogar euern Dialekt. ›Nu wehr dich mal nicht so!‹ hat er gesagt. ›Einmal ist keinmal.‹ Klingt das italienisch?«

Die Männer sahen einander betreten an. Was nun? Mist, dachten sie wohl. Ausgesprochener Mist! Einer von uns, ein Buschhausener? Wer von uns ist denn so ein Schwein? Gibt's denn das?

Die Luft war raus. Die Männer ließen ihre Knüppel verschwinden.

»Man wird den Täter finden«, ließ Waltraud Born nicht lokker. »Dann könnt ihr euch immer noch mit ihm befassen.«

Willi Korfeck gab das Kommando, das als einziges übrigblieb: »Kehrt marsch!«

»Du hast eine Katastrophe verhindert«, sagte etwas später Fritz Sassen zu Waltraud, als sie allein waren. »Aber diese Aussage der Schwester Carla ist mir neu. Woher hast du sie?«

Waltraud lächelte schwach, als sie zur Riesenüberraschung Sassens sagte: »Sie stimmt nicht. Ich habe sie erfunden.«

»Bist du verrückt?«

»Ich konnte nicht anders. Es war der einzige Weg, dich vor der Meute zu retten.«

»Waltraud!« Dr. Sassen drückte sie an sich. »Du bist tatsächlich verrückt. Wenn das man gut geht. Aber eine Katastrophe hast du jedenfalls verhindert, das läßt sich nicht anders sagen.«

An der Ecke der Waschkaue stand Dr. Pillnitz, als der Sturmtrupp mit wütenden, verschlossenen Gesichtern heranmarschierte. Einer von uns, dachte jeder der Männer. Gnade Gott, wenn wir den erwischen! Willi Korfeck sah den Arzt zuerst und grüßte.

Dr. Pillnitz erwiderte den Gruß nicht. Mit verächtlich heruntergezogenen Mundwinkeln wandte er sich ab. Korfeck und seine Leute hatten ihn enttäuscht.

Am nächsten Morgen stand auf dem Schreibtisch Dr. Waltraud Borns ein großer Feldblumenstrauß.

Die Putzfrau sagte, eine Abordnung der Italiener habe ihn abgegeben. Sie wüßte schon, warum.

Noch nie hatte sich Waltraud Born über einen Blumenstrauß so gefreut wie über diesen.

Einige Tage später kam die kleine, arme Krankenschwester Carla Hatz in die Krankenstation von Emma II zurück. Der Schock war abgeklungen, man hatte ihr eine andere Stelle in Bochum angeboten, aber sie hatte darauf bestanden, wieder zu Emma II zurückzukehren. Alle Vorhaltungen, daß sie unmöglich wieder an der Stelle arbeiten könne, wo sie dieses schreckliche Erlebnis gehabt habe, alle Mahnungen, daß ihre Nerven das nicht aushielten, wischte sie tapfer weg mit dem Satz: »Ich bin stark genug. Ich möchte nach Buschhausen zurück.«

Nun war sie wieder da, es hatte sich auf der Zeche herumgesprochen, Blumensträuße der Kumpels wurden abgegeben, Pralinenschachteln, Schokolade. Es war eine rührende Begrüßung, die ausdrücken sollte: Wir verurteilen die gemeine Tat. Von uns war es keiner!

Von der schrecklichen Vergewaltigung in der alten Materialhütte an den Halden sprach sie nicht mehr. Zuverlässig wie vordem tat sie ihren Dienst auf der Unfallstation, tupfte Jod auf die Schrammwunden, verband die aufgerissenen Hände, gab Tabletten aus und versorgte die schwärenden Entzündungen.

Nur zu Waltraud Born sprach sie noch einmal über ihr Erlebnis. Es war an einem Abend, bevor die Station geschlossen wurde und für den Nachtdienst ein ausgebildeter Zechensanitäter die Wache übernahm.

»Man könnte herauskriegen, wer es war«, sagte sie ohne Vorankündigung plötzlich.

Waltraud Born stieß hervor: »Was sagen Sie da, Carla? Man könnte es herauskriegen? Wie denn?«

»Ich habe ihn verletzt. Daran würde man ihn erkennen. Ich habe, als er über mir lag, beide Hände in seine Hüften gekrallt, Fräulein Doktor. An allen zehn Fingernägeln hatte ich nachher Blut. Er muß noch heute die Narben an den Hüften haben.«

»Haben Sie das der Polizei gesagt?«

»Nein.«

»Warum nicht?«

»Weil die Polizei mit dieser Aussage doch nichts hätte anfangen können. Sie kann doch nicht ganz Buschhausen nackt an sich vorbeiziehen lassen!« Carla Hatz band das Schwesternhäubchen ab und schüttelte ihr schönes, schwarzes, langes Haar. In langen Wellen floß es über ihre schmalen Schultern. »Aber *Sie* können es, Fräulein Doktor.«

»Ich?« Waltraud Born sprang auf. »Mein Gott, ja, Sie haben recht, Carla. Ich kann es. Ich kann diesen Lumpen finden. Ich weiß, was Sie meinen. Gut, das machen wir. In einer Woche werden wir den Schuft haben.«

»Ich danke Ihnen, Fräulein Doktor.« Carla Hatz lächelte Waltraud Born an. »Ich habe immer daran denken müssen, wie es sein wird, wenn ich ihm gegenüberstehe.«

Zwei Tage später hing in der Waschkaue am Schwarzen Brett eine Verfügung der Zechenleitung: »Alle Bergleute unter und über Tage haben sich zu einer Reihendurchleuchtung zur Feststellung von Staublungen oder anderen inneren Schäden im Krankenbau von Emma II einzufinden. Beginn der Röntgendurchleuchtung 15 Uhr und von da ab täglich von 10–12 und 13–17 Uhr. In alphabetischer Reihenfolge und zwar pro Buchstabengruppe zwei Tage lang, um alle Schichten zu erfassen.«

In Buschhausen wurde darüber heftig diskutiert, aber man erkannte auch an, daß die Zechenleitung etwas für die Gesundheit der Belegschaft tat.

Und so zogen am Dienstag die ersten Bergmänner, nackt bis auf eine kleine Badehose, an Dr. Born und Carla Hatz vorbei, wurden zuerst mit dem Stethoskop untersucht und dann im Röntgenraum durchleuchtet.

Buchstaben A bis C. Von Adamski bis Czynowanitz. Von Abelormo bis Cabanazzi.

Kratznarben an beiden Hüften – sie konnten nicht übersehen werden.

Wann stand der Mann mit diesen Narben vor Waltraud Born? Heute – morgen – in einer Woche?

Und wer war es?

Die Reihenuntersuchung der Bergmänner von Zeche Emma II lief bereits eine Woche lang, ohne daß Dr. Waltraud Born oder Carla Hatz an einem der halbnackten Körper die verräterischen Narben hätten entdecken können. Luigi Cabanazzi war auch schon untersucht worden. Sein Schatten Mario Giovannoni hatte ihn sogar bis ins Ankleidezimmer begleitet. Erst im Röntgenraum war Cabanazzi allein gewesen, aber dort hatte er auch nicht entwischen können, denn die Fenster waren durch dicke Rolläden verdunkelt, und es gab nur einen Ausgang, nämlich die Tür zurück zum Ankleidezimmer. Auch Cabanazzis brauner Modellkörper war rein von den Krallenspuren der kleinen Carla Hatz.

Nach einer Woche, während der Mittagspause, von den Stapeln der Röntgenberichte schon fast überragt, wischte sich Waltraud Born müde über die Augen und schüttelte den Kopf.

»Jetzt sind wir beim Buchstaben K. Gebe Gott, daß der Mann mit den Narben nicht Zsyzclinski heißt... wenn es ihn überhaupt gibt...«

»Sie glauben mir nicht mehr, Fräulein Doktor?« fragte Carla

Hatz etwas kläglich zurück. »Ich weiß, daß es schwer ist. Aber ich weiß ebenso genau, daß er die Narben haben muß.«

»Und wenn es nun gar keiner von den Arbeitern war? Es kann auch ein Mann aus dem Büro gewesen sein oder von der technischen Abteilung oder irgendein Fahrer, der zufällig auf dem Zechengelände war und am gleichen Tage wieder weggefahren ist. Es gibt doch so viele Möglichkeiten...«

»Er kannte genau die alte Hütte. Er *muß* von hier sein. Er hat nur ein paar Worte gesagt, aber es war die typische Sprache von hier.«

Dr. Born seufzte, ehe sie sagte: »Also gut, machen wir weiter, Carla. Viel Hoffnungen habe ich zwar nicht mehr, das sage ich Ihnen ehrlich. So schön sich der Plan zuerst anhörte, wir erfassen damit nur die Arbeiter. Wenn wir auch noch die Angestellten untersuchen wollen, verlieren wir uns ins Uferlose.«

»Wird es Ihnen zuviel, Fräulein Doktor?«

»Das ist es nicht. Aber die Angestellten brauchen sich nicht untersuchen zu lassen. Man kann sie nur bitten, freiwillig zu kommen. Hier droht also eine Lücke, die wir nicht schließen können.« Waltraud Born zeigte auf den Stapel der Röntgenberichte. »Ich glaube, wir erkennen ein paar neue Staublungenansätze, und das ist ärztlich gesehen und für die betreffenden Männer viel wert. Aber Ihren Mann mit den Narben an den Hüften haben wir noch nicht.«

Carla Hatz schwieg. Sie sah auf ihre Hände und dann aus dem Fenster hinaus auf den Zechenplatz. Eine Schar Kumpels, rauchend, lachend, diskutierend, wartete bereits wieder vor der Tür des Krankenreviers, um nach der Pause eingelassen zu werden.

Die Buchstaben K bis L.

»Er muß dabei sein!« sagte die kleine Krankenschwester energisch und stopfte ein paar Haare unter das weiße Häubchen. »Und wenn wir ihn erst beim Buchstaben Z finden!«

Unten vor der Reviertür hielt Willi Korfeck einen großen Vortrag über den Nutzen, Vorurteile zu begraben und die Itaker in die Fußballmannschaft aufzunehmen.

»Natürlich, Mensch, 'n paar sind darunter, die man dauernd in die Fresse schlagen könnte. Wie diesen Cabanazzi, Kerls, den zermalme ich noch. Aber die anderen, alles anständige Kumpels. Und Fußballer sind das! Ihr habt's gesehen. Die haben Katz und Maus mit uns gespielt. Wenn die in unserer Mannschaft sind... Kumpels, in drei Jahren sind wir dann in der Regionalliga. Die hauen dir doch jeden Ball ins Netz.«

Um 14 Uhr wurde die Reviertür wieder geöffnet. Der nächste Röntgenschub wälzte sich in die Zimmer, zog sich aus, wartete mit bloßem Oberkörper. Waltraud Born saß vor dem Röntgenschirm, Carla Hatz füllte die Formulare aus und rief die Männer einzeln in den Röntgenraum.

Karbach... Kallenberg... Keller... Kellermann... Kiminski...

Namen, Körper, Gesichter, Daten, im flimmernden Mattscheibenbild ein Brustkorb, das pochende Herz, die Lunge, ein Magen, die Rippenbögen. Verschattungen linke Lunge. Verkalkte Kaverne rechte Lunge, unten. Eine ausgeheilte Kindheits-Tb. Eine Entdeckung plötzlich: in der linken Lungenspitze ein beginnender Abszeß. Name: Herbert Kitzing, Alter: fünfunddreißig Jahre. Vater von vier Kindern. Überweisung ins Krankenhaus Bergmannsheil nach Gelsenkirchen.

Durch die Tür schlich Carla Hatz und stellte sich neben Dr. Born, die gerade vor dem Leuchtschirm saß. Entsetzt stellte Waltraud Born mit dem Fußschalter den Röntgenapparat ab. Mit der dunklen Schutzbrille vor den Augen, der langen Bleischürze und den dicken Handschuhen sah sie zum Fürchten aus. Sie stieß Carla Hatz zur Seite und riß die Brille vom Gesicht.

»Sind Sie verrückt, Carla?« rief sie. »Ohne Schutz vor dem Schirm! Wollen Sie sich den Tod holen?«

»Er... er ist da...«, flüsterte Carla Hatz.

»Nein!« Waltraud Born spürte, wie ein Zittern durch ihren Körper lief. »Wo denn?«

»Draußen, im Vorbereitungsraum. Er kommt als übernächster. Er hat an beiden Hüften die Kratzspuren. Er ist es! Er... er spricht auch so wie damals.«

»Wir sollten sofort die Werkpolizei rufen!« Waltraud Born schickte den hinter dem Röntgenschirm wartenden Mann weg. »Sie können gehen!« rief sie laut. »Schicken Sie aber den nächsten noch nicht herein, ich rufe schon!«

»Jawoll, Fräulein Doktor.« Der Mann, ein älterer Bergmann, schlurfte aus dem Zimmer. Dumpf fiel hinter ihm die Tür gegen die dicke Gummiabdichtung.

»Nun ist es soweit«, sagte Waltraud Born und setzte sich auf ihren Untersuchungsstuhl. Die dicke Schürze gab ihr etwas Unförmiges. Sie wirkte wie in einer viel zu großen Ritterrüstung. »Wer ist es denn?«

»Ich – ich habe in der Aufregung nicht auf den Namen geschaut. Ich habe nur die Narben bemerkt.«

»Wir müssen die Polizei rufen, Carla.«

Schwester Hatz schüttelte den Kopf. Dr. Born hob erstaunt den Blick.

»Nicht? Aber warum denn? Unsere ganze Arbeit hatte doch nur dieses eine Ziel –«

»Ich wollte sehen, wer es ist. Nun weiß ich es. Ich *habe* ihn gesehen!« Carla Hatz lehnte sich gegen die Wand, als brauche sie eine Stütze, als versagten ihr plötzlich die Beine. »Welche Beweise habe ich denn? Nur diese Narben.«

»Sie genügen doch vollauf.«

»Für uns, ja, Fräulein Doktor. Aber für die Polizei? Er wird leugnen, er wird sogar ein Alibi bringen – und was dann?« Carla Hatz schüttelte den Kopf. »Ich habe ihn nun gesehen, in eine polizeiliche Untersuchung will ich nicht noch einmal hineingeraten. Das ist alles so unangenehm, sage ich Ihnen.«

Waltraud Born sah ernst vor sich hin. Sie schob die Brille wieder über ihre Augen und zog die Handschuhe fest um ihre Finger. »Ich habe eine Idee, Carla«, sagte sie hart. Ihre Stimme hatte einen so kalten Klang, daß Schwester Carla die Ärztin erschrokken anstarrte. »Der Mann muß bestraft werden – auch ohne Polizei. Wir werden sehen...« Sie erhob sich, trat an den Leuchtschirm und stellte den Fuß auf den Fußschalter. »Der nächste, Carla. Und dann den mit den Kratzspuren...«

Hubert Kollak war der nächste. Ein junger, kräftiger Mann, dem man von außen nicht ansah, daß seine beiden Lungen schon gesprenkelt von Staubpartikeln waren. Er bekam auf seinen Laufzettel ein großes H gemalt. Hauptuntersuchung, hieß das. Einer der Neuentdeckten mit Staublunge.

»Der nächste...«

Die Tür ging auf. Waltraud Born hatte das Licht eingeschaltet und die Schürze abgebunden. Wer jetzt eintrat, brauchte nicht mehr durchleuchtet zu werden.

Ein großer, kräftiger, über das ganze Gesicht grinsender Mann trat in den Röntgenraum. Ihm folgte die kleine Carla Hatz, bleich und am ganzen Körper zitternd.

»Na, dann wollen wir mal, Fräulein Doktor«, sagte der Mann in rauher Munterkeit.

»Ja, wollen wir mal.« Dr. Born trat an ihn heran. Ihr Blick tastete die beiden Hüftknochen ab. Es stimmte. Oberhalb der Hüftknochen waren deutliche Kratznarben zu sehen.

Waltraud Born trat drei Schritte zurück. Ein kräftiger Kerl, dachte sie. Muskeln wie Stränge. Ein offenes, lachendes Gesicht. Völlig unbefangen. Sollte das wirklich der Schuft sein?

»Wie heißen Sie?« fragte sie.

»Willi. Willi Korfeck.«

Dr. Born sah wieder auf die kleine Carla Hatz. Diese nickte schwach, wandte sich ab und weinte plötzlich. Sie drückte beide Hände gegen den Mund, damit man es nicht hörte. Willis-Bums bemerkte von alledem nichts. Er sah auf den nickelglänzenden Röntgenapparat und die vor ihm liegende weggeworfene Bleischürze.

»Ich bin gesund wie ein Bär, Fräulein Doktor«, sagte er. »Wenn Sie in mich reingucken, werden Sie erstaunt sein, wie dort alles in Ordnung ist!«

»Ich mache eine kleine Pause. Kommen Sie bitte mal mit, Herr Korfeck.« Dr. Born ging an ihm vorbei, durchquerte den Ordinationsraum und betrat das Wartezimmer. Hier saßen zwanzig Bergleute an den Wänden, alle mit bloßem Oberkörper, auf ihre Durchleuchtung wartend. Willi Korfeck folgte Waltraud Born verwundert. Carla Hatz blieb im Röntgenzimmer zurück. Sie sank auf einen Stuhl, drückte das Gesicht in ihre weiße Schürze und schluchzte laut. Alle Qual der vergangenen Woche brach wieder in ihr auf, das schreckliche Erlebnis stand wieder vor ihr, dieser wahnsinnige Schmerz, der ihren Körper durchzuckt hatte, und die fürchterliche Todesangst: Er zerreißt mich, er tötet mich, ich habe keine Chance mehr...

Willi Korfeck stand mitten im Wartezimmer und grinste noch immer. Die anderen Bergleute sahen abwartend auf Dr. Born. Als sie schwieg, rief jemand: »Na, Fräulein Doktor, ist der Schirm zu klein für die Lunge von Willis-Bums?«

Man lachte, laut und kurz, aber das Lachen erstarb sofort, als Waltraud Born die rechte Hand hob.

»Ihr kennt doch alle die Sache mit unserer kleinen Schwester Hatz«, sagte sie langsam. »Ihr wißt doch noch, was mit ihr geschehen ist...«

»Und wie!« Es war Willi Korfeck, der dies geradezu brüllte. »Und ich bleibe dabei: Es war einer von den Itakern.«

»Waren Sie nicht damals der, der einen Sturm auf die Baracken organisierte?« fragte Dr. Born.

»Ja!« Willis-Bums sah sich stolz um.

»Was wollten Sie denn da?«

»Ich hätte den verdammten Kerl totgeschlagen«, sagte Korfeck. Beifälliges Gemurmel wurde laut. Waltraud Born schüttelte den Kopf, als wolle sie etwas nicht glauben. Sie zögerte, aber dann siegte in ihr die grenzenlose Wut auf den Kerl.

»Es war kein Italiener«, sagte sie laut. »Es war ein Deutscher. Und wir wissen sogar, wer es war. Schwester Carla hat ihm nämlich Verletzungen beigebracht... Kratzwunden ihrer Fingernägel an den Hüften.«

Willi Korfeck wurde plötzlich bleich wie die getünchte Wand. Er wich zurück, sein Kopf flog herum, er suchte einen Ausweg.

Aber rasch sagte Dr. Waltraud Born schon zu den anderen: »Meine Herren! Sehen Sie sich doch mal die Hüften von Willi Korfeck an. Dort sind noch die Narben der Fingernägel der armen Schwester Carla.«

Wie eine Flut, die plötzlich über die Ufer tritt, erhoben sich die zwanzig halbnackten Leiber der Bergleute. Willi Korfeck wich zurück und brüllte. In seinen Augen stand schreiende Angst. »Kumpels!« brüllte er heiser. »Kumpels, hört mich doch erst an –«

Ein gewaltiger Schlag auf seinen Mund schnitt ihm das Wort ab. Korfeck taumelte zurück gegen die Wand, die Lippe platzte auf, Blut rann ihm über das Kinn und tropfte auf die nackte Haut. Zwei Bergleute waren zu ihm gesprungen und zogen ihm mit einem Ruck die Hosen von den Hüften. Nackt stand er da, ein Riese, der wie ein entsetztes Kind zitterte. An beiden Hüften sah man deutlich die Narben. »Kumpels«, stöhnte er noch einmal. »Ich will –«

Ein zweiter fürchterlicher Schlag traf seinen Kopf. Dann rückte die Mauer der zwanzig halbnackten Leiber gegen ihn vor, begannen vierzig Bergmannsfäuste ihr gnadenloses Werk.

Fluchtartig verließ Dr. Waltraud Born das Wartezimmer und rannte zurück in den Röntgenraum. Dort, hinter den abgedichteten Türen, hörte man nichts mehr.

Eine Viertelstunde später raste ein Krankenwagen mit heulender Sirene und Blaulicht aus dem Zechengelände. Er jagte in Richtung Gelsenkirchen davon. Auf der Trage lag ein Mensch, fast bis zur Unkenntlichkeit zerschlagen.

Im Krankenrevier von Emma II stand Waltraud Born den zwanzig mit Blut bespritzten Bergleuten gegenüber. Sie waren ins Ordinationszimmer gekommen und fragten nach Wasser, um sich waschen zu können.

»Das hättet ihr nicht tun dürfen«, sagte Waltraud Born leise. »Ihr habt übertrieben. Das wird für euch eine teure Sache, wenn die Polizei kommt.«

»Wieso?« Einer der Männer tauchte seine Hände in das Waschbecken. »Wer weiß etwas? Haben Sie etwas gesehen, Fräulein Doktor?«

»Nein, das nicht.«

»Und der Willi wird sich hüten, Namen zu nennen. Wie kann die Polizei also etwas herausfinden? Aber der Willi, dieses Saustück, der rührt kein Mädchen mehr an, das garantieren wir Ihnen.«

Zufrieden verließen die zwanzig Bergleute das Krankenrevier. Mit dem tiefen Gefühl, ihre Pflicht getan zu haben, gingen sie nach Hause zu ihren Familien, dachten noch einmal über diesen Nachmittag nach und schwiegen. Die Ehre Buschhausens war einigermaßen gerettet. Man brauchte keine Polizei, keine Richter und Gerichte. Das Faule wurde ausgemerzt, ob es ein Kohlkopf im Garten war oder ein Schuft in der Arbeitsgemeinschaft, das blieb sich gleich. In Buschhausen herrschte Ordnung. Es war eine kleine Welt für sich mit eisernen Gesetzen.

Darin waren sich – erstmals – auch Dr. Waltraud Born und Dr. Bernhard Pillnitz einig, die zu dieser Stunde noch zusammensaßen. Die Ärztin hatte dem Kollegen die Frage gestellt, die sie selbst seit dem Nachmittag bewegte: »Hätte ich die Schlägerei verhindern müssen?«

»Sie haben sich schon einmal in Gefahr begeben«, hatte Pillnitz geantwortet, und seine Stimme ließ diesmal jeden Sarkasmus vermissen. »Das sollte Ihnen doch genügen. Und außerdem: Vieles, was von uns Ärzten im Laufe unseres Lebens gefordert wird, haben wir nie auf der Uni gelernt. Sicher, unsere erste und vordringlichste Aufgabe ist es, Leben zu bewahren. Dieser Schwur wurde heute nachmittag ja auch nicht gebrochen. Aber wir sind manchmal auch dafür da, der Gerechtigkeit zum Sieg zu verhelfen. Da müssen wir dann der Gerechtigkeit auch ihren Lauf lassen.«

Heinz G. Konsalik

In der »Schwimmenden Stadt«

Die Dschunke, auf der Dr. Mei Ta-kung hauste, war schon von außen das Erbärmlichste, was Dr. Merker bisher in der »Schwimmenden Stadt« gesehen hatte. Farblos, verwittert, mit Tang und Muscheln besetzt, mit zusammengerollten, zerrissenen Segeln, die nie mehr in den Wind gebracht werden konnten, ohne ein Licht an Deck oder den faulenden Aufbauten dümpelte das Schiff, eingekeilt zwischen anderen Wohndschunken, an einer schmalen Gasse, durch die ein normaler Sampan nicht mehr hindurchkam.

Yang und Dr. Merker stiegen in ein schmales, flaches Boot um. Es wurde von einem höchstens zwölf Jahre alten Mädchen gerudert, das Dr. Merker aus großen, glänzenden Augen anstarrte. Um sie herum lag stinkende Dunkelheit.

»Glauben Sie nicht, wir wären hier allein«, sagte Yang und beugte sich zu Dr. Merker vor. »Uns beobachten Hunderte von Augen. Seit dem Tod von Mei-tien bilden die Boat People eine Mauer um Dr. Mei. Sie schützen und bewachen ihn, und sie sind glücklich, wenn er nachts zu grölen anfängt und betrunken auf seine Kesselpauken einschlägt...«

»Was tut er?« fragte Merker ungläubig.

»Er hat sich, schon vor zwanzig Jahren, in Hongkong zwei Kesselpauken gekauft und auf die Dschunke bringen lassen.

Weil es Dr. Mei war, haben sich die anderen Bewohner rundherum daran gewöhnt, ja, sie standen immer an Deck, wenn Dr. Mei seine Grammophonplatten spielte und selbst die Paukenpartien übernahm. So oft sind in Hongkong nie Beethoven, Tschaikowski, Bruckner, Brahms oder Mahler gespielt worden wie hier in der Schwimmenden Stadt. Dr. Meis Nachbarn kennen jede Beethoven-Sinfonie auswendig! Als er später betrunken weiterpaukte, beschwerten sie sich sogar über seine falschen Einsätze – solche Kenner waren sie geworden. Jetzt haut er nur noch auf die Pauken, wenn er, total betrunken, irgendeinen inneren Druck loswerden will. Sie sehen, er erwartet uns!«

An dem glitschigen Leib der Dschunke pendelte eine uralte Strickleiter. Das schmale Boot hielt, das kleine Mädchen zog das Ruder ein und lächelte Dr. Merker an.

»Die reißt wie Spinnweben, wenn ich draufstehe!« sagte er und griff nach der Strickleiter.

»Vertrauen Sie auf Ihr Glück! Bisher hatten Sie davon eine große Portion.«

»Das stimmt.« Dr. Merker sah Yang mit einem unsicheren Lächeln an. »Ich darf bei Ihnen sein... was kann mir das Glück noch mehr bieten...«

»Steigen Sie hinauf!« Sie berührte seine Schulter, und Merker wußte nicht, ob es ein auffordernder Druck oder ein verhaltenes Streicheln seines Nackens war. »Und keine Angst! Die Leiter hält. Ich weiß es...«

Mit Mühe erreichte Dr. Merker das glitschige Deck der Dschunke und half dann Yang über die Bordwand. Dabei griff er zu, zog sie an sich und hielt sie umschlungen. Er spürte ihren Körper, als sei zwischen ihnen kein Stoff mehr.

»Sie Feigling!« sagte sie. Ihre Stimme war plötzlich um vieles dunkler und wie in Samt gehüllt. »Nun küssen Sie mich doch endlich...«

Es war ein Kuß, den Dr. Merker bis in die Zehenspitzen

fühlte. Ein heller Paukenwirbel, genau unter ihren Füßen, fuhr dazwischen und trennte sie.

»Mein Gott, ich liebe dich«, sagte Yang. »Es ist fürchterlich, aber ich kann davor nicht weglaufen! Was soll ich tun?«

»Wir werden ein eigenes Paradies haben, Yang.«

»In dieser Hölle?!«

»Ich sehe keine Hölle. Ich sehe nur ein verkommenes Schiff, eine schwimmende Lichterstadt, dreckiges Wasser voller Abfälle, eine Wolke von Gestank – alles Dinge, denen wir entfliehen werden.«

»Entfliehen wollen, Fritz, aber nicht werden. Wir kommen hier nicht heraus.«

»Das Gegenteil werde ich beweisen.« Er zog Yang an sich, strich das lange schwarze Haar aus ihrem schmalen Gesicht und küßte sie wieder. Ein neuer Paukenwirbel fuhr dazwischen.

Yang lachte, bog sich in seinen Armen zurück und drückte sich mit beiden Händen von seiner Brust ab. Ein Lachen, in dem Bitterkeit mitklang. »Es geht schon los!« sagte sie. »Nicht einmal küssen können wir uns in Ruhe...«

Sie stiegen die Treppe hinab in das Innere der Dschunke, kamen in einen Vorraum, von dessen Decke eine nackte Glühbirne hing, und hörten Dr. Mei, der in deutscher Sprache rief: »Die nächste Tür, Herr Kollege. Bei mir können Sie sich nicht verlaufen...«

»Was hat er gesagt?« fragte Yang erstaunt.

»Er sprach deutsch und sagte: Kommt herein!« Dr. Merker stieß die Tür auf. Ein weiter Raum tat sich auf, an dessen Ende zwei Kesselpauken standen. Im Gegensatz zum Schiff waren sie gepflegt und geputzt; das Chromgestänge, in dem die Kessel hingen, blitzte, die Kessel selbst blinkten, als habe man sie gewichst. Und dahinter hockte auf einem Stuhl Dr. Mei Ta-kung, hob grüßend die Paukenschlegel und ließ einen Wirbel los, wie es der Paukist eines Sinfonieorchesters nicht perfekter konnte. Dann legte er die Schlgel auf das Paukenfell, erhob sich und kam ihnen entgegen.

Dr. Mei Ta-kung, das war Dr. Merkers erster Eindruck, sah durchaus nicht aus wie ein Mensch, der sich zu Tode säuft. Er war klein und rund, hatte dicke Backen, was sein chinesisches Gesicht noch großflächiger wirken ließ; man konnte sein Alter deshalb kaum schätzen. Nur das schüttere, schneeweiße Haar, das ihm lang über die Schultern hing, gab Anlaß, ihn für einen alten Mann zu halten. Wie viele dicke Menschen sah er irgendwie zeitlos aus.

Auffallend war seine Kleidung: Er steckte in einem vielfach geflickten chinesischen Morgenrock, und an den bloßen Füßen trug er zerschlissene Filzpantoffeln. Die Oberseite des linken Pantoffels hatte sich von der Sohle gelöst, die nackten Zehen blickten hervor.

»Junger Kollege«, sagte Dr. Mei Ta-kung und verbeugte sich vor Dr. Merker, »wenn Ihr erster Eindruck Ihnen sagt: Da ist ein Idiot – Sie haben recht! Man hält mich für verrückt! Das ist ein angenehmer Zustand! Keiner nimmt einem mehr etwas übel. Man kann tun und lassen, was man will. Ab und zu ein Brüllen, ein paar Paukenschläge, Schallplattenkonzerte mit grausam falschen Einsätzen von mir, und schon ist die Umwelt zufrieden. Es lebt sich herrlich so.«

Er gab Dr. Merker die Hand, während Yang ihn demütig auf die Stirn küßte und sich darauf tief verneigte. Dr. Mei hielt Merkers Hand fest. »Sie sind so wunderbar jung«, sagte er.

»Schon zweiunddreißig, Dr. Mei.«

»O Himmel! In diesem Alter war für mich der Weg mit Blüten bestreut. Schon zweiunddreißig!« Er ließ Merkers Hand endlich los und machte eine weite Armbewegung. »Suchen Sie sich einen Platz, wo Sie sitzen können, Kollege. Da, der Flechtsessel, der könnte Sie noch aushalten. Ich bin nicht mehr auf Besuch eingerichtet. Ich habe einen Stuhl und ein Bett, das reicht für mich.«

Er wandte sich ab, ging zu einem Schrank und stieß beide Türen auf. Alle Regale waren gefüllt mit Flaschen, vom Gin bis zum Wodka. Dr. Mei lachte, als habe man ihm einen guten Witz erzählt.

»Ich kann Ihre Gedanken lesen, Kollege: Keine Praxis, keine Patienten, kein Einkommen... woher nimmt der Kerl das Geld, sich den Schrank zu füllen? Mein lieber Dr. Merker, ich habe hier in Yau Ma Tei über vierzig Jahre lang Kinder geholt und Totenscheine ausgestellt. Ich kenne jeden Tripper auf den Dschunken, jede Tuberkulose, jeden Tumor. Werfe ich eine leere Flasche über Bord, wird das sofort registriert, und am nächsten Tag steht eine neue volle auf den Planken! *Das* ist Dankbarkeit der Patienten. Man könnte weinen vor Rührung.«

Dr. Merker schwieg. Er setzte sich vorsichtig in den Flechtsessel, das Gestell knackte in allen Fugen, aber es hielt sein Gewicht aus. Auch der Flechtsitz zerriß nicht unter der Belastung. Yang setzte sich auf den Boden, auf einen Haufen alter Matten, die einmal kunstvoll mit Farben und Motiven bemalt gewesen waren, nun aber, wie alles hier auf der Dschunke, verrotteten. Sie sank in sich zusammen, und wieder hatte Merker das Gefühl, daß eine große Demut über sie kam in Gegenwart von Dr. Mei.

»Was soll's sein?« rief Dr. Mei von seinem gefüllten Schrank her. »Wünschen Sie sich das Verrückteste, ich hab's! Ob den höllischen Absinth oder den würzigen Ouzo, ob Metaxa oder mexikanischen Tequila – bei mir können Sie sich toll saufen!«

»Ein Glas Whisky sour, bitte«, sagte Merker.

»Mein Gott, sind Sie impotent? Sie bekommen einen Becher voll Wodka, sonst betrachte ich Sie als lebensuntüchtige, mit Blut gefüllte Röhre.« Dr. Mei schüttete zwei Wassergläser voll Wodka, reichte eins an Dr. Merker weiter, setzte sein Glas an die Lippen und schüttete den Wodka, ohne zu schlucken, in sich hinein. »Das belebt!« sagte er zufrieden und betrachtete lächelnd Merker, der seinen Wodka in kleinen Zügen nippte. Plötzlich wurde er ernst. Er rannte zum Schrank, holte Kognak und Whisky und stellte sie zu seinen Füßen. »Sagen Sie nichts, halten Sie mich nicht zurück, versuchen Sie es gar nicht. Ich saufe jetzt vor Entzücken bis zum Umfallen!«

»Ist das Ihr einziger Lebenssinn, Dr. Mei?«

»Ja! Was ist mir geblieben?«

»Fünfzehntausend Patienten auf dreitausend Dschunken in Yau Ma Tei.«

»Ich bin kein Arzt mehr!«

»Man hört nie, nie auf, einer zu sein! Oder Sie waren keiner! Kein Arzt aus Berufung!«

»Sind Sie einer, Fritz? Na?! Klugscheißerische Reden führen, aber selbst auf Distanz gehen! Was tun Sie jetzt? Was arbeiten Sie? Yang erzählte mir, Sie hocken am Mikroskop und betrachten Tropenviren. Gut, eine ehrenvolle Aufgabe. Damit können Sie – wenn Sie Erfolg haben – Millionen retten! Es muß Forscher geben... Aber was nutzt das alles, wenn es nicht die Ärzte an der vordersten Front gibt?! In den Elendsvierteln, in der Schwimmenden Stadt, in den Slums von Kowloon, auf dem Land zwischen Wüste und Dschungel. Ich sehe Sie an, Fritz, und weiß: *Dafür* sind Sie geboren!«

»Ich habe meinen Auftrag vom Tropeninstitut in Hamburg.« Dr. Merker nippte wieder an seinem Wodka. Es war noch das erste Glas. Dr. Mei goß sich das vierte ein. »Alles, was Sie eben sagten, trifft auf Sie zu!«

»Ich bin ein Wrack, Fritz.«

»Sie haben das aus sich gemacht.«

»Ein schimmeliges Schiff kann man nicht mehr aufpolieren. Es fault von innen weiter. Morsch ist morsch, Fritz! Ich habe aufgegeben.«

»Und die Menschen, die Sie brauchen?«

»Sie kommen noch jeden Tag zu mir. Seit Jahren. Es ist rührend. Ihre Sampans liegen um meine Dschunke, sie stehen in langer Reihe an Deck. Und dann sehen sie, wie besoffen ich bin, verneigen sich und gehen wieder. Tag für Tag, seit Jahren...«

»Und das richtet Sie nicht auf? Das gibt Ihnen keine Kraft?!«

»Ich kann nicht!« Dr. Mei streckte Dr. Merker seine Hände entgegen. »Ich habe kein Gefühl mehr in den Fingern, ich vergesse die Namen der Krankheiten und die Medizin, die für sie nötig ist! Der Alkohol... Aber morgen stehen die Patienten wieder an Deck und warten!«

»Erlauben Sie, daß ich mich um Sie kümmere, Dr. Mei?«

»Nein!«

»Haben Sie Angst, wieder ein guter Arzt zu werden?«

»Gönnen Sie mir doch das Ende, an das ich mich gewöhnt habe, Fritz!« Er beugte sich vor, griff nach der Whiskyflasche und setzte sie an den Mund. »Bleiben Sie heute nacht hier«, sagte er, als er wieder Luft holen mußte. »Sehen Sie sich an, was morgen früh hier passiert. Ich habe das nie geglaubt...«

»Was?«

»Daß es wirklich den Menschen gibt, auf den ich eigentlich seit Jahren gewartet habe. Als Yang sagte, Sie müßten es sein, sie spüre das, da habe ich sie eine blöde Gans genannt. Und als sie weiter auf mich einredete, habe ich gesagt: ›Halt's Maul, du geile Katze! Nimm ihn ins Bett, aber halt ihn von mir fern!‹ Nun sitzen Sie vor mir, Fritz, und mein Herz ist plötzlich glücklich. Dafür gibt es keine emotionale Erklärung. Das empfindet man einfach. Wie ergeht es Ihnen?«

»Genau umgekehrt!« Dr. Merker stand auf und ging in dem großen Raum umher. »Mich stört, daß alles so verkommen ist! Daß es hier nach Moder und fauligem Fisch stinkt! Daß Sie Ihr Lebenswerk verschimmeln lassen. Blicken Sie auf Ihren linken Pantoffel. Aufgerissen, die Zehen gucken heraus – ist das nötig?! Warum geben Sie sich auf, Dr. Mei?«

»Daß Sie so fragen können, beweist, wie robust Sie in Wirklichkeit sind! Fritz, steigen Sie aus.«

»Was heißt das?« fragte Dr. Merker betroffen.

»Können Sie aus dem Vertrag mit dem Tropeninstitut heraus?«

»Nur wenn ich vertragsbrüchig werde. Dann liege ich auf der Straße. Warum sollte ich?«

»Ja, warum? So ein sicherer Job...« Dr. Mei setzte wieder die Flasche an den Mund, trank schlürfend und rülpste hinterher laut. »Fritz, ich schenke Ihnen meine Dschunke.«

»Das nehme ich nicht an, Dr. Mei.« Dr. Merker blickte zu Yang hinüber. Noch immer hockte sie unbeweglich auf den alten Matten. Nur das Heben und Senken ihrer Brust bewies, daß sie atmete, lebte. »Du sagst gar nichts...«

»Ich liebe dich«, antwortete sie ruhig.

»Wenn das nicht genug ist!« rief Dr. Mei. »Ich sage es ja: Sie sind vom Glück geküßt, Fritz! Sie haben die Pforten aller Glückseligkeiten aufgestoßen! Yang liebt Sie, und Sie sind kein Chinese!« Er machte wieder eine weite, alles umfassende Handbewegung. »Alles gehört Ihnen, Fritz! Ich habe einmal gesagt: Wenn ich mich totgesoffen habe, soll man meine Dschunke hinaus ins Meer fahren und dort versenken. Mit meinem unwürdigen Leichnam an Bord. Jetzt gehört sie Ihnen. Glotzen Sie mich nicht so dumm an. Dieses Schiff verbirgt Schätze! Kommen Sie mit. Ich zeige sie Ihnen.«

Dr. Mei ging voraus. Merker folgte ihm und war betroffen über den Verfall, den er überall sah. Kammern voller Staub und Spinnweben, Gerümpel, faulendes Holz, davonhuschende Ratten und dicke Käfer, die anscheinend vom Schimmel lebten.

Und dann der erschütternde Anblick des Röntgenraums. Ein uraltes Gerät hinter einer lederbezogenen Liege, aber das Leder war grün geworden. Moos wucherte darüber. In der Ecke ein Generator, der einmal den Strom geliefert hatte. Verrostet.

In einem anderen Raum war einmal die Ordination von Dr. Mei gewesen. Auch hier stand eine Untersuchungsliege, jetzt vermodert und aufgerissen. An der Wand verrostete ein früher weiß lackierter Metallschrank für die Instrumente und die nötigsten Medikamente. Auf einem Tischchen stand der Sterilisator, verbeult, mit abgesprungenem Chromüberzug. Aber am erschütterndsten war der Schreibtisch anzusehen, der eine ganze Ecke des Raumes ausfüllte. Hier lagen Berge von schimmelnden Krankengeschichten, blinde Röntgenbilder, alte Zeitschriften, Rezeptbücher, zwei offene Karteikästen mit von Mäusen angefressenen Karteikarten und in einem Silberrahmen das Foto einer jungen, hübschen Chinesin mit einem etwa drei Jahre alten Mädchen auf den Arm.

Dr. Mei griff nach dem Rahmen und hielt ihn Dr. Merker hin. »Das war mein Glück«, sagte er dumpf. »Können Sie jetzt verstehen, daß ich saufe?«

»Nein!«

»Ich weiß, das ärztliche Ethos! Nicht jeder hat das Gemüt eines Mammuts! Ich bin an Mei-tiens Sterben zerbrochen.« Er setzte sich hinter den vergammelten Schreibtisch und holte einige der angefressenen Karteikarten aus dem Holzkasten. Mit gerunzelter Stirn las er die Namen und warf dann die Blätter auf den Tisch. »Sie sind alle tot, nur ich lebe noch. Und warum lebe ich? Man gewöhnt sich daran, Abfall zu sein.«

»Das ist ja grauenhaft, Dr. Mei.«

»Ihr Europäer werdet das nie begreifen. Was ist ein Leben? Demonstrieren wir das einmal auf einem Gebiet, von dem man es am wenigsten erwartet: der Gastronomie. Noch vor einigen Jahren war eine der größten Delikatessen in den besten chinesischen Restaurants das Affenhirn. ›So etwas Ähnliches haben wir auch. Wir essen Kalbshirn, gebraten‹, werden Sie jetzt antworten wollen. Da ist schon der Unterschied. Bis es von der Regierung verboten wurde, aß der chinesische Feinschmecker das Affenhirn roh – und lebend!

Ein Affe wird erst mit schwerem, süßem Wein betrunken gemacht, dann spannt man ihn in einen speziell für dieses Essen angefertigten Tisch, und zwar so, daß nur die obere Schädelhälfte über die Tischplatte hinausragt. Mit einem langen, scharfen Messer wird mit einem gekonnten Hieb die Schädeldecke abgeschlagen und aufgeklappt. Mit einem Löffel holt sich dann jeder Gast seine Delikatesse aus der warmen, pulsierenden Hirnmasse, bis der Affenschädel leergeräumt ist!«

Dr. Mei lächelte schief. »Kotzen Sie nicht, Fritz! Ich habe selbst dieser Prozedur mehrmals beigewohnt, und ich kann Ihnen in Kowloon einige renommierte Restaurants nennen, wo man vor Jahren noch so fulminant essen konnte. *Das* ist die Ihnen immer fremd bleibende Welt. Was also, frage ich, bedeutet der Tod?«

»Wenn ich das höre, bin ich hier völlig fehl am Platze!« sagte Dr. Merker heiser vor Entsetzen. »Ich habe das alles nicht gewußt.«

»Natürlich nicht. Sie haben immer nur das Touristen- und Postkarten-Hongkong gesehen! Hongkong besteht nicht nur aus Luxushotels und blitzenden Einkaufszentren, Musikfähren und märchenhaften schwimmenden Restaurants, Wolkenkratzern, in denen Milliarden umgesetzt werden, und Banken, die ebenso viele Milliarden Schwarzgeld verwalten. Hongkong ist ein Trainingsplatz, auf dem man sich auf die Hölle vorbereiten kann.« Dr. Mei sah Dr. Merker mit schief geneigtem Kopf an. »Nun werden Sie alles daransetzen, nach Hamburg zurückzukehren und vor dieser Stadt zu flüchten...«

»Nein! Ich bleibe!« sagte Merker hart.

»Wegen Yang!«

»Auch! Ich werde auf der Sonnenseite Hongkongs leben.«

»Zu spät! Die Schattenseite hat Sie bereits eingefangen. Ohne Kampf werden Sie hier nicht mehr leben können. Das werden Sie schnell erkennen: Man wird Ihnen den Kampf aufzwingen! Es sei denn, Sie verlassen Hongkong.«

»Flüchten? Nie!«

»Dann stellen Sie sich mit dem Rücken an die Wand und kämpfen Sie.« Dr. Mei senkte den Kopf. »Bleiben Sie heute nacht bei mir und sehen Sie sich morgen früh meine Patienten an. Es gibt hier eine Kammer auf der Dschunke, die noch ein gutes Bett hat. Es gehört Ihnen. Nehmen Sie Yang mit und lieben Sie sie. Sie wartet darauf, und Sie werden unser Bruder werden. Noch einmal: Heute bin ich wie betäubt.«

In der Nacht, irgendwann zwischen langen Küssen und zitterndem Sichfinden, sagte Yang: »Morgen nehme ich das Bild hinter der Wand weg. Du kannst es zerreißen.«

Es war mehr als eine Liebeserklärung. Sie gab ihm ihr ganzes Leben...

Dr. Mei weckte Merker am frühen Morgen. Er trug einen sackähnlichen braunen Anzug, hatte wäßrige, rote Augen und stank entsetzlich nach Fusel.

»Es blutet mein Herz«, sagte er, als er Merker an der Seite Yangs wachgerüttelt hatte. Umschlungen schliefen sie fest und in seliger Erschöpfung. Merker schlug mühsam die Augen auf, sah zunächst den eng an ihn gepreßten nackten Körper Yangs und dann erst das runde Gesicht von Dr. Mei.

»Sie müssen raus, Fritz! Kommen Sie an Deck. Die ersten Patienten warten schon. Ich weiß, es ist grausam, Sie jetzt von diesem himmlischen Körper loszureißen, aber es muß sein.« Dr. Mei zögerte einen Augenblick, hob dann wie in der Schule den rechten Zeigefinger und fügte mit einem breiten Grinsen hinzu: »Bitte festzustellen: Ich bin nicht besoffen! Seit Jahren der erste Morgen mit nebelfreiem Hirn!«

Er drehte sich weg, verließ das Zimmer und tappte hinüber zu seinem »Ordinationsraum«. Dort wischte er die Untersuchungsliege von Schimmel und Moos frei, zog die verrotteten Vorhänge von den kleinen Fenstern, fegte mit zwei Armbewegungen den Schreibtisch leer und die Papierhaufen in die Ecke, warf die Karteikästen hinterher und setzte sich dann hinter den Tisch.

Dr. Merker stürzte in den Raum, halb angezogen, mit bloßem Oberkörper. »Was ist denn hier los?« rief er.

»Ich räume auf.« Dr. Mei schien sehr zufrieden zu sein. »Unsere Patienten haben ein Recht, in einem leidlich menschlichen Rahmen untersucht zu werden. Wie weit sind Sie, Fritz?«

»In zehn Minuten stehe ich zur Verfügung.«

»Was macht Yang Lan-hua?«

»Sie schläft noch.« Dr. Merker lächelte schwach. Er war müde, sein Kopf brummte, und er sehnte sich nach Yangs glatter Wärme. Sie schlief so fest, daß sie den Kuß nicht gemerkt hatte, mit dem sich Merker von ihr löste. »Wo kann ich mich waschen?«

»Pardon!« Dr. Mei erhob sich. »Natürlich habe ich ein Badezimmer an Bord! Erschrecken Sie nicht, es ist seit fünf Jahren nicht mehr benutzt worden. Wenn ich meinen Körper waschen will, schwimme ich einmal um die Dschunke. Glotzen Sie nicht so, Fritz – das kann ich noch! Ich bin wie ein Gummiball, ich schwimme fast von allein. Geradeaus, linke Tür, die zweite, das ist das Badezimmer.«

»Ihr Badezimmer ist eine Wucht!«

»Nicht wahr? Sagte ich's doch!«

»Mir ist rätselhaft, wie ein Mann in solcher Verkommenheit leben kann.«

»Ich lebe doch nicht mehr, Fritz. Ich warte nur noch auf Meitiens Mörder!«

»Trotzdem. Im Badezimmer brauchen keine Pilze zu wachsen!«

»Tun sie das? Ich weiß es nicht! Sind sie eßbar?«

Es hatte keinen Sinn, auf Meis galligen Humor einzugehen. Merker hob den Kopf. Über ihnen, auf Deck, trampelten Füße hin und her. Es schien auch, als schwanke die Dschunke etwas. Dr. Mei nickte.

»Das sind mindestens vierzig Patienten. Bis gegen elf Uhr werden es hundert sein. Sie warten jetzt, daß ich die Pauken schlage, an Deck komme, sie total besoffen beschimpfe und wegschicke. In fünf Jahren habe ich neunmal eine Sprechstunde durchgehalten. Nun warten sie darauf, daß das wieder mal passiert! So etwas nennt man Treue.« Er klatschte in die fetten Hände. »Sind Sie bereit, Fritz?«

»Ja!«

»Dann an die Morgensonne, mein Freund! Schenken wir unseren Brüdern und Schwestern das Wunder, mich nüchtern zu sehen.«

»Sie stinken grauenhaft nach Alkohol, Mei...«

»Das ist nicht zu vermeiden. Kommt aus allen Poren. Wenn ich schwitze, tritt kein Schweiß aus, sondern Alkohol! Medizinisch gesehen bin ich unsterblich: Ich bin bereits konserviert! Hinauf! Hinauf!«

Sie stiegen über die breite, faulende Treppe an Deck und sahen vor sich eine dichtgedrängte Menschenmenge. Frauen und Kinder, Junge und Greise; zwei Tragen aus Bambusstangen, mit einer Zeltplane dazwischen, auf denen eine alte Frau und ein kräftiger Mann lagen. Der Mann knirschte mit den Zähnen, er mußte schreckliche Schmerzen haben, aber sein Gesicht war unbewegt, und seine Augen blickten ehrfurchtsvoll auf Dr. Mei. Neben seiner Trage stand die ganze Familie. Die Frau, vier Kinder, seine Eltern, die Urgroßmutter, nur noch ein weißhaariges Gerippe. Als sie Dr. Mei sah, fiel sie in die Knie und erhob flehend die Hände.

Wie auf ein Kommando neigten alle den Oberkörper tief nach vorn und grüßten die Hoffnung ihrer Heilung, den erleuchteten und erhabenen Mei Ta-kung.

»So ist es seit dreißig Jahren!« sagte Dr. Mei. »Wie soll ich ihnen sagen, daß ich nichts mehr kann? Sie würden es nie verstehen. Nur den Besoffenen nehmen sie mir ab. Das ist greifbar.«

»Der Mann in der Zeltplane muß sofort behandelt werden!« sagte Dr. Merker.

»Bitte! Ich halte Sie nicht ab!«

Dr. Mei sprach ein paar Sätze in einem Chinesisch, das Dr. Merker nicht verstand. Es mußte der Dialekt der Wasserchinesen sein. Anscheinend erklärte er ihnen, daß der fremde Arzt nun behandeln werde, aber er, Dr. Mei, werde immer dabeisein und jeden Handgriff überwachen. Das schien die Leute zu beruhigen. Sie blickten alle auf Dr. Merker, neugierig, abwartend, lauernd.

Für sie war unbegreiflich, daß ein europäischer Arzt in die »Schwimmende Stadt« kam und sie heilen wollte. Ein weißer Arzt gehörte an Land, in die Arztpaläste der Reichen, drüben in Kowloon oder in Hongkong. Weiße fuhren nur in buntbeflaggten Booten herum und bestaunten die Boat People wie seltene Tiere, fotografierten sie und schrien: »Very nice!« Wie kam eine »Langnase« dazu, armen Kranken zu helfen?

»Fangen wir an?« fragte Dr. Merker. Das Elend, das sich vor ihm staute, war fast unerträglich. Um die Doktor-Dschunke lagen die Sampans, mit denen die Kranken gekommen waren. Die Angehörigen warteten geduldig in den flachen Booten. Schon nach dem ersten Rundblick ahnte Dr. Merker, daß über die Hälfte der Kranken in ein Hospital gehörte. Aber wer sollte sie aufnehmen, wer sollte es bezahlen? Und vor allem: Wem gelang es, sie überhaupt an Land zu bringen? Auf dem Wasser geboren werden – auf dem Wasser sterben –, das war der Kreislauf, den man kannte.

»Fangen wir an!« wiederholte Dr. Mei. »Ich bin bereit.« Er zeigte auf den Mann in der Zeltplanentrage und winkte. Die Urgroßmutter, noch immer auf den Knien liegend, senkte das Haupt und küßte die Holzplanken. Zwei kräftige Männer, die

Nachbarn, trugen den Kranken an Dr. Mei und Dr. Merker vorbei die Treppe hinab. Im gleichen Augenblick legte unten an der Dschunke ein kleines Motorboot ab und knatterte davon.

»Jetzt sollen Sie mal was erleben, Fritz!« sagte Dr. Mei. »Da unten saust der Götterbote ab und wird verkünden: Dr. Mei ist nüchtern und behandelt! In einer Stunde kleben die Kranken an den Bordwänden wie Bienenschwärme. Sie haben einen erfüllten Tag vor sich!«

»Ich habe mich noch gar nicht erkundigt, was mir zur Verfügung steht. Den Röntgenapparat können wir vergessen. Wie ist es mit dem Instrumentarium? Haben Sie wenigstens ein Membranstethoskop?!«

»Alles da, Fritz.«

»Verrostet und unbrauchbar, nicht wahr?«

»Nein! Das einzige, was ich geputzt habe, waren die Instrumente. Aus purer Anhänglichkeit und Pietät. Ich war mit meiner ganzen Seele Arzt.«

Die beiden Träger kamen zurück an Deck. Mit ihnen erschien Yang, in ihrem engen, roten, geschlitzten Kleid völlig unpassend in dieser Massierung von Elend.

»Ich habe ihn auf die Liege gelegt«, sagte sie. Ihr Haar hatte sie glatt nach hinten gekämmt und zu einem Knoten geschlungen. Sie sah wunderbar aus. »Er hat starke Schmerzen.«

»Wir kommen sofort.« Dr. Merker warf noch einen Blick auf die Schar der Wartenden und rechnete schnell, daß er damit bis Mittag zu tun hatte. Dann lief er die Treppe hinunter und ging in den Behandlungsraum. Dr. Mei folgte wenig später. Er hatte noch etwas zu den Kranken gesagt.

»Vertraut ihm!« hatte er gesagt. »Meine Seele fließt in ihn über. Nur sein Körper ist fremd. Aber heilt ein Körper? Die himmlische Gnade heilt, und diese Gnade ist in ihm. Seht ihn an wie einen von uns...«

Dr. Merker hatte mit der Untersuchung des schmerzgekrümmten Mannes begonnen. Schon nach wenigen Abtastungen und Reflexuntersuchungen wußte er, daß ihm hier auf der Dschunke nicht mehr zu helfen war. Dr. Mei setzte sich an die Füße des Kranken auf die Liege.

»Der Mann muß sofort ins Hospital!« sagte Merker.

»Sie sprechen unmögliche Dinge gelassen aus...«

»Das ist ein Gallenverschluß. Gallensteine haben den Ausgang völlig blockiert, die Gallenblase ist entzündet.«

»Wir verschreiben ihm einen Tee«, sagte Dr. Mei ruhig.

»Nein! Der hilft doch nicht! Sie können unter Umständen Nierensteine und Nierengrieß ausschwemmen, auch Blasensteine, aber keine Gallensteine.«

»Das weiß ich auch! Ich bin kein medizinischer Idiot! Aber Sie, Fritz! In ein Hospital! In welches denn? In Ihr vornehmes Queen Elizabeth?«

»Warum nicht?«

»Machen Sie das mal dem Chefarzt klar! Ein Wasserchinese im weißen Klinikbett. Da lachen meine Mäuse im Schiff!«

»Wo kann man hier telefonieren?«

»Telefonieren? Sie begreifen noch immer nicht, wo Sie sind! Die einzigen Telefone auf dem Wasser haben drüben das Restaurantschiff und die Polizeiboote, die hier Patrouille fahren.«

»Dann telefoniere ich von einem Polizeiboot aus.«

»So etwas Verrücktes sieht Ihnen ähnlich! Angenommen, Sie bekommen ein Bett. Der Mann will nicht.«

»Er wird hier sterben. Elend sterben!«

»Aber er stirbt auf seiner Dschunke! Das ist wichtig!«

»Nein! Das ist sträflicher Blödsinn!«

»Fritz, denken Sie um. Denken Sie an die Affenhirndelikatesse... Das Sterben ist natürlich.«

»Aber er *kann* ja weiterleben! Nach drei Stunden Operation und vierzehn Tagen Bettruhe läuft er wie neugeboren herum. Das wissen Sie doch!«

»Versuchen Sie es, Fritz.« Dr. Mei hob beide Hände. »Eine zugestopfte Galle ist Schicksal. Man nimmt es hin.«

»Ich nicht! Mei, machen Sie dem Mann klar, daß er noch heute aufs Festland in ein Hospital kommt.«

»Sagen Sie's ihm selbst.«

»Mit meinem schrecklichen Chinesisch?«

»Er wird Sie verstehen.«

Dr. Merker beugte sich über den Kranken. Der starrte ihn mit fiebrigen Augen an, seine Lippen waren zusammengepreßt. Es war unwürdig, dem Doktor den großen Schmerz im Leib zu zeigen.

»Dein Bauch muß aufgeschnitten werden«, sagte Dr. Merker langsam in seinem Kanton-Chinesisch. »Das kann ich hier nicht. Du kommst in ein schönes Hospital von Kowloon. Noch heute abend hast du keine Schmerzen mehr.«

Der Kranke schwieg, nur seine Augen schlossen sich.

Dr. Merker hob den Kopf und blickte Dr. Mei an. »Ob er mich verstanden hat?«

»Sicherlich! Obwohl Ihr Chinesisch zum Schütteln ist.«

»Ich weiß.«

»Yang und ich werden Ihnen Stunden geben. In einem Monat wird es besser klingen.«

»Wo kann der Kranke auf den Abtransport warten?«

»An Deck. Hinter dem Ruderhausaufbau. Ach ja, Sie kennen meine Dschunke noch nicht. *Ihre* Dschunke, Fritz. Sie haben hinten die hohen Holzaufbauten gesehen? Das war einmal die Beletage! Küche, Bar, Salon und Bibliothek! Dort lebten wir... unter Deck waren nur Schlafzimmer und die Praxis. Ich hatte einmal die Idee, die Dschunke umzubauen und die Privaträume ganz nach oben zu legen. Unten sollte dann ein kleines, aber funktionsfähiges Hospital werden, für die ganz schweren Fälle, wie dort Ihre Galle. Eine schöne Idee. Dann brach das Unglück herein...«

Yang ging an Deck. Die beiden Nachbarn holten den Kranken wieder mit der Zeltplantrage ab, der nächste Patient kam zögernd und demütig die Treppe herunter und verbeugte sich tief vor Dr. Merker.

Mei nickte Dr. Merker zu. »Das ist jetzt Ihre Ordination! Ich gucke nur zu. In ein paar Tagen brauche ich auch das nicht mehr.«

»In ein paar Tagen?« Merker starrte Mei ungläubig an. »Was soll das heißen?«

»Wollen Sie diese armen Menschen allein und hilflos zurücklassen?«

»Sie wissen genau, daß ich einen Auftrag übernommen habe!«

»Stimmt! Sie sind der neue Dschunkenarzt...«

»Das ist doch unmöglich!« rief Merker erregt. »Ich mache mich strafbar!«

»In der Schwimmenden Stadt gilt nur unser Gesetz!« sagte Dr. Mei fast feierlich. »Und es gilt Ihr ärztliches Gewissen, Fritz! Verdammt, machen Sie weiter. Ich will auf Ihren Erfolg anstoßen. Ich muß einen Grund haben zu saufen...«

Bis weit nach Mittag arbeitete Dr. Merker unter Deck. Draußen legten immer neue Sampans an, kletterten Patienten auf die Dschunke, reihten sich geduldig in die Schlange ein und schoben sich unter Deck, an Merker vorbei. Wie auf einem Fließband, dachte er. Sie stehen dicht hintereinander, ziehen sich aus, lassen sich untersuchen. Und jeder sieht zu, jeder hört mit, weiß, was dem anderen fehlt – es ist alles so selbstverständlich, ohne Neugier, ohne Scheu, ohne Scham, aber auch ohne Anteilnahme. Man ist die Gemeinschaft der Kranken.

Der erste Eindruck hatte getrogen. Von allen Kranken hätte Merker unter normalen Umständen fünf in ein Hospital überwiesen, zwei Lungenkranke, einen dicken Nackenabszeß, einen Hepatitisfall und einen offensichtlichen Dickdarmkrebs. Yang, die es übernommen hatte, eine neue Patientenkartei anzulegen, blickte jedesmal auf, wenn Merker zu dem Befund ein H diktierte. Dr. Mei winkte jedesmal ab.

»Das können wir alles hier machen, Fritz«, sagte er in einer Pause, »wenn Sie bei uns bleiben und die Dschunke ausbauen.«

»Erpresser!« Merker lächelte schief. »Ich werde andere Wege finden. Vernünftigere.«

»Wenn Sie alle Hospitäler von Hongkong mit Wasserchinesen belegen wollen, wird man sie schnell überall hinauswerfen!«

»Das will ich sehen!«

»Bitte! Sie wollen ja mit der zugesetzten Galle anfangen.«

»Richtig! Wo kann ich die Polizeiboote finden?«

»Er will's tatsächlich!« rief Dr. Mei und schlug die Hände zusammen. »Yang, treib ihm das aus!«

»Ich gebe ihm recht«, sagte sie still. »Auch das hier sind Menschen.«

»Dann muß er ein zweiter Albert Schweitzer werden!« rief Dr. Mei. »Ich bin keiner. Ich habe keine Kraft mehr dazu!«

»Wer ist Albert Schweitzer?« fragte Yang verblüfft.

»Er war ein großer Arzt und Menschenfreund und baute mit nichts ein Hospital im afrikanischen Urwald, um den Kranken, um die sich niemand kümmerte, zu helfen.« Dr. Merker wusch sich die Hände in einer alten, verbeulten Blechschüssel. Dr. Mei reichte ihm ein zerrissenes Handtuch. »Ein Teil der Menschen ehrte ihn, der andere Teil meckerte an ihm herum und wußte wie immer alles besser! Er hat zeit seines Lebens um das Geld und gegen die Dummheit gekämpft! Geld hat er bis zuletzt nicht gehabt, und natürlich war auch die Dummheit stärker. Verbittert und doch zufrieden mit seinem Werk, ist er dann in seinem Urwaldhospital gestorben. Es ist bezeichnend, daß die Fachwelt von ihm nicht als Arzt spricht, sondern als Fachmann für Johann Sebastian Bach und für Orgelbau.« Dr. Merker trocknete seine Hände ab. »Mediziner sind schon eine Sorte Menschen für sich. Vor allem, wenn es um berühmte Kollegen geht.«

»Und das genau werden Sie auch in Hongkong erfahren, Fritz!« sagte Dr. Mei. »Stoßen Sie sich mal die Hörner ab.«

Sie gingen an Deck und fanden es wieder voll von Kranken. Der Bote, der durch die »Schwimmende Stadt« geknattert war, hatte ganze Arbeit geleistet. Wie Dr. Mei vorausgesehen hatte, war die Nachricht wie ein Feuersturm über Dschunken und Sampans gefahren: Wir haben wieder einen Doktor!

»Ich muß erst telefonieren«, sagte Dr. Merker, ergriffen von diesem Aufmarsch an Elend. »Sagen Sie allen, Mei, daß jeder untersucht wird. Jeder! Und wenn ich die Nacht durcharbeite.«

»Das werden Sie müssen.« Dr. Mei wischte sich über das dicke Gesicht. »Ihre Patienten, Fritz! Wollen Sie die alle morgen in den Hintern treten und zurückkehren an Ihren Labortisch im Queen Elizabeth Hospital?«

»Ich weiß noch nicht, wie ich mich entscheide«, sagte Merker bitter.

»Aber ich weiß es.« Yang legte ihre Hand über Merkers Augen. »Blick nach innen, frag dein Herz... Du bleibst.«

Er schwieg, nahm ihre Hand und küßte sie. Wenn das eine Antwort sein sollte, war es ein klares Ja. Aber er sprach es nicht aus.

Wie soll das alles werden, dachte Merker. Soll ich auf Meis Dschunke ziehen und der Arzt der Wasserchinesen werden? Und mein Forschungsauftrag? Du lieber Gott, was wird das Schwierigkeiten mit den deutschen Behörden geben! Ein Austauscharzt haut einfach ab! Wirft die Klamotten hin und verschwindet unter den Chinesen. Die einzige Erklärung, die man finden wird, kann nur lauten: Er ist verrückt geworden! Das Klima, oder er hat sich irgendwie infiziert! Er kann nur verrückt geworden sein...

Was soll ich tun?

Über die Wunderstrickleiter – sie hielt alle Patienten aus, obwohl sie eigentlich längst gerissen sein müßte – kletterte er wieder an Bord und stand unter der Menge der wartenden Kranken. Ehrfürchtig machten sie ihm Platz, bildeten eine Gasse bis zur Treppe. Ein Kind mit dicken Brandblasen im Gesicht kam ihm entgegen und streckte ihm das Händchen hin. Es lächelte...

Ich bleibe, dachte Dr. Merker. Ich *muß* bleiben!

Dr. Mei arbeitete unter Deck gerade an einem Geschwür auf dem Rücken einer jungen Frau. Yang assistierte. Sie hielt die Tupfer und eine alte, abgeschlagene Emailleschale unter das Geschwür, reichte Dr. Mei Pinzetten an und sprach begütigend auf die junge Frau ein, die ihr Gesicht vor Schmerzen schrecklich verzog. Kein Laut aber kam über ihre zusammengepreßten Lippen.

Dr. Mei blickte hoch und blinzelte Merker zu. Daß neben ihm auf einem Tisch eine bereits halbgeleerte Whiskyflasche stand, erschien ganz natürlich.

»Es macht wieder Freude, Fritz!« rief Mei und tupfte an dem Geschwür herum. »Gratulieren Sie mir: Ich habe sogar einen beginnenden Bechterew diagnostiziert. Das Gefühl in den Fingern ist natürlich für immer hin, aber nach jedem Schluck Whisky kommt bei mir ein Geistesblitz. Die Patienten sind sehr zufrieden.«

Dr. Merker zog seine leichte Seidenjacke aus, die für den Besuch bei Yang gedacht gewesen war, krempelte die Ärmel hoch und tauchte die Hände wieder in die Waschschüssel. Dr. Mei hatte eine uralte Flasche mit einem Desinfektionsmittel entdeckt und das Waschwasser damit veredelt. Ob das Mittel noch wirksam war, wußte keiner. Wie sagte doch einmal ein berühmter deutscher Chirurg: In der Medizin ist Gottvertrauen das Wichtigste.

»Wie bekommen wir die Galle an Land?« fragte Merker während des Waschens.

»Oho! Sie haben ein Bett für ihn?«

»Ja.«

»Im Queen Elizabeth?«

»Natürlich.«

»Gar nichts ist hier natürlich! Haben Sie gesagt, es käme ein Wasserchinese?«

»Nein. Ein Freund.«

»Beim nächsten Besuch im Hospital wird man Sie reihum in den Hintern treten.« Dr. Mei kratzte sich am Kopf, was nicht gerade der Sterilität zugute kam, und setzte dann die Whiskyflasche zu einem kräftigen Schluck an die Lippen. »Wie bekommen wir ihn an Land? Natürlich mit einem Sampan. Wartet etwa am Quai sogar ein Krankenwagen auf uns?«

»Wenn wir drüben sind, werde ich sofort einen kommen lassen.«

Dr. Merker ging zu Mei, betrachtete das gereinigte Geschwür und blickte über den alten Kasten mit den Medikamenten. »Haben Sie Antibiotika?« fragte er.

»Woher denn? Bei plötzlicher Praxiseröffnung nach fünf Jahren Ruhe...«

»Was wollen Sie denn auf das Geschwür geben?«

»Zinksalbe... die habe ich noch. Ich sage der jungen Dame, daß es das beste Penicillin ist. Sie sollen sehen, wie schnell das heilt!«

»Wir werden in Kowloon eine ganze Apotheke räumen und herrüberrudern.« Merker nahm Yang einen Tupfer ab, holte, so gut es ging, den letzten Eiter aus dem Geschwürtrichter und sah dann zu, wie Dr. Mei die alte Zinksalbe fingerdick darüberschmierte. Was er dabei in dem Wasser-Chinesisch sagte, verstand er natürlich nicht, aber es mußte beruhigend wirken. Das Mädchen nickte mehrmals zufrieden.

»So, und jetzt zur Galle!« sagte Dr. Mei und tauchte die Hände in die Sterillösung. »Das wird eine Aufgabe sein, die Familie davon zu überzeugen, daß ihr Papa an Land in ein richtiges weißes Bett muß! Es wird für Sie lehrreich sein, das Palaver zu hören und zu sehen.«

An Deck stauten sich immer mehr wartende Kranke. Das ganze Vorschiff war ein einziger Menschenhaufen. Endlich wieder ein Arzt...

Dr. Merker blieb betroffen am Ende der Treppe stehen. »Da warten drei Tage Arbeit«, sagte er, tief durchatmend.

»Mindestens. Die Kranken bleiben jetzt so lange auf der Dschunke, bis sie drangekommen sind. Und wenn es vier Tage dauert – sie werden hier leben. Sie haben ihren Platz in der Reihe zu verteidigen. Wer gibt denn seine Chance auf?«

Sie gingen zu den hohen Aufbauten am Heck der Dschunke, wo einmal die Privaträume Dr. Meis gelegen hatten und wo er ein kleines Hospital ausbauen wollte. Dort, wo der Kranke mit der akuten Galle gelegen hatte oder liegen sollte, war der Platz leer. Die Trage aus Zeltplanen und Bambusstangen, die beiden Nachbarn, die Familie des Kranken waren verschwunden.

Dr. Mei steckte die Hände in seinen sackähnlichen grauen Anzug. »Na also«, sagte er bloß.

Dr. Merker starrte ihn entsetzt an. »Was heißt das?«

»Die Menschen hier sind daran gewöhnt, eigene Entscheidungen zu treffen.«

»Sagen Sie bloß, sie sind mit dem Kranken abgerückt!«

»Sie haben Hospital und Land gehört und sind geflüchtet.«

»Das ist doch Wahnsinn!« rief Dr. Merker. »Unbehandelt ist der Mann in zwei Tagen tot...«

»Sicherlich.«

»Sie müssen sofort herausbekommen, wo er wohnt. Wir holen ihn ab...«

»Sie denken noch immer europäisch, Fritz.«

»Ich denke nur als Arzt! Der Kranke muß her!«

»Sie sollen Ihren Willen haben. Ich frage herum.«

Dr. Mei schlurfte hinüber zu den Wartenden und verschwand

in der Menschenmenge. Nach einigen Minuten tauchte er wieder auf, aber schon an seinem Gang glaubte Merker zu erkennen, daß er nichts erreicht hatte.

»Die Galle heißt Liang. Aber Liang heißen Hunderte. Auf welchem Hausboot er wohnt, weiß angeblich niemand. Das ist natürlich gelogen, aber mehr ist nicht herauszukriegen.«

»Das ist das Todesurteil!« Dr. Merker blickte über das Gewühl der Dschunken, Wohnboote und Sampans, die unter dem Gold der Nachmittagssonne schaukelten und von den Touristen auf den großen Ausflugsschiffen bestaunt wurden. Von ihnen schallte fröhliche Musik über die »Schwimmende Stadt«. »Ich begreife das nicht.«

»Denken Sie immer an die Affenhirnmahlzeit.«

»Grausam und entsetzlich...«

»Wir Chinesen empfinden das nicht so. Alles ist Schicksal, und das Schicksal ist unlenkbar. Mit diesem Fatalismus haben wir achttausend Jahre gelebt und große Kulturen geschaffen. Da strichen in Europa noch affenähnliche Menschen durch die Wälder, während wir schon Porzellan bemalten. Das vergißt man nur zu leicht.«

»Ich gebe nicht auf!« sagte Dr. Merker. »Yang, kannst du nicht helfen? Frag du sie nach ihrer Wohnung!«

»Ich will es versuchen.« Sie war gerade an Deck gekommen und hatte das verbundene Mädchen mitgebracht. Der Vater nahm es in Empfang und freute sich zu hören, daß es keine Schmerzen mehr habe. Tief verneigte er sich vor Dr. Mei und Merker und zog sich rückwärtsgehend zurück.

Yang ging hinüber zu den Kranken und tauchte wie Dr. Mei in der Menge unter. Einen Augenblick dachte Merker an einen riesigen, vielarmigen Kraken, der sein Opfer in sich hineinsaugt. Er schüttelte das grausige Bild von sich ab.

»Machen wir mit der Sprechstunde weiter, Dr. Mei«, sagte er heiser. »Wie lange soll sie gehen?«

»Bis wir umfallen und eine Brustwarze als eine Wasserpocke ansehen! Wenn wir nicht mehr können, knalle ich die Tür zu und schlage auf meine Pauke. Dann wissen die da oben: Schluß! Legt euch nieder, Brüder. Morgen früh geht's weiter... Die Verwandten bringen dann das Essen und den Tee. Tausend Gerüche wehen herum. Sie werden es noch riechen. Ich habe sogar erlebt, daß unter den Wartenden Kinder gezeugt wurden. So krank sind die wenigsten, daß sie das nicht mehr können! Fritz, das hier ist eine herrliche, ausgestoßene Welt...«

Sie gingen unter Deck. Der nächste Patient wartete schon geduldig vor der Untersuchungsliege und hatte die Hosen in der Hand. Sein Hinterteil war mit eitrigen Pusteln übersät. Dr. Merker ahnte, daß auch hier Meis uralte Zinksalbe Wunder wirken würde.

Nach einer halben Stunde kam Yang zurück ins Untersuchungszimmer. Ihr Blick verriet alles: Kein Erfolg. »Sie alle vertrauen dir, Fritz«, sagte sie. »Aber sie haben alle auch Angst vor dir. Du bist ein Fremder, eine Langnase, ein Rundauge, und sie haben Angst, daß die Welt des Landes nun in die Welt des Wassers kommen soll. Trotz Radio und Fernsehen, Satellitentelefon und Düsenflugzeugen – euch trennen Jahrhunderte.«

»Das ist doch Blödsinn, wenn es um die Rettung eines Kranken geht!«

»Sie verstehen es noch nicht. Oder anders: Sie wollen es nicht verstehen. Sie sind stolz darauf, frei von allem zu leben!« Yang hob die schmalen Schultern. »Nimm es hin, Fritz. Du lebst in Yau Ma Tei.«

Sie machten Praxis bis 23 Uhr. Dann sagte Dr. Mei: »Nun habe ich zwei Flaschen leer, Fritz. Aufhören! Ab der dritten Flasche ohrfeige ich jeden Patienten und brülle ihn an: Wie kannst du Lümmel es wagen, krank zu sein?! Steck den Arsch in kaltes Wasser, das hilft immer!« Dr. Mei winkte ab. »Aber auch das kennen meine Patienten von mir und halten fest zu mir. Ich schlage vor, wir schließen die Sprechstunde und hören zum Abschluß des Abends noch Bruckners Fünfte! Die Pauke spielt Mei Ta-kung! Meine Nachbarn werden begeistert sein.« Er blickte hinüber zu Yang. »Wie sieht es mit den Honoraren aus?«

»Sechs Hühner, drei Enten, Körbe voll Obst und Gemüse. Zwei Langusten, neun große Fische. Ein Säckchen Sojamehl. Und eine gehäkelte Decke.«

»Na, ist das nichts?« Dr. Mei breitete die Arme aus. Sein dikkes Gesicht glänzte. »Wir können fressen wie Dschingis-Khan! Wie steht's mit den Flaschen, Yang?«

»Neun Flaschen. Drei Whisky, zwei Gin, zwei Kognak, zwei Mandarinenlikör.«

»Das sind neue Patienten. Sie wissen noch nicht, daß ich keinen Likör trinke.« Dr. Mei strahlte Dr. Merker an. »Was sagen Sie nun, Fritz?! Ist das ein Leben?«

»Das ist Ihr Tod. Ich werde die Bezahlung anders regeln.«

»Geld? Junge, was soll ich mit Geld?«

»Zuallererst Medikamente kaufen! Neue Instrumente. Einen vernünftigen Sterilisator. Einen Generator für den Röntgenapparat. Eine neue Liege. Vernünftige Praxisschränke. Einen automatischen Blutdruckmesser. Später ein EKG-Gerät...«

»Wollen Sie hier eine Palastklinik aufmachen, Fritz?« Dr. Mei schlug die fetten Hände über dem Kopf zusammen. Dann setzte er sich plötzlich, faltete die Hände über dem Bauch und starrte Dr. Merker entgeistert an. »Das wollen Sie alles, Fritz? Soll das heißen, daß Sie bei mir bleiben?«

»Ja, Dr. Mei...« Merkers Stimme klang unsicher. Bei diesem klaren Ja überkam ihn selbst Rührung.

»All ihr Himmel... Sie nehmen meine Dschunke an?! Sie werden der neue Dschunkenarzt sein?«

»Wenn man mich hier will und aufnimmt... Sie hatten recht, hier habe ich eine große Aufgabe. Diese zwei Tage haben mich überzeugt. Wenn ich diese Kranken sehe...«

»Er bleibt bei uns! Er bleibt bei uns, Yang!« schrie Dr. Mei und hüpfte durch das Zimmer. »Ihr Himmel, holt alle Sterne heraus! Yang, wo sind meine Paukenschlegel? Er bleibt bei uns! Das ist den längsten Wirbel wert, den ich noch schlagen kann! – Yau Ma Tei hat einen neuen Doktor.«

Er fiel Dr. Merker um den Hals, küßte ihn über das ganze Gesicht, rannte dann hinaus und hinüber in seine Wohnhöhle und hämmerte einen Wirbel auf seinen Pauken, daß Merker Sorge hatte, er könne bei dieser Anstrengung einen Herzschlag bekommen.

Gegen Morgen klopfte es an der Zimmertür, hinter der Yang und Dr. Merker wieder eng umschlungen schliefen. Ohne eine Antwort abzuwarten trat Dr. Mei ein und stieß einen Zeigefinger in das nackte Gesäß von Merker.

»Es bricht mir das Herz, Sie aus der Umklammerung wiederum zu lösen«, sagte er leise, als Merker aufschrak. »Ich schwöre, ich bin kein Voyeur, und ich betrachte diese Art der Nächtigung als die gottgefälligste – aber Sie müssen raus! Ich weiß jetzt, wo Ihre akute Galle wohnt. Ein Vertrauensmann hat mir eben die Nachricht überbracht. Solche Informationen kommen immer zu den unpassendsten Zeiten. Ein Sampan wird uns hinbringen.«

Yang wachte nicht auf, als Merker aufstand; wenigstens tat sie so, als schlafe sie tief weiter. Merker zog sich schnell im Dunkeln an, schlüpfte hinaus und traf Dr. Mei an der Treppe nach oben. An Deck lagen die Patienten, die auf den nächsten Tag warteten, eng zusammen und schliefen, geschützt durch Decken, die sie über sich gebreitet hatten. Ein paar Mann saßen an der Reling oder an den Aufbauten und hielten Wache. Ein gesundes Mißtrauen erhöht die Lebenserwartung.

Mei und Merker kletterten die morsche Strickleiter hinab und ließen sich in das flache Boot, das auf sie wartete, fallen. Fast lautlos stieß es von der alten Dschunke ab und glitt durch die engen Wassergassen, gerudert von einem schweigsamen jungen Mann, dessen Gesicht von Pockennarben übersät war.

»Den Kerl habe ich vor vierzehn Jahren von den Pocken gerettet«, sagte Dr. Mei leise. »Damals war er sechs Jahre alt. Das vergißt er mir nie.«

Dr. Merker blickte zurück auf Meis Dschunke, dieses vergammelte, hochbordige, hölzerne Ungeheuer mit den verrotteten Segeln und faulenden Aufbauten. »Ein jämmerlicher Anblick«, sagte er.

»Ändern Sie es, Fritz. Es ist jetzt Ihre Dschunke! Heute bekommen Sie es schriftlich in Form einer Schenkung.« Dr. Mei lehnte sich zurück. »Verrückt, diese Förmlichkeit unter Erben. Du bist jetzt Fritz. Ich bin Mei. Darauf saufen wir nachher einen Litertopf leer!«

»Nicht einen Tropfen, Mei! Du wirst langsam, aber sicher trocken werden!«

»Eher trocknet das Meer aus! Es ist zum Kotzen! Kaum habe ich einen Erben, der altersmäßig mein Sohn sein könnte, schon fängt das Bevormunden an! Ich bin nicht mehr umzukrempeln. Man hat mich schon zehnmal gewendet – der alte Stoff bleibt! – Nanu, wo fahren wir denn hin?«

Der Sampan glitt durch eine breitere Wasserstraße, vorbei an größeren und wertvolleren Wohnbooten, an geschnitzten Dschunken, bunt bemalt, die als Fotoobjekt der Touristen herhielten und deren rote Segel besonders attraktiv auf den Bildern herauskamen. Dann plätscherte der Sampan wieder in eine enge Gasse und schaukelte vor einer Dschunke in der dritten Reihe langsam aus. Dr. Mei zeigte auf ein Wohnboot, auf dem Wäsche flatterte und das sehr wohlhabend aussah.

»Dort wohnt Koon Lung-tse. Er ist Kapitän eines Fährbootes und damit ein wohlhabender Mann unter seinen Nachbarn. Seine Strecke ist Kowloon-Victoria-Tai Lam Chung auf den

New Territories. Eine schöne Fahrt. Es gibt kaum einen, der die Gewässer von Hongkong besser kennt als Koon.« Dr. Mei schwieg. Er blickte an der Dschunke, vor der sie jetzt dümpelten, empor und sah nur ein einziges Positionslicht brennen. Noch war es dunkle Nacht, wenn auch ganz schwach im Osten ein schmaler heller Streifen emporkletterte. Trotz des leisen Wasserklatschens an der Bordwand meinte er, Gesang zu hören oder ein eintöniges Sprechen. Mei sah Dr. Merker mit einem merkwürdigen Blick an.

»Hörst du das, Fritz?«

»Nein. Es ist alles still.«

»Gott gebe dir starke Nerven.«

Das Boot glitt bis zu einer hölzernen Treppe, die ins Wasser hing. Auf ihr stiegen Dr. Mei und Dr. Merker an Bord und fanden sich umgeben von aufgehängter Wäsche, zusammengefalteten Segeln und alten Papiergirlanden. Am Eingang der hinteren Aufbauten streckte sich ein furchterregend aussehender Drache aus Pappe. Bei besonderen Feierlichkeiten wurde er an hölzernen Pfählen aufgerichtet und herumgetragen.

Jetzt hörte auch Merker den eintönigen Sprechgesang und blieb stehen. Die Laute kamen aus dem Aufbau. Dort schimmerte trübes Licht durch vorgezogene Vorhänge.

Langsam gingen sie über das Deck, öffneten die bemalte Tür und traten in einen großen, niedrigen Raum. Während Dr. Mei stehen konnte, mußte Merker seinen Kopf nach vorn beugen. Die gesamte Familie war versammelt, saß auf Matten auf dem Boden, die Hände auf die Knie gestützt. Die Urgroßmutter sang halblaut vor sich hin und drehte dabei in ihren Gerippe-Händen die elfenbeinerne Nachbildung einer Lotosblüte.

Im Kreis der Familie, gebettet auf einen Teppich, zugedeckt mit einer seidenen Decke, lag der Kranke. Zwei Tranlämpchen links und rechts von seinem Kopf beschienen ein gelöstes, friedliches Gesicht, frei von allen Schmerzen.

Niemand beachtete die Eintretenden. Die Urgroßmutter betete weiter, die Familienangehörigen starrten regungslos auf den Aufgebahrten. Ein süßlicher Duft von einer Reihe Räucherstäbchen erfüllte die Luft in dem weiten, niedrigen Raum.

»Er ist tot«, flüsterte Dr. Merker. »Er wäre zu retten gewesen.«

»Vielleicht.« Dr. Mei zerrte an Merkers Ärmel. »Komm, laß uns wieder gehen.«

»Ich möchte mir den Toten noch einmal ansehen.«

»Blödsinn. Wozu denn? Tot ist tot!«

»Genau deshalb! Ich muß den Totenschein ausstellen.«

»Hier verlangt niemand einen dämlichen Totenschein! Komm jetzt!«

»Ich kann nicht als Arzt weggehen, ohne den Tod festgestellt zu haben.«

Dr. Merker machte sich aus dem Griff Meis los, trat in den Kreis der Verwandten und beugte sich über den Toten. Die Urgroßmutter sang weiter, die Familie saß wie versteinert. Mit einem entsetzten Ruck fuhr Dr. Merker zurück und warf sich zu Dr. Mei herum. Der stand ebenfalls wie eine Statue im faden Licht und hatte die Hände gefaltet.

»Sie... sie haben ihn getötet«, brachte Merker mühsam hervor. »Sie haben ihn umgebracht!«

»Es war eine Entscheidung des Familienrates, Fritz.«

»Ermordet.«

»Sie nennen es erlöst.«

»Er hat Würgemale am Hals!«

»Man nimmt dazu seit Jahrhunderten eine Seidenschnur.«

»Das hier ist Mord!« schrie Merker und sprang aus dem Kreis der Trauernden. »Sie haben ihn getötet, damit er nicht an Land muß! Einfach erwürgt haben sie ihn, und er wäre im Hospital zu retten gewesen! Was sind das bloß für Menschen?«

»Deine Patienten, Fritz, mit ihren eigenen Gesetzen. Daran

mußt du dich gewöhnen, damit mußt du leben! Auf dem Wasser wird geboren, auf dem Wasser wird gestorben – daran änderst auch du nichts!« Dr. Mei legte die Hand um Merkers Taille. »Komm jetzt. Störe ihre Trauer nicht weiter.«

»Mörder trauern?! Das ist ja absurd! Ich werde die Polizei rufen!«

»Dann wirst du nie ihr Dschunkenarzt werden, Fritz! Es gibt einen anderen Weg.«

»Das ist ja die Hölle!«

»Tu das, was ich nie erreicht habe: Bau die Dschunke als Hospital aus. Alles, was auf dem Wasser liegt, ist gut.«

»Im Moment bin ich fertig«, sagte Merker tonlos. »Völlig fertig!«

Er warf noch einen Blick auf das zufriedene Gesicht des Toten und wandte sich schaudernd ab. Der eintönige Gesang der Urgroßmutter tat ihm körperlich weh. Er rannte aus dem Raum und atmete draußen tief die klare Nachtluft ein.

Dr. Mei folgte ein paar Minuten später. Er hatte bei dem Toten ein kurzes Gebet gesprochen und ihm einen kleinen Drachen aus Papier auf die Brust gelegt. Er hatte ihn heimlich mitgebracht – er kannte seine Wasserchinesen.

Heinz G. Konsalik

Das Ultimatum

Dr. Jens Hansen öffnete selbst. Unter dem kleinen Vordach stand der seltsame Herr, der eben die Parade seiner auf der Straße abgestellten Koffer abgenommen hatte, und hielt eine aufgeschlagene Zeitschrift wie eine Legitimation Hansen entgegen. Es war eine Ausgabe der »Allgemeinen Medizinischen Praxis« vom vergangenen Monat. Die Überschrift des aufgeschlagenen Artikels sprang Hansen ins Auge. Sie war dick mit Rotstift unterstrichen und umrandet worden: »Über die Möglichkeiten einer Ganzheitstherapie des Karzinoms –«

»Sind Sie der, der das geschrieben hat?« fragte der Herr. Über den Rand der vorgestreckten Zeitschrift starrten zwei hellblaue Augen.

Dr. Hansen nickte. »Allerdings. Aber ich weiß nicht...«

»Dann sind wir richtig!« Der Herr wandte sich um, winkte dem Diener und dem Chauffeur und rief: »Das Gepäck ins Haus!«

»Bitte, wollen Sie mir nicht erklären...?« Hansen stellte sich mitten in die Tür. Er sah, wie Diener und Chauffeur die Koffer auf den Rücken wuchteten, die Golfschläger, den Reitsattel.

»Sofort!« Der Herr bemerkte hinter dem Rücken Hansens dessen Frau Karin, verneigte sich höflich und zog den Hut. Er hatte weißblonde Haare, und man wußte nicht, waren sie noch blond oder schon weiß. »Ich bin Björn Svensson, Reeder aus Kopenhagen. Ich las vor einer Woche zufällig Ihren Artikel hier in dieser Zeitschrift. Bei einem Bekannten, der auch Arzt ist. Aber wollen wir das alles hier draußen auf der Treppe besprechen?«

Hansen blickte zu den Begleitern Svenssons. Sie standen auf dem Vorgartenweg, bepackt wie Maulesel, und warteten.

»Ihrem Gepäck nach nehme ich an, daß Sie sich hier einquartieren wollen, Herr Svensson?«

»Ja, sofern Sie mich aufnehmen natürlich!«

Donnerwetter, dachte Hansen, das ist ein Mann von Entschlüssen. Er trat zurück und gab die Tür frei.

Björn Svensson steckte die medizinische Zeitschrift in seine Rocktasche, ging an Hansen vorbei in die Diele, ergriff Karins Hand und küßte sie mit vollendeter Höflichkeit. Dann zog er wortlos seinen Mantel aus, hängte ihn an den Garderobenhaken und rieb sich die Hände mit wohlgefälliger Vertraulichkeit.

»Ich habe Magenkrebs«, sagte er so leichthin. »Das kommt davon, wenn man zu üppig lebt. Die Ärzte geben mir noch ein Jahr. Was meinen Sie dazu?«

Jens Hansen wechselte schnell einen Blick mit Karin. Schon beim Öffnen der Tür war ihm die etwas gelbliche Färbung der Haut aufgefallen. Kann vielleicht von einer Gelbsucht sein, hatte er gedacht. Jetzt ahnte er, daß in der Leber Metastasen saßen... wenn es überhaupt ein Magenkarzinom war. So unbekümmert, so vital ist kein Mensch, dem die Ärzte die Wahrheit ins Gesicht gesagt haben.

»Bitte kommen Sie mit, Herr Svensson.« Dr. Hansen schob die Tür seines Wohnzimmers auf. »Ich kann darüber noch gar nichts sagen, ehe ich nicht den Vorgang genau kenne.«

»Und meine Leute? Die Koffer?« Svensson blieb in der Wohnzimmertür stehen. »Sie schrieben in Ihrem Aufsatz, daß Sie eine kleine Privatklinik haben. Ich habe mich ganz darauf eingerichtet, hier zu bleiben. Meine Geschäfte führt mein Neffe, mein Notar regelt die Finanzen, mein Testament ist abgefaßt, meine Freundinnen«, er blickte zu Karin hinüber und beugte sich zu Hansens Ohr vor, »sind anständig abgefunden...« Und lauter weiter: »Es ist also alles bestens geregelt.«

Hansen war von so viel Zielstrebigkeit und Umsicht einen Augenblick lang verwirrt.

»Ich kann die Sachen ja in Zimmer 1 stellen lassen«, sagte Karin, die Hansens Gesicht beobachtet hatte.

Er nickte, hob fragend die Schulter, als Svensson das Zimmer betrat, schob dann die Tür hinter sich zu und stellte sich an das langgestreckte Büfett. Svensson setzte sich in einen Sessel und schlug die Beine übereinander.

»Sie halten mich für verrückt, nicht wahr?« fragte er.

Hansen versuchte zu lächeln. »Sie müssen zugeben, Herr Svensson, daß Ihr Auftritt ungewöhnlich ist. Ich kann mir noch kein Bild machen, ob Sie wirklich... Verzeihen Sie meine Zweifel, aber wer Magenkrebs hat, der...«

Svenssons Gesicht wurde ernst. Plötzlich sah er alt aus. Es war, als verstärke sich das Gelb seiner Haut. Jetzt wußte man auch, daß seine hellen Haare nicht blond, sondern weiß waren. Er griff in die Brusttasche, zog ein dickes Kuvert hervor, entfaltete einige Blätter und reichte sie Hansen hin.

»Bitte, lesen Sie. Ich habe es extra ins Deutsche übersetzen lassen. Es sind die Untersuchungsbefunde meiner Ärzte und die Abschlußdiagnose der Universitätsklinik von Kopenhagen. Man hat mir die Wahrheit gesagt, die volle Wahrheit, und ich bin froh darüber. Ich habe in meinem ganzen Leben nur mit Realitäten gerechnet und immer gewonnen. Nur an dieser Realität werde ich zerbrechen. Ich habe mich damit abgefunden. Meine einzige Hoffnung sind Sie, Herr Doktor. Wenn es Ihnen gelingt, mich zu heilen oder das Ende nur um ein paar Jahre aufzuschieben, gehört Ihnen mein Vermögen.«

»Wenn man sich den Krebs wegkaufen könnte, gäbe es keine

krebskranken Millionäre.« Hansen blätterte in den Untersuchungsberichten. »Sie werden sich, wenn Sie bei mir bleiben, von allem trennen müssen, was bisher Ihr Leben war. Keine Menüs mit vielen Gängen, keine Braten, kein Alkohol, keine Zigaretten.«

Svensson lächelte müde. »Das alles ist längst vorbei, Doktor. Ich lebe von Bouillonsuppen.«

»Auch das stellen wir ab. Sie werden Rohkost bekommen, Joghurt, Präparate aus verdünnter Salzsäure...«

Svensson nickte. »Ich mache alles mit. Nur sagen Sie mir: Haben Sie Hoffnung? Nur einen Hauch von Hoffnung?«

»Sie werden verstehen, daß ich Ihnen diese Frage auf der Stelle nicht beantworten kann.« Dr. Hansen las die Diagnosen. Nach ihnen war das Karzinom Björn Svenssons inoperabel. Die Chirurgen des Süd-Krankenhauses von Kopenhagen hatten eine völlige Resektion des Magens vorgeschlagen, eine Vereinigung zwischen Speiseröhre und Dünndarm unter Ausschaltung des gesamten Magens. Diese Radikaloperation hatte Svensson verweigert. Jetzt, nach fünf Monaten, war das Karzinom inoperabel.

Dr. Hansen legte die Untersuchungsprotokolle auf die Büfettplatte. Er sah Svensson an, forschend, abtastend, in den Augen lesend. Der Däne hielt dem Blick stand. In der Tiefe seiner Augen flimmerte plötzlich Angst.

»Sie weigern sich, sich operieren zu lassen?«

»Ja. Ich weiß, wie schwer diese Operation ist...«

»Zweiundsiebzig Prozent aller Magenkrebse sind Männer! Das sollte beweisen, daß falsche Lebensgewohnheiten, falsches Essen, übermäßige Genußmittel eine wesentliche Rolle beim Magenkrebs spielen. Denn der Magen von Mann und Frau hat den gleichen Bau und die gleichen Funktionen.«

»Es hat keinen Sinn, Doktor, mir zu sagen, daß ich falsch gelebt habe. Ich weiß es. Und ich büße dafür. Klaglos, das müssen Sie zugeben!« Svensson erhob sich. »Ich möchte nur von Ihnen wissen, ob Sie mich hierbehalten und nach Ihrer Methode behandeln.«

Dr. Jens Hansen dachte an die Konsequenzen, die sich daraus ergeben mußten. Er sah Färber, er hörte Professor Runkel, der im Hörsaal seinen Studenten erzählte, daß der Krebs allein durch Operation und Bestrahlung wirksam zu bekämpfen sei und alles andere als Scharlatanerie gelten müsse. Und er hatte die Stimme Färbers noch im Ohr, als sie sagte: »Wenn wir Ihnen nachweisen können, daß jemand, der durch uns zu retten war, bei Ihnen stirbt, dann...«

»Ich werde Sie Professor Runkel vorstellen«, sagte Hansen.

»Wer ist das?«

»Ein in Deutschland bekannter Krebschirurg.«

»Chirurg? Der will schneiden! Ich lehne es ab.«

»Ich muß Sie vorstellen! Und ich bin verpflichtet, Ihnen zu sagen: Lassen Sie sich operieren, wenn darin eine reelle Chance liegt. In Deutschland wird heute jeder Arzt, wenn er einen Krebskranken von einer Operation zurückhält, von den Gerichten verurteilt, weil auch der Staat als Rechtswahrer nur Operation und Bestrahlung als Heilmittel anerkennt. Und das trotz vieler Beweise, daß in gewissen Fällen Röntgenbestrahlung die Lebensdauer im Vergleich zu den unbehandelten Patienten oft nur verkürzt.«

»Ein hartes Wort, Doktor. Wenn Sie das veröffentlichen, geht es Ihnen an den Kragen.«

»Ich werde es eines Tages veröffentlichen. Ich habe aus den großen Kliniken von Deutschland, England, Schweden, Frankreich und vor allem den USA Beweismaterial!«

Dr. Hansen ging in dem großen Zimmer unruhig hin und her.

»Die Situation in Deutschland ist so: Ich gelte als Außenseiter, Herr Svensson. Wenn Sie irgendwo bei den Schulmedizinern meinen Namen nennen, werden Sie bestenfalls auf ein mitleidiges Lächeln stoßen. Das einzige, was Professor Runkel auf meinen Artikel antwortete, im Hörsaal, wo er ihn verlas und die Stelle herausnahm, in der ich meinen Kranken viel Bewegung im Freien anempfehle, war der von allen Studenten bebrüllte Satz: ›Frische Luft hat noch nie geschadet!‹ Dann warf er meinen Artikel auf die Erde, als habe er sich die Hände beschmutzt. Die schönen, langfingrigen Chirurgenhände, mit denen er sich den Stuhl des Ordinarius eroperierte.« Dr. Hansen blieb stehen. »Sehen Sie – so ist das bei uns! Und deshalb werden Sie erst zu Professor Runkel fahren. Er soll Sie untersuchen ... mit aller Gründlichkeit, mit aller Wissenschaftlichkeit. Von seiner Diagnose hängt alles ab.«

»Ich lasse mich nicht operieren!« Svensson holte aus der Tasche ein goldenes Etui und brannte sich eine Zigarette an. Seine Hände zitterten. Hansen zögerte einen Augenblick. Dann trat er schnell auf Svensson zu und nahm ihm die Zigarette aus den Lippen. »Das lassen Sie auch sein.«

»Aber –«

»Von dieser Sekunde an übernehme ich Ihre Behandlung!« Dr. Hansen streckte dem Reeder die Hand entgegen. »Und ich verspreche Ihnen ...«

»Daß Sie mich heilen?« rief Svensson. Es war fast ein Schrei.

»Nein, daß ich Sie sofort nach Kopenhagen zurückschicke, wenn Sie auch nur eine Minute nicht das tun, was ich Ihnen aufgebe! Das Wichtigste der internen Krebstherapie ist eine eiserne Selbstdisziplin. Die wenigsten Menschen haben sie.«

Svensson lächelte schwach. Er sah wieder alt und verfallen aus. »Keine Angst, Doktor, ich enttäusche Sie nicht. Wenn man nichts zu verlieren, aber alles zu gewinnen hat ...«

Auch ein millionenschwerer Reeder aus Dänemark ist – wenn auch Privatpatient des Chefs – nur einer der tausend Krebsfälle, die durch die Klinik gehen. Im Prinzip war Svensson für Professor Runkel und seine weitverbreitete Krebsstatistik ein sehr zu überlegender Fall. Nahm man den Reeder auf und er starb in der Klinik, belastete er die Statistik Runkels; schickte man ihn fort, war es ein Verlust für die Privatpraxis.

Ein Wort Albert Schweitzers erhellt schlagartig die »Objektivität« der heutigen Krebsstatistik. »Den Fetischmännern kommt es nicht vor, daß ihnen Patienten sterben. Aussichtslose Fälle weisen sie von vornherein ab. Sie behandeln wie manche Professoren in europäischen Kliniken, die sich ihre Statistik nicht verderben lassen wollen.«

Björn Svensson wurde eingehend untersucht. Oberarzt Dr. Färber unternahm alles, um zu einer so exakt wie möglichen Diagnose zu kommen. Die wichtigste Untersuchung, allein schon die Röntgenuntersuchung, ließ jedoch keinen Zweifel mehr offen: Der Magen hatte einen Füllungsdefekt von beachtlicher Größe. Das ausgedehnte Karzinom war deutlich sichtbar. Nach den Erfahrungen mußte es auch bereits weitgestreute Metastasen ausgeschickt haben, die nur noch nicht erkannt waren.

Nach vier Tagen saßen sich Dr. Färber und Professor Runkel im Chefzimmer gegenüber. Die Röntgenplatten Svenssons leuchteten schwach im Lichtkasten, die Protokolle lagen nebeneinander vor Runkel. Es war still in dem großen Zimmer. Der Tod hörte mit.

»Sehr, sehr schlecht«, sagte Professor Runkel halblaut. Er sah auf die Röntgenbilder und die Verschattungen. »Das einzige, was wir tun können, ist eine Entlastungsoperation. Ob es danach noch nennenswert hinausgezögert werden kann – wer will das wissen?«

Was »es« war, wußte jeder. Dr. Färber knipste den Lichtkasten aus. Es war, als lösche er damit das Leben Björn Svenssons.

»Herr Svensson will sich nicht operieren lassen. Er sagte es gleich bei seiner Einlieferung.«

Professor Runkels Kopf zuckte hoch. »Was will er dann überhaupt hier?«

»Gewißheit.«

»Die hat er jetzt. Sagen Sie es ihm: inoperabel!«

»Ich glaube, er hat nichts anderes erwartet. Die dänischen Kollegen haben es ihm nicht verschwiegen.«

»Aber er wollte es von uns noch mal hören?«

»Das habe ich ihn auch gefragt. ›Ich will diagnostisch nichts versäumen‹, war seine Antwort.«

»Na denn.« Runkel erhob sich und schob die Papiere zusammen. Für ihn war der Fall Svensson erledigt. »Vielleicht findet er einen Schäfer in der Heide, der ihn mit Schafmist heilt.«

Björn Svensson zog in das Zimmer 1 der »Privatklinik« Hansen ein. Er wollte es haben, weil es das größte, sonnigste und schönste Zimmer war. Mit einem Blick in den Garten, zum Wald und zu einem Teich, auf dem die Schwäne lautlos segelten.

»Wie bei uns«, sagte er. »Wissen Sie, wir haben sogar wilde Fischreiher in unserem Park. Wir sollten mal zu uns fahren, Doktor, später, wenn es möglich ist...«

Daß in dem Zimmer 1 Erna Wottke gestorben war, störte Svensson nicht. »Aberglauben ist das letzte, was Sie bei mir finden werden«, sagte er. »Mir gefällt das Zimmer. Es riecht nach Gesundheit.«

Den Chauffeur mit dem großen amerikanischen Wagen und seinen Diener hatte er nach Kopenhagen zurückgeschickt.

»Wir brauchen sie nicht mehr«, hatte Dr. Hansen vieldeutig gesagt. Svensson verstand ihn. Er gab den beiden Angestellten je zweitausend Kronen. Als sie sich bedanken wollten, raunzte er sie an und jagte sie aus dem Haus.

»Das ist nur, damit ich eure Visagen nicht mehr sehe!« schrie Svensson. Dann stand er am Zaun des Gartens und sah dem Auto nach, wie es über die Landstraße glitt und in einem Schleier von Staub und Dunst untertauchte. Stumm nahm er so Abschied von seinem bisherigen Leben, von seinen Werften, seinen Schiffen, seiner Villa auf der Halbinsel bei Nyköbing, von Glanz und Millionen, Banketten und Frauen.

Karin Hansen wartete etwas abseits, bis sich Svensson von der letzten Erinnerung losgerissen hatte und sich abwandte.

»Ist es schwer?« fragte sie und hakte sich bei Björn unter.

Svensson nickte. »Es ist furchtbar.« Doch dann straffte er sich. Wie vor zwei Wochen, als er plötzlich vor der Tür stand und seine Koffer ausladen ließ, und überzeugend mimte er eine Weile wieder den sieggewohnten Weltmann. »Sollte heute nicht der Zahnarzt kommen? Ich passe genau auf, ob auch alles mit mir gemacht wird. Ich hake alles in dem Artikel ab...« Er lachte wieder. Schallend, kräftig, scheinbar strotzend vor Gesundheit.

Hansen sah ihnen vom Fenster des OPs entgegen. Hinter ihm stand der Zahnarzt. Er schüttelte den Kopf. »Und der Mann ist ein hoffnungsloser Fall?«

»Ja. Und er weiß es sogar.«

»Und Sie glauben wirklich, daß Sie etwas erreichen können?«

»Wenn wir diesen Glauben aufgäben, ginge die Menschheit unter. Wie sagte unser Kollege Kretz: ›Die schlimmste Belastung für den Krebskranken ist der pessimistische Arzt...‹«

»Aber das sind wir doch heute alle gegenüber dem Krebs!«

»Eben!« Jens Hansen trat vom Fenster weg und ging zur Tür, um Svensson entgegenzukommen. »Darum stirbt auch heute jeder fünfte Mensch an Krebs.«

Es war ein Zufall, daß Oberarzt Färber vor einem plötzlichen Regenschauer in ein Café flüchtete und dort Dr. Hansen traf, der ebenfalls vor dem Guß Schutz gesucht hatte. Hansen, der ja mit seiner Vier-Betten-Klinik in einem Provinznest saß und sich in der Hauptsache von seiner Landpraxis ernährte, kam eigentlich nur dann in die Stadt und in die Gegend des Klinikviertels, wenn er für seine Klinik etwas brauchte.

»Sieh an!« sagte Dr. Färber. Er überwand die Vorbehalte, die ihn innerlich von Hansen trennten, und setzte sich zu Hansen. Die Frage Professor Runkels, was »dieser Hansen« mache, konnte jetzt beantwortet werden. »Man hört gar nichts mehr von Ihnen, Herr Kollege. Haben Sie alle in Ihrem Umkreis gesund gemacht? Das wäre ein Fehler, denn ein Arzt will ja auch leben.« Er nahm seine Tasse Kaffee und ging hinüber zu Hansen, setzte sich und war die Fröhlichkeit selbst. »Was uns fehlt, ist eine richtige, kleine Grippe-Epidemie, was? Scheint so, als käme solch ein Wetterchen.«

Hansen schob leicht die Unterlippe vor. Du wirst gleich weniger burschikos sein, wenn du erfährst, was bei mir los ist, dachte er. Er freute sich über das Gesicht, das Färber bei dieser Mitteilung machen würde. »Ich habe seit einem Monat einen neuen Patienten bei mir.«

Dr. Hubert Färber zog die Brauen hoch. »In Ihrer Klinik?« Wieder genoß er den Ausdruck Klinik. Es klang, als lutsche er einen fettigen Bonbon.

»Ja.«

»Wie ich Sie kenne: unheilbar.«

»Allerdings. Die heilbaren Fälle überlasse ich Ihnen für Ihre glorreiche Statistik.«

»Zweifeln Sie die an?«

»Wollen wir uns schon wieder streiten?« Hansen nippte an seinem Mineralwasser.

Dr. Färber spürte, wie er einen roten Kopf bekam. Beherrschung, suggerierte er sich, Ruhe. »Um was handelt es sich bei Ihrem neuen Patienten?«

»Um ein ausgewachsenes Magenkarzinom. Die Diagnose und die Feststellung, daß eine Therapie sinnlos ist, sind einmalig klar. Ich danke Ihnen übrigens nachträglich für die genauen Untersuchungen.«

»Mir?« In Dr. Färber stieg ein peinlicher Verdacht auf. Er spürte, wie sein Atem schneller wurde.

»Ihnen und Professor Runkel. Nachdem er bei Ihnen als inoperabel entlassen wurde, kam Herr Svensson zu mir.«

»Svensson, aus Dänemark –«

»Sie erinnern sich?«

»Er ist ein Operationsverweigerer!« Der Oberarzt ereiferte sich: »Es ist Ihre Pflicht, auf ihn einzuwirken, daß er sich...«

»Haben Sie das nicht drei Stunden lang getan? Herr Svensson hat dabei auf die Uhr gesehen. Außerdem hätte er von Professor Runkel verlangt, ihm die Garantie zu geben, daß die Operation erfolgreich verläuft!«

»Verrückt! Doch nie bei einer totalen Entfernung des Magens. Das wissen Sie doch selbst!«

»Eben. Weil ich es weiß, kann ich Herrn Svensson nicht mit gutem Gewissen einreden, daß eine Operation sein Leben verlängern könnte! Man kann es höchstens verkürzen.«

»Bitte, unterlassen Sie diese Unterstellungen!« Dr. Färber trank seinen Kaffee und stand auf. »Wissen Sie, daß Sie sich mit diesem Dänen ein Kuckucksei in Ihr Nest gelegt haben? Ich warne Sie, Herr Hansen! Wir könnten im Notfall beweisen, daß Herr Svensson doch noch operabel war! Überlegen Sie sich das.«

Der Winter kam. Tagelang schneite es. Dann klirrte der Frost in den Wäldern. Björn Svensson schnallte sich die Skier unter und fuhr spazieren.

Nach anfänglicher Verschlechterung durch die Umstellung der Ernährung fühlte er sich stark genug, bis zum Rundsee zu laufen. Nach diesen Ausflügen war er immer sehr erschöpft und mußte sich ins Bett legen. Aber er spürte von Tag zu Tag, wie sein Körper kräftiger wurde. Wie sein Inneres sich umzustellen begann. Wie alle Faktoren der Therapie, zusammen mit seinem Willen, den Tod zu besiegen, die schleichende Krankheit in ihm zunehmend wirkungsvoller angriffen.

Die Leberverhärtung ging zurück, im Röntgenbild zeigten

sich deutliche Veränderungen des Tumors. Es war, als weiche er auf, als zerfalle er, als töte eine ungeheure Macht die Kraft des Wachstums in den gärenden Zellen ab und ließe sie veröden.

Mit großen Augen starrte Karin durch die Okulare der Mikroskope und auf die Röntgenbilder. Sie hatte Hansens Hand umklammert und spürte nicht, wie ihre Fingernägel seine Haut aufschabten. »Jens«, sagte sie, »du hattest recht... Mein Gott, wie glücklich bin ich. Jetzt müssen sie dir glauben!«

»Wegen eines Falles dreht sich die Medizin nicht herum. Auch zehn oder hundert gelten nicht! Erst wenn du die großen Namen überzeugst, beschäftigt man sich mit dir. Aber die großen Namen haben alle ihre eigene Theorie entwickelt und schwören auf sie. Wehe dem, der es wagt, sie anzutasten.«

Karin starrte ihren Mann an. »Willst du zwanzig Jahre so weiterkämpfen, Jens?«

»Wenn es sein muß – fünfzig Jahre!«

»Ob wir das durchhalten...?«

»Es wird sich zeigen, Karin.«

Sie lehnte den Kopf an seine Brust. »Ich habe Angst, Jens.«

»Angst? Wovor?«

»Vor den großen Namen. Wenn du deine Erfolge veröffentlichst – sie werden nicht still sein.«

»Das sollen sie auch nicht! Sie sollen Stellung nehmen. Sie sollen bekennen! Arzt sein heißt auch Bekennermut aufbringen!«

»Sie werden dich fertigmachen.«

»Sie können keine Röntgenbilder ableugnen.«

»Aber sie können sagen, daß sie sich geirrt haben. Sie können sagen: Es war gar kein Krebs!«

Dr. Hansen lächelte siegessicher. Er legte die Hand auf eine Mappe. »Svensson« stand auf dem Deckel. »Ich habe ihre eigenen eindeutigen Diagnosen!«

Karin umfaßte Hansen. Sie drückte sich an ihn, als wolle man ihn ihr entreißen.

Sieben Monate hörte Dr. Färber nichts mehr von Dr. Hansen. Aber er wußte, was in dem Provinznest mit der Vier-Betten-Klinik geschah. Man erfährt alles, wenn man nur genügend neugierig darauf ist...

Svensson lebte also noch immer.

Bei den ersten warmen Sonnenstrahlen, die Eis und Schnee schmolzen und die Heide freigaben, hatte er sich aus Kopenhagen sein Reitpferd kommen lassen. Einen Apfelschimmel, der bald in der ganzen Gegend bekannt geworden war. Auf ihm ritt Svensson einkaufen, auf ihm suchte er für Dr. Hansen entlegene Höfe auf, um Medikamente zu überbringen. Seine Unternehmungslust schien unbändig. Für alle Nöte und Späße hatte er Verständnis. Nur in einem Punkt blieb er unnachgiebig: Bot man ihm als Dank für seine Mühe eine Bauernmahlzeit mit Fleischgebirgen, Würsten und Speck an, lehnte er mit Bestimmtheit ab und begnügte sich mit einer Tasse dicker, saurer Milch.

Es dauerte nicht lange, und er hatte einen Spitznamen weg. Den »Sauermilchreiter« nannten ihn die Bauern. Niemand sprach von da ab mehr von einem Herrn Svensson. Selbst zu Dr. Hansen kamen die Bauern und sagten: »Doktor, die Salbe kann ja der Sauermilchreiter bringen. Der kann so schöne Witze erzählen...«

Björn Svensson freute sich über diesen Namen. Zwischen der Familie Hansen und Svensson war längst das Verhältnis Patient-Arzt gefallen. Es war zu einer Freundschaft gewachsen. An dem Abend, als man sich das Du anbot, erlaubte Hansen zum ersten- und letztenmal eine Flasche Sekt.

Mit peinlicher Genauigkeit führte Hansen sein Tagebuch über Svensson. Es war unheimlich, wie der Patient die Krankheit in seinem Körper überwand, wie sich alle Abwehrstoffe hatten mobilisieren lassen, wie der Tumor begann, vor dem Stärkeren, vor dem biologischen Generalangriff zu resignieren, morsch und müde wurde und sich stückweise ausschwemmen ließ.

Im Frühsommer ritt Björn Svensson mit den Bauernburschen um die Wette. Seine Vitalität riß die Müdesten mit.

Im Juli machte Björn Svensson einen Ritt durch die wogenden Kornfelder und prüfte die Ähren. Er war braungebrannt, hatte zehn Pfund zugenommen und litt an Sodbrennen. Der Magen hatte die Magensäureproduktion wieder aufgenommen. Es war der Generalangriff auf das Karzinom.

Neben ihm hielt plötzlich ein offener Sportwagen. Ein Herr mit weißer Sportmütze sah zu dem Reiter empor. Er starrte ihn an, als erblickte er ein Weltwunder.

»Herr Svensson...«, sagte der Autofahrer. »Wirklich, Sie sind's.«

»Mein Gott! Einer, der mich wieder Svensson nennt. Ich habe gar nicht mehr gewußt, daß ich so heiße.« Björn Svensson stieg von seinem Apfelschimmel. »Woher kennen wir uns?«

»Ich bin Dr. Färber...«

»Färber? Ach...« Über Svenssons Gesicht glitt das Erinnern und Erkennen. »Der operationswütige Chirurg...«

Dr. Färber verzog den Mund zu einem schiefen Lächeln. Er nahm die Titulierung als plumpen Scherz hin. Es blieb ihm auch gar nichts anderes übrig. Er zog seine Mütze ab, warf sie nach hinten auf die Notsitze und streifte die weichen Handschuhe ab.

»Ich sehe, es geht Ihnen gut, Herr Svensson.«

»Blendend! Dieser Dr. Hansen ist ein Genie!« Es gab Färber einen Stich ins Herz. »Er hat aus mir erst einen Menschen gemacht! Vorher war ich eine Zivilisationsmumie!«

»Und Sie spüren nichts mehr von Ihrem... Ihrem Karzinom?«

Es fiel Dr. Färber schwer, es auszusprechen. Es war so ungeheuerlich, was er mit eigenen Augen sah, daß ihm die Bilder wieder in Erinnerung kamen, die im Lichtkasten vor Professor Runkel geleuchtet hatten. Ein Magen, für den kein Chirurg auch nur fünf Pfennig gegeben hätte. Und jetzt ritt Svensson nach neun Monaten herum, gut genährt, voll Temperament.

Das ist unmöglich, überlegte Dr. Färber. Die eigene Mutter hat er zehn Monate am Leben gehalten, obwohl sie nur drei Monate Lebenserwartung hatte. Und diesen Svensson scheint er sogar zu heilen. Das kann, das darf nicht wahr sein!

Nachdenklich fuhr Dr. Färber in die Stadt zurück. Er beschloß, Professor Runkel nichts von der Begegnung mit Björn Svensson zu erzählen.

Fast genau ein Jahr nach der plötzlichen Ankunft Svenssons entkorkte Dr. Hansen wieder eine Flasche Sekt und reichte Björn ein Glas. Sie saßen sich im Wohnzimmer gegenüber. Verblüfft ergriff Svensson das Glas an dem langen Stiel.

»Was soll's?«

Karin Hansen legte vier Röntgenaufnahmen vor Svensson auf den Tisch. In ihren Augen, an ihrem glücklichen Lächeln erkannte er, welche Stunde gekommen war. Seine Hand mit dem Sektglas begann zu zittern. Der Sekt schwappte über seine Hand, lief über das Handgelenk in die Manschette. Er merkte es nicht, er starrte abwechselnd von Karin zu Dr. Hansen und zurück auf die Röntgenplatten. Unter seiner braungebrannten Haut schimmerte die Blässe größter Erregung durch.

»Ist das wahr?« stotterte er.

Dr. Hansen nickte.

»Ich kann nicht sagen, Björn: Du bist geheilt. Ich kann nicht einmal sagen: Du überlebst die kritische Fünf-Jahres-Grenze. Wir wollen nicht so hoch greifen. Aber ich kann dir sagen: Du brauchst nicht mehr auf den Tod zu warten. Du bist kein akuter Fall mehr. Du wirst weiterleben... und hoffentlich noch lange, wenn du so weiterlebst, wie du es bei uns ein Jahr lang getan hast. Wenn du«, Hansen lächelte, »der ›Sauermilchreiter‹ bleibst...«

»Mein Gott! Mein Gott!« Svensson stellte das Glas auf den Tisch. Er konnte nicht trinken, die Kehle war ihm zugeschnürt. Er würgte an einem Schluchzen, das seinen ganzen Körper erschütterte. »Ich kann weiterleben... Du... du hast den Krebs besiegt...«

»Nein. Ich habe ihn aufhalten können. Und der Primärtumor ist weitgehend zerfallen.« Hansen hob die Röntgenplatten gegen das Licht des Kronleuchters. »Hier – noch sind die Schatten da, kleiner, weicher, zerfließender. Die Kraft des Wachstums ist aus dem Tumor weggenommen worden. Auch die Leber ist noch nicht ganz frei. Die Rückbildung von Metastasen ist eine langwierige Sache. Aber wir haben die Hoffnung, daß dein Körper jetzt abwehrfähig ist und die Gifte, die zu den Zellveränderungen führen, ausgeschaltet sind.« Er legte Svensson die Hand auf die zuckende Schulter.

Karin wandte sich ab. Sie sah, daß Björn weinte. Die Tränen liefen ihm lautlos über die Wangen.

»Ich bin so froh, Björn«, sagte Hansen leise.

»Ich verdanke dir mein Leben, Jens.« Svensson sprang auf.

»Es war ein Experiment, Björn. Ein gefährliches Experiment.«

»Dem Mutigen gehört die Welt. Bilden wir Mediziner aus, gründen wir riesige Kliniken, richten wir sie mit den modernsten Mitteln ein, werfen wir Milliarden für Strahlungsapparate aus, damit man uns Krebskranke resignierend mit dem Todesurteil ›Inkurabel‹ nach Hause schickt? Rechtfertigen die wenigen wirklich Geheilten, die meist in Frühstadien sind, den ungeheuren Aufwand?«

Svensson griff in die Brusttasche. Er zog ein schmales Heft hervor und warf es auf den Tisch. »Ich halte mein Versprechen, Jens, wie du dein Versprechen erfüllt hast. Bitte, schlag das Heft auf.« Er schob es Hansen zu. »Ich habe es ausgefüllt, als du mir sagtest: ›Ich will versuchen, die Chance, die wir haben, wahrzunehmen.‹ Das war vor einem Jahr. Damals habe ich es ausgefüllt, weil ich Vertrauen zu dir hatte und vor allem wußte: Entweder kommst du hier gesund oder nicht mehr heraus! – Bitte!«

Hansen nahm zögernd das Heft. Er schlug es auf. Es war ein

Scheckheft der Königlich Dänischen Bank in Kopenhagen. Rechts oben stand eine Summe, mit roter Tinte geschrieben. Sie schrie Hansen entgegen. Betäubt schloß er die Augen und klappte das Heft zu. Auch Karin, die ihm über die Schulter geblickt hatte, war weiß geworden.

»Du bist verrückt, Björn...«, sagte Hansen leise.

»Es sind 1,8 Millionen dänische Kronen. Umgerechnet gut eine Million Deutsche Mark. Betrachte sie als mein Honorar für dich, den Arzt.« Svensson riß den Scheck aus dem Heft und legte ihn vor Hansen hin. »Allerdings ist diese Million zweckgebunden. Ich verpflichte dich mit der Annahme dieses Honorars, davon eine große Klinik für inoperable Krebskranke zu gründen. Eine Klinik, in der Hunderten von armen Hoffnungslosen, wie ich einer war, durch dich geholfen werden soll!« Svensson streckte Hansen beide Hände entgegen. »Willst du das?«

Über Hansens Gesicht zuckte es. Eine Million Mark. Eine eigene große Klinik. Die Möglichkeit, auf breiter Basis beweisen zu können, daß das Urteil Krebs kein Todesurteil mehr ist. Beweisen können, daß der Krebs nicht sein muß, sondern daß es viel, sehr viel am Menschen selbst liegt, ob er sein Opfer wird.

»Willst du...«, stotterte Hansen. »Welche Frage... Ich kann es aber nicht fassen... Eine Million... Du bist wirklich verrückt, Björn.«

»Was bedeutet eine Million gegen mein wiedergewonnenes Leben? Alle Hoffnungslosen sollen sich an meiner Hoffnung aufrichten! Das habe ich mir geschworen, vor einem Jahr, als ich zu dir kam, in der Tasche die Gewißheit, noch drei oder vier Monate zu leben.« Er nahm den Millionenscheck, drückte ihn Hansen in die schlaffe Hand und schloß die Faust um das Papier. »Fang sofort damit an. Draußen stehen sie und warten. Für sie ist jeder Tag ein Spatenstich tiefer ins Grab.«

»Du hast recht, Björn. Schon morgen soll's losgehen.« Es war, als erwache Hansen aus seiner Betäubung. Er umarmte den Dänen, dann drückte er Karin an sich und hielt sie fest. Er spürte, daß all ihre Kraft sie verlassen hatte. Sie brach fast zusammen vor dieser Zukunft...

Svensson hatte Hansen das Geld gegeben für seinen Kampf gegen die beherrschende Fehlmeinung. Er wollte ihm aber für alle Fälle auch noch Waffen dazu geben, daß dieser verfemte Außenseiter ihn auch bestehen konnte.

Drei Wochen lang wanderte Björn Svensson durch drei große Universitätskliniken in Deutschland und Dänemark und unterzog sich allen Untersuchungen. Die Ergebnisse waren überall die gleichen: ein Magenkarzinom im zerfallenden, vertrockneten Zustand. Metastasierungen nicht mehr feststellbar. Allgemeinzustand sehr gut.

Die untersuchenden Ärzte nahmen Svensson hinterher in ein Kreuzverhör. Für sie war dieser Fall eine der seltenen Spontanheilungen, die man in der medizinischen Literatur ab und zu findet. Eine andere Erklärung gab es für sie nicht.

Björn Svensson schwieg. Er ließ sein Rätsel zurück und fuhr zur nächsten Klinik. Er sammelte Diagnosen, die für Dr. Hansen die Waffen bedeuteten, mit denen er zurückschlagen konnte, wenn der unvermeidliche Angriff gegen ihn erfolgte.

Dr. Hansen veröffentlichte den »Fall Svensson« wieder in den medizinischen Fachzeitschriften. Mit Auszügen aus dem Behandlungstagebuch, mit Röntgenbildern.

Diesmal las Professor Dr. Runkel den Artikel nicht im Hörsaal vor. Er lachte auch nicht darüber und enthielt sich jeder sarkastischen Bemerkung vor seinen Ärzten. Er bestellte nur Dr. Färber ins Chefzimmer und hielt ihm die Zeitschrift hin. »Haben Sie das gelesen?«

»Ja, Herr Professor.« Färber hatte ein mulmiges Gefühl. Seit der Begegnung mit Svensson hatte er die jetzt beginnende Katastrophe geahnt und innerlich bebend erwartet.

»Das geht doch nicht!« rief Runkel laut.

»Nein, Herr Professor.«

»Nehmen Sie sich unsere Untersuchungen mit Svensson noch einmal vor und sehen Sie, was Sie da herausholen können...«

»Herausholen, Herr Professor?« Färber hob die Schultern. »Wie soll ich das verstehen?«

Professor Runkel schielte über den Rand seiner goldeingefaßten Brille auf seinen Oberarzt. »Sie werden beweisen – anhand unserer Diagnosen –, daß wir uns geirrt haben! Das angebliche Magenkarzinom muß ein gutartiger, entzündlicher Tumor werden! Dieses Material bringen wir als Antwort! Ich werde gleich mit der Schriftleitung sprechen.« Professor Runkel lächelte schwach. »Und einen gutartigen Tumor zu heilen – in einem Jahr! –, das ist ja wirklich keine Kunst, was, Herr Färber?«

»Nein, Herr Professor. Das ist keine Kunst.« Dr. Färber lächelte zurück. Das Ungeheuerliche, das man hier mit leichter Hand und souverän, gedeckt durch den internationalen Namen, vorbereitete, nahm ihm fast den Atem. Man hatte die Röntgenaufnahmen, man hatte den histologischen Befund aufgrund der Magenaushebung, das okkulte Blut im Stuhl, die Stenose, und aus allen diesen Ca-Beweisen sollte ein Beweis gegen das Karzinom werden...

»Kann ich das Material in zwei Stunden haben?« Runkel blätterte in einem Stapel Röntgenplatten. Dr. Färber nickte.

»Ja, Herr Professor. Ich will das Beste versuchen.«

»Tun Sie das.« Runkel suchte nach einem Streichholz. Endlich fand er es und steckte sich seine verglimmende Zigarre neu an. Dr. Färber hätte ihm Feuer geben können. Er fühlte die Zündholzschachtel in der Tasche seines Kittels. Aber plötzlich widerstrebte es ihm, gegen den berühmten Mann höflich zu sein.

»Es wird Ihnen nicht schwerfallen«, sagte Runkel gemütlich. »Wo kämen wir hin, wenn wir solchen Unsinn wie die Hansensche Therapie dulden würden? Da schiebt man einen Riegel vor.

Das einzig Unangenehme ist nur, daß dieser Svensson Däne ist. Ich habe so gar keinen Kontakt zu den dänischen Kollegen...«

Während der erste massive Schlag gegen Dr. Hansen in aller Stille vorbereitet wurde, lebte er mit Karin auf dem herrlichen Schloß Svenssons auf Seeland, in der Nähe von Nyköbing. Sie ritten die Küste entlang, besichtigten das große Gut, das Svensson erworben hatte, ließen sich die Werften zeigen und die Schiffe, die Svenssons Namen trugen. Sie machten eine Cocktailparty mit, die Björn zu Ehren Dr. Hansens der Kopenhagener Gesellschaft gab.

Die Party wurde zu einem Ereignis besonderer Art, das Svensson heimlich in einem Film festhalten ließ. Statt der alkoholischen Cocktails gab es bunte Getränke aus Frucht- und Gemüsesäften und Milchgetränke mit Sanddornextrakt. Wie nie in seinem Leben amüsierte sich Svensson über die in Höflichkeit erstarrten Gesichter seiner Gäste.

Unterdessen suchte ein Makler ein geeignetes Grundstück für den Bau der großen Krebsklinik. Dr. Hansen hatte ihn angewiesen, das Grundstück irgendwo in der Holsteinischen Seenplatte zu erwerben, bei Plön, Malente-Gremsmühlen oder Eutin.

»Reine Luft brauche ich. Reines Wasser. Einen weiten Himmel, Wälder und Felder, Weiden und vor allem Ruhe. Ruhe!«

Nach acht Tagen schrieb der Makler nach Dänemark. Das Grundstück sei gefunden. 15000 qm groß, am Plöner See liegend, Südlage. Ein herrlicher Fleck Erde. Nur der Preis –

Björn Svensson nahm Hansen den Brief aus der Hand und meldete ein Ferngespräch nach Plön an. Der Makler war elektrisiert, als er des Reeders Stimme hörte. Schließlich ist eine Provision von 20000 DM kein alltägliches Einkommen.

»Kaufen Sie das Grundstück«, rief Svensson durch das Telefon. »Um jeden Preis! Kaufen! Wir kommen übermorgen zu Ihnen nach Plön –«

Hansen wandte sich nach Karin um, während Svensson telefonisch seine Anweisungen gab. Karin sah die Augen ihres Mannes vor Glück und Dankbarkeit aufleuchten, daß die eine große Schwierigkeit, ein geeignetes Grundstück für die Klinik zu finden, so schnell aus der Welt geschafft sein sollte. Aber sie konnte Hansens Freude nicht teilen. Was da mit Riesenschritten auf sie zukam, ängstigte sie maßlos. Sie drehte sich schnell um, rannte in ihr Zimmer, warf sich auf das Bett und begann laut und herzzerreißend zu weinen.

Die Rückkehr Dr. Hansens aus Kopenhagen war überschattet von dem ebenso massiven wie eleganten Angriff, den Professor Runkel als Antwort auf Hansens Krebstherapie in der Fachpresse veröffentlichte. Oberarzt Dr. Färber hatte sein Bestes getan – wie Runkel es nannte –, um die Diagnose, die man Svensson gestellt hatte, abzuschwächen. Man sprach von verschleierten Röntgenbildern, von nicht histologisch bewiesener Diagnose, von »Grenzfällen«, wie sie sehr, sehr selten, aber eben doch einmal vorkommen.

Björn Svensson rief die Redaktion an. Er verlangte eine Berichtigung. Er tobte, als man höflich sagte, eine medizinische Fachzeitschrift sei nicht dazu da, persönliche Streitigkeiten auszutragen. Im übrigen sei mit dieser Artikelserie das Problem erschöpft. Es habe sich gezeigt, daß die schulmedizinische Ansicht...

»Du hattest recht, Jens«, sagte Svensson gepreßt. »Wer versucht, den Krebs mit Mitteln und Methoden zu behandeln, die nicht dem schulmedizinischen Dogma entsprechen, wird ignoriert oder offen abgelehnt, verdammt!« Er klopfte mit der Faust auf den Tisch. »Aber sie kennen Svensson nicht! Ich bin Däne! Mich würgen sie nicht ab! Ich werde unser dänisches Gesundheitsministerium alarmieren!«

»Es hat keinen Sinn, Björn, glaube es mir. Du bist ein Einzelfall!« Hansen schob seine Post beiseite. »Wenn wir die Klinik haben, wenn wir eine Reihe Geheilter vorweisen können ... dann werden sie bekennen müssen.«

Svensson schüttelte den Kopf. »Es wird den großen Namen nichts ausmachen, sich auch bei diesen Geheilten geirrt zu haben.«

»Wenn wir vierzig oder siebzig oder hundert Heilungen vorweisen?«

»Dann haben sich die Herrschaften eben siebzig- oder hundertmal mit ihrer Diagnose geirrt.« Svensson ging in dem großen Zimmer unruhig hin und her. »Ich habe vieles erwartet ... aber das nicht! Aber sie kennen Svensson nicht!« wiederholte er mit sich steigernder Stimme. »Sie kennen mich nicht!«

Während Dr. Hansen mit dem Architekten die Pläne durchsprach und am Plöner See eine Riesenbaustelle entstand mit einem großen Schild: »Bau einer Krebsklinik, Bauherr: Dr. J. Hansen«, mobilisierte Björn Svensson seine dänischen Ärzte. Er ließ sich die ersten und die letzten Diagnosen geben, Röntgenbilder und Fachgutachten. Mit diesem Material fuhr er ohne Wissen Dr. Hansens zu Professor Runkel.

Da er sich nicht angemeldet hatte, wurde ihm zunächst durch eine Stenotypistin gesagt, daß der Herr Professor nur nach Voranmeldung empfange.

»Ich bin seit einem Jahr bei ihm angemeldet!« schrie Svensson das verdatterte Mädchen an. »Gehen Sie rein zu Ihrem Chef und sagen Sie ihm: Ich spreche ihn heute, oder es wird ein Skandal stattfinden, der ...«

Mit hochrotem Kopf verschwand das Mädchen. Runkel nahm die Mitteilung gelassen hin. Wenn der rabiate Däne durchaus wollte – der Tag war noch lang. Zunächst sollte man solche Kunden einmal tüchtig im eigenen Saft schmoren lassen.

Nach einer Stunde sah er auf die Uhr, drückte die Taste des Haussprechapparates herunter: »Ist Herr Svensson noch da?«

Statt der Stimme der Sekretärin brüllte eine Männerstimme zurück: »Ja. Herr Svensson ist noch da!«

»Ich lasse bitten...«

Den Spielregeln der Höflichkeit gehorchend, erhob sich Professor Runkel, als Björn Svensson ins Chefzimmer kam, und deutete auf einen der tiefen Ledersessel. »Bitte!«

»Danke.« Svensson lächelte hinterhältig, was Runkel irgendwie unsicher machte. »So lange, wie ich gewartet habe, wird unsere Unterredung nicht dauern.« Er legte eine dicke Mappe auf den Schreibtisch, klappte sie auf und schob sie zu Professor Runkel hinüber. »Sie haben sich geirrt bei meinem Magenkarzinom. Hier haben Sie die Berichte von drei dänischen Kliniken, auch die Königliche Universität ist dabei!«

Runkel sah die Blätter und Bilder gar nicht an. Er klappte gelangweilt die Mappe zu. »Was soll ich damit, Herr Svensson?«

»Wollen Sie sagen, daß sich drei dänische Kliniken geirrt haben?«

»Ich bitte Sie – wie soll ich das nachprüfen? Kenne ich die Untersuchungsmethoden der dänischen Kollegen?« Der Professor lächelte verbindlich. Seine Freundlichkeit war entwaffnend. »Sie haben sich in meine Behandlung begeben. Meine Klinik hat Sie untersucht. Es sind dabei einige Fehler unterlaufen...« Runkel hob bedauernd die Hände. »Leider muß ich zugeben, daß sie gemacht wurden. Ich habe die Verantwortlichen bereits zur Rechenschaft gezogen. Aber das ändert nichts daran, daß wir uns irrten. Sie hatten einen gutartigen Tumor. Weiter nichts. Hätten Sie sich operieren lassen, wäre dies sofort festgestellt worden. Dann wären Sie in sechs Wochen gesund gewesen, nicht erst in einem Jahr.«

»Das... das ist unerhört...«, sagte Svensson leise.

Runkel nickte. »Ganz meine Ansicht. Ein Jahr für ein Ulcus. Unerhört!« Er schob die Mappe zu Svensson zurück. »Maßgebend für unsere Ansicht sind unsere eigenen Diagnosen. Die dänischen Ergebnisse sind sicher interessant, aber nicht angetan, unsere eigenen Ansichten zu widerlegen. Der Ruf unserer Klinik…«

»Sie sind ein Lügner!« sagte Svensson laut, aber so sachlich, daß Runkel von seinem Sessel emporschoß.

»Bitte – verlassen Sie sofort mein Zimmer und die Klinik. Sofort!«

»Gern. Aber glauben Sie nicht, daß ich schweigen werde!« schrie Svensson.

»Ich werde Sie belangen, Herr Svensson!«

»Das wäre zu schön! Das ist genau das, worauf ich warte! Vor einem dänischen Gericht werden Sie stehen müssen, und wir werden unsere Akten vorlegen…«

»Hinaus!« schrie Runkel. Er verlor alle Selbstbeherrschung. Er nahm die Svensson-Mappe mit den Gutachten und schlug mit ihr ein paarmal klatschend auf den Tisch. »Wenn Sie glauben, mir drohen zu können… Wer sind Sie denn!«

»Diese Frage sollten Sie sich selbst stellen!«

Mit zitterndem Finger schellte Runkel nach seiner Sekretärin. Svensson lächelte böse.

»Sie brauchen keinen Zeugen, Herr Professor. Ich habe, bevor ich zu Ihnen eintrat, die Sprechanlage von Ihnen zu allen Stationen eingeschaltet.«

Runkel rannte hinter seinem Schreibtisch hervor. Mit einer Schnelligkeit, die sein Alter nicht vermuten ließ, war er bei der Tür und riß sie auf. Die Sekretärin saß nicht an ihrem Platz. Auf dem Haussprechapparat, dessen Zentrale sein Sekretariat war, sah er alle Knöpfe heruntergedrückt.

»Ihre Sekretärin ist bei Dr. Färber. Ich habe sie unter einem Vorwand zu ihm geschickt.«

Runkel stellte die Anlage aus. Sein Gesicht unter den weißen, schütteren Haaren war wachsbleich. »Gehen Sie«, sagte er heiser, nach Atem ringend.

Svensson verließ wortlos den Raum.

Professor Runkel setzte sich schwer auf den nächsten Stuhl und legte die Hand über die Augen. Die ganze Klinik hat es mitgehört, dachte er. Alle Ärzte, alle Schwestern, alle Stationen...

In dieser Minute der Demütigung wurde in ihm ein Haß gegen Dr. Hansen geboren, der keine Grenzen kannte. Ein blanker, tödlicher Haß, wie ihn eigentlich nur Frauen empfinden können.

Die Umrisse der Klinik waren schon abzusehen.

Die ersten Besucher kamen an die Baustelle. Der Kreisarzt, Kollegen aus den Nachbarstädten, Reporter von Funk und Fernsehen, Bildberichter. Es sprach sich in Deutschland und Europa herum, daß hier in der Einsamkeit Holsteins eine Krebsklinik gebaut wurde. Eine Klinik ohne Messer, ohne Strahlenapparate, ohne Isotope, ohne Kobaltbomben. Eine Klinik für die, die keiner mehr haben wollte, für die Unheilbaren. Eine letzte Zuflucht für die Abgeschriebenen, die hier noch einmal Hoffnung schöpfen sollten, die sich noch einmal an der Gewißheit aufrichten durften, daß ihre letzte Chance, mochte sie winzig klein sein, noch nicht vertan und verspielt war.

In dieser Zeit, in der alle Gedanken Hansens um die neue Klinik kreisten, machte Karin eine seltsame und beklemmende Beobachtung. Die Praxis ihres Mannes ging erst langsam, dann fast von Tag zu Tag mehr zurück. Selbst Patienten, mit denen ihn ein langjähriges Vertrauensverhältnis verband, blieben aus.

Hansen fiel das anscheinend überhaupt nicht auf, er erwähnte es jedenfalls mit keinem Wort. Und Karin zögerte lange, bis sie ihn darauf ansprach. Er hatte ohnehin genug Sorgen. Eines Abends, als sie den kleiner gewordenen Stapel neuer Krankenscheine sortierte, faßte sie sich doch ein Herz.

»Wir haben in drei Monaten siebenundvierzig Patienten weniger, Jens. Beim Fleischer habe ich erfahren, daß viele neuerdings in die Stadt fahren. Zu Fachärzten.«

»Ich kann sie nicht daran hindern. Meine Praxis ist groß genug. Jede Entlastung tut mir gut.«

In den folgenden Wochen blieben wieder Patienten aus. Und jetzt merkte es auch Hansen. Wenn er seine Hausbesuche machte, hieß es oft: »Ach, Herr Doktor, wir hatten gestern Gelegenheit, mitzufahren. Wir waren in der Stadt. Der Dr. Stäbler hat eine neue Medizin verschrieben. Kennen Sie die schon?«

Natürlich kannte Dr. Hansen sie. Aber es war ihm zu dumm, darüber zu diskutieren, warum er gerade diese angeblich neue Medizin nicht in diesem speziellen Fall verschrieben hatte. Er konnte ihnen erklären, daß die Barbitursäure, die sie enthielt, für sie nicht nützlich sei. Er konnte sagen: Sie enthält Coffein, und Ihr Herz ist sowieso schon... Nein, er sagte es nicht.

Er nahm seine Aktentasche wieder vom Stuhl, verabschiedete sich höflich wie immer und fuhr zum nächsten Hausbesuch.

Bei einem alten Bauern fand er ihn, den Handzettel. Er lag neben dem Herd bei dem Papier zum Feueranmachen. Hansen hob ihn auf.

Es war ein Merkblatt für Gesunde und Kranke, es konnte vom Gesundheitsamt herausgegeben sein. Und der letzte fettgedruckte Satz weckte Hansens Mißtrauen: »Auch bei Krebsverdacht gehen Sie immer zum Facharzt. In diesem Falle sind es die großen Kliniken, die mit den modernsten Mitteln, den besten Operationsmethoden, den wirksamsten Bestrahlungsapparaten den Krebs besiegen können.«

Hansen zeigte den Handzettel dem alten Bauern. Er lag im Bett, hatte eine schwere Angina und wälzte sich schwitzend in seinem heißen, wie ein Backofen dampfenden Alkoven.

»Woher haben Sie das, Vater Kölle?«

»Das? Weiß nicht. Alle haben das bekommen.«

»Darf ich es mitnehmen?«

»Wenn's Sie interessiert, Herr Doktor. Ich hab's nicht gelesen. Ist's 'ne Reklame?«

Hansen lächelte bitter. »So kann man es auch nennen, Vater Kölle.« Er deckte den Alten zu, schüttelte zwei Pillen aus einem Röhrchen in ein Glas, füllte Wasser darauf, ließ die Pillen zerfallen, stützte den Kopf des alten Kölle und hielt ihm das Glas an die Lippen. »Trinken Sie. Und dann schwitzen Sie weiter. Durch die Haut gehen viele Teufeleien des Körpers weg. Am Samstag können Sie wieder in den Stall.«

Der alte Kölle schluckte das Zeug hinunter und legte sich wieder zurück.

»Was macht denn unser Sauermilchreiter?«

»Der ist wieder in Dänemark.«

»Und der hatte wirklich Krebs?«

»Ja.«

»Daß wir Sie haben, Herr Doktor...«, sagte Kölle zufrieden.

Am späten Abend wurde Dr. Hansen wieder zu dem alten Kölle gerufen. Nachbarn standen an seinem Bett. Hansen kannte sie alle. Stumm machten sie Platz, als er ins Zimmer kam. Der Alte lag auf dem Rücken, die Hände über dem Bauch gefaltet. Dr. Hansen brauchte nicht zu fragen. Er beugte sich über den Toten, hob die Augenlider und bemerkte eine Verzerrung der rechten Gesichtshälfte. Gehirnschlag. Mit dreiundsiebzig Jahren und Kölles Blutdruck kann man so etwas erwarten.

Als Hansen sich aufrichtete, bemerkte er, daß die Nachbarn ihn ansahen, als habe er Kölle auf dem Gewissen. In ihren Mienen erkannte er plötzlich Abweisung, offene Kritik, Mißtrauen.

»Können Sie mir vielleicht sagen, was mit Ihnen los ist?« fragte Hansen.

Der Nachbar von gegenüber antwortete wie aus der Pistole geschossen: »Ich hab' es dem Kölle immer gesagt: Geh zum Facharzt...«

Stumm füllte Dr. Hansen den Totenschein aus, legte ihn auf den Tisch unter die Lampe, nahm seine Tasche und verließ durch ein Spalier schweigender Männer das Haus. Erst, als er die Tür hinter sich zuzog, begann das Tuscheln wieder.

Hansen fuhr langsam durch die Nacht nach Hause. Mitten in den Feldern hielt er, knipste die Innenbeleuchtung des Wagens an und las noch einmal den Handzettel durch. Alles klang sachlich richtig, wie in einer populären Aufklärungsschrift, und trotzdem wußte Hansen, daß der Text gegen ihn gerichtet war. Ganz klein, entdeckte er jetzt, war am unteren Rand der Rückseite die Druckerei angegeben. Und die Druckauflage 5000. Wer hatte ein Interesse daran, Dr. Hansen fünftausendmal ins Gesicht zu schlagen?

Karin war noch wach, als er heimkam. Sie hörte ihn den Wagen in die Garage fahren und dann in der Küche hantieren. Er schrak zusammen, als sie ihm die Arme um den Hals legte und ihren Kopf an seine Wange drückte. Er las wieder den Handzettel.

»Komm schlafen«, sagte sie leise. Sie nahm ihm das Blatt aus der Hand. »Es ist doch alles dummes Zeug, was da steht.«

»Was steckt dahinter?« Hansen stützte den Kopf in beide Hände. »Wer kann daran interessiert sein, das Vertrauen meiner Patienten so systematisch zu untergraben? Ich habe es eben wieder gespürt... Der alte Kölle ist gestorben. Gehirnschlag. Und die Nachbarn standen wie eine Mauer vor seinem Bett, als wollten sie zu Gericht über mich sitzen!«

»Komm.« Karin faßte ihn unter und führte ihn wie einen kleinen Jungen ins Schlafzimmer.

Er saß dann auf der Bettkante und starrte vor sich hin. »Daß sie mich angreifen, das kümmert mich nicht«, sagte er leise. »Aber daß sie meine Patienten aufhetzen, daß sie die Unwissenden mit ihrer Unwissenheit in Panik jagen, das ist so gemein, so hundsgemein.« Er ließ sich nach hinten auf das Bett fallen, schloß die Augen.

Karin deckte ihn zu, wie er war, halb angezogen. Er schlief bereits vor Erschöpfung. Ganz sacht streichelte sie ihm über die Haare.

Dann ging sie leise um die Betten herum und streifte ihren Morgenrock ab. Sie war müde und zerschlagen wie Jens. Ehe sie sich niederlegte, machte sie jedoch noch das Fenster weit auf. Die kühle Nachtluft drang durch das dünne Nachthemd. Plötzlich war sie wieder hellwach. Und erneut befiel sie diese unerklärliche Angst.

Hatte das alles einen Sinn, was Jens plante – was sie beide erwartete? Dieses Aufreiben, dieser Kampf gegen das Dunkel, diese völlige Aufgabe des Ichs, nur um zu versuchen, dem Tod noch einmal die Stirn zu bieten... Warum muß es gerade Jens sein, der ein Beispiel gibt und vielleicht daran zerbrechen wird? Ein Haus, eine gute Praxis, keine Sorgen und Kinder. O Gott, Kinder...

Karin fror. Schritt für Schritt wich sie vom Fenster zurück. Sie durfte solche Gedanken nicht gedacht haben. Er hat nur noch mich. Wenn ich versage, was bleibt dann von Jens noch übrig?

Am nächsten Nachmittag fuhr Hansen in die Stadt. Er wollte die Druckerei aufsuchen, die den Handzettel gedruckt hatte.

Der Geschäftsführer bemerkte: »Der Druckauftrag erfolgte mit der Weisung, daß der Besteller ungenannt bleibt. Und ich kann diese Bedingung jetzt nicht einfach ignorieren. Sie verstehen...«

Den ganzen Nachmittag fuhr Dr. Hansen seine Kollegen ab. Vor allem die Fachärzte. Er zeigte ihnen das Merkblatt, sie lasen es mit sichtlichem Interesse und zuckten die Schultern.

»Zugegeben, es verstößt gegen unsere Standesehre, Werbung zu treiben. Aber es zeichnet keiner verantwortlich. Es kann sich nur um einen Scherz handeln.«

»In einer Auflage von fünftausend?«

»Haben Sie Feinde, Herr Kollege? Reiche Feinde?«

»Ich kenne nur einen.« Dr. Hansen steckte den Handzettel wieder in die Tasche. Er war durch das viele Herumzeigen schon reichlich zerknittert und abgegriffen. »Aber ich kann mir nicht denken, daß er zu einer solchen Infamie fähig ist.«

Als letzten Kollegen besuchte er Dr. Färber.

Herta Färber öffnete ihm. »Herr Hansen!« Über ihr schmales, kühles Gesicht zog ein freudiger Schimmer. Sie trug ein enganliegendes, hellrotes Kleid.

»Ich möchte Ihren Gatten sprechen, gnädige Frau.«

»Mein Mann ist in der Klinik. Runkel operiert so eine Thoraxsache. Ich kenne mich da nicht aus. Hubert erzählte etwas von einer Total-Entknochung. Gibt's das?«

Hansen nickte. »Eine schwierige Operation. Ich beneide Ihren Gatten nicht darum.« Er klemmte seine Tasche, die er in der Hand gehalten hatte, unter den Arm. »Am besten komme ich später wieder. Vielleicht morgen...«

»Aber warum? Kommen Sie doch herein.« Herta trat zur Seite, ließ Hansen in die Diele und nahm ihm die Aktentasche ab.

»Whisky?« fragte sie. »Oder trinken Sie nur noch Milch?«

»Ich passe mich immer den Hausgepflogenheiten an.«

Sie führte ihn in Färbers Arbeitszimmer und forderte ihn auf, auf der großen Rundcouch Platz zu nehmen.

Als Herta Färber hinausgegangen war, um Gläser und Eis zu holen, sprang er jedoch schnell wieder auf und trat an Färbers Schreibmappe, die ihn bei Betreten des Zimmers sofort magisch angezogen hatte. Er klappte sie auf und entdeckte gleich obenauf den Handzettel. Hansen nahm ihn heraus, schlug den Deckel zu und legte das Blatt auf die Mappe. Dann ging er hastig an seinen Platz zurück. Er hatte das Gefühl, an der richtigen Stelle zu sein. Und dieses Gefühl war plötzlich schmerzhaft.

Herta Färber setzte sich neben ihn auf die Lehne der Couch. Sie balancierte ihr Whiskyglas auf ihrem Oberschenkel. Es war unvermeidbar, daß Hansen öfter hinblickte, aus Angst, das Glas könnte abrutschen. »Wollen Sie sich mit meinem Mann wieder streiten?« fragte sie. Aber es klang so, als fragte sie: Bin ich nicht hübsch? Und müssen wir uns über Medizin unterhalten, jetzt, solange wir allein sind?

Hansen sah wieder auf das leicht schwankende Glas. »Es ist schade, daß jede Begegnung mit Ihrem Gatten abrupt enden muß. Wenn man nur ein wenig tolerant sein könnte...«

»Nehmen Sie mit der Toleranz seiner Frau vorlieb.« Herta Färber beugte sich zu Hansen herunter. Auch er bekommt schon weiße Fäden in sein dunkles Haar, dachte sie. »Wie ich Sie kenne, sind Sie doch ein Mann des Ausgleichs.«

»Wie gut Sie mich kennen, gnädige Frau. Ich bin tatsächlich nicht dafür, so am Rande zu balancieren. Der Erfolg entspricht oft nicht dem Wagnis.«

Das war deutlich. Herta nahm das Whiskyglas und stellte es hart auf die Rauchtischplatte. »Ihnen fehlt es doch sonst nicht an Courage.« Sie lächelte, und Hansen wandte unwillkürlich sein Gesicht ab. Er saß steif auf der Couch, aber noch bevor er antworten konnte, klappte die Tür des Zimmers. Sie hatten weder einen Wagen noch das Aufschließen der Haustür bemerkt.

Dr. Hubert Färber warf seinen Mantel über die Lehne eines Sessels. Groß, breit, gesund, lachte er Hansen zu, der sein Glas auf den Tisch stellte. »Prost, Herr Kollege!«

»Du bist schon zurückgekommen?« Hertas Stimme klang völlig unbefangen. Sie ging auf Färber zu, stellte sich auf die Zehenspitzen und gab ihm einen Kuß. Ihr Mann ließ die Zärtlichkeit über sich ergehen. Ihm war es unangenehm. Herta kannte in Gegenwart anderer weniger Hemmungen.

»Ich kam bei Ihnen vorbei, Herr Färber, um etwas zu erfahren.« Hansen erhob sich.

Färber strich sich über die Haare, er schien noch etwas außer Atem zu sein. »Ich bin gespannt, Herr Kollege.«

Färber stand am Schreibtisch, stutzte, sah den auf der Ledermappe liegenden Handzettel, sah zu Hansen hinüber, zu Herta, nahm das Papier und schob es wieder zurück in die Mappe.

Hansens Gesicht war hart. »Über diesen Wisch, den Sie da gerade wegsteckten, wollte ich mit Ihnen sprechen, Herr Färber.«

»Ach – Sie haben ihn auch bekommen?«

»Nein. Ich bin vermutlich der einzige, der keine Kenntnis von diesem... Merkblatt, oder wie Sie es nennen wollen, hatte. Woher haben Sie es?«

»Es kam mit der Post.« Färber steckte sich eine Zigarette an. Er nahm Hertas Glas und trank den Whisky aus. Hansen beobachtete ihn genau. Die Hand zitterte nicht ein bißchen. Entweder sprach Färber die Wahrheit, oder er hatte sich so in der Gewalt, daß er mit Eleganz lügen konnte. »Was da geschrieben ist, gehört doch zu den Binsenweisheiten: Überweisungen an den Facharzt, wenn der Fall die eigene Praxis sprengt. Dafür sind wir ja da! Oder regt Sie dieser Artikel auch wieder auf, Herr Kollege?«

»Er wurde in fünftausend Exemplaren nur in meinem Bezirk verteilt. Hier in der Stadt, in den ganzen umgebenden Gemeinden hat man nichts gelesen. Nur in meinem Praxisbezirk.«

»Irgendwo muß man ja den Anfang machen.«

»Wissen Sie, wer der anonyme Schmierer ist?«

»Woher soll ich das wissen?!« Dr. Färber setzte sich auf die Tischkante. »Sie überschätzen einmal wieder die Dinge, Herr Hansen. Sie bringen sich noch in die Lage, bei einem Kollegen um Behandlung wegen Verfolgungswahn nachzusuchen.«

Das klang alles sehr überlegen, sehr sicher. Zu sicher, fand Hansen. Das klang nach einer Unangreifbarkeit, hinter der die blanke Gemeinheit stand.

»Es handelt sich um eine gezielte Aktion!« sagte er laut.

Färber hob die Schultern. »Ich kann Sie nicht hindern, so etwas Törichtes zu glauben. Ich habe Sie ja auch nicht daran hindern können, Unheilbares zu behandeln.«

»Leider war Herr Svensson, den Sie doch sicherlich meinen, nur ein Irrtum Ihrer Klinik.« Hansen sagte es ohne Spott, aber bei Färber traf es auf einen Nerv.

»Sie wissen, daß ich eine neue Klinik baue?« fragte Hansen, bevor Färber antworten konnte.

»Ja. Ich hörte davon. Sie wollen uns sicherlich mit Erfolgsreihen in die Knie zwingen. Warum eigentlich?« Färber drückte seine Zigarette aus.

Er hielt Herta das Glas hin. Sie goß neuen Whisky ein, den er pur mit einem Schluck hinunterstürzte. »Hören Sie auf mit Ihrem Klinikbau, Hansen! Machen Sie Ihre Praxis weiter. Laden Sie sich nichts Unnötiges an den Hals... wenn's brenzlig wird, Überweisung, und ab zum Facharzt. Und wenn es ganz nottut, Auto bestellt und ab ins Krankenhaus. Sie könnten doch ein so schönes, ruhiges und sorgloses Leben haben. Mit fünfzehnhundert Krankenscheinen...«

»Mein Gott...« Dr. Hansen ging mit raschen Schritten zur Tür. »Mein Gott, Färber, verstehen Sie denn nicht...«

Dr. Färber nahm die Whiskyflasche und schenkte sich nach. »Schwer, Herr Kollege. Sie sind ein Idealist. Zwischen uns liegen Welten, die keine Brücke verbindet.«

Die Klinik am Plöner See wuchs. Unten am Ufer wurde ein Badehaus gebaut. Auf der neuen geteerten Zufahrtsstraße brachten Lastwagen die Einrichtungen für siebzig Krankenbetten, zwei OPs, eine eigene Zahnstation, ein großes Laboratorium. Zwanzig Schwestern- und Arztwohnungen entstanden in einem Nebenhaus, Luftmatratzen, Liegestühle, Sonnenschirme, Gartenstühle und Tische wurden ausgeladen. Die Anstreicherkolonnen zogen bis auf eine Nachhut ab.

Björn Svensson war aus Kopenhagen gekommen. Er wohnte in einem der halbfertigen Zimmer und sah den Handwerkern auf die Finger.

Die Röntgenkontrollaufnahmen, die er nach einem halben Jahr hatte anfertigen lassen, waren zufriedenstellend. Keine Metastasen, keine neue Tumorbildung.

Svensson war der glücklichste Mensch. Er kam sich so vor. Gegen den Willen seiner Verwandtschaft, die mit seinem frühen Krebstod fest gerechnet und bereits über das hinterlassene Vermögen disponiert hatte, zog er noch einmal 200 000 Mark ab, um die modernste Röntgeneinrichtung zu kaufen, die es gegenwärtig auf dem Markt gab.

Im gleichen Rhythmus, in dem der Bau vollendet wurde, brach die alte Praxis Dr. Hansens zusammen. Immer mehr Patienten zogen es vor, zu Fachärzten zu gehen, wenn sie auch noch so umständlich zu erreichen waren. Oder sie fuhren gleich in die Stadt. Nur in ganz dringenden Fällen holte man noch Dr. Hansen.

Der einzige Halt in dieser Krisenzeit blieb Björn Svensson. Er sprach Hansen Mut zu, er überwachte das Geschäftliche, er half immer wieder mit neuen Zuschüssen aus, wenn Hansens Rechnung nicht aufging. Hansen konnte zuletzt nur noch an den Tag denken, an dem endlich die ersten Patienten einziehen und allem Warten, aller Ungewißheit, allem Zweifel am Gelingen ein Ende machen würden.

Im Spätherbst, kurz vor der Fertigstellung der Klinik, rief Professor Runkel seinen Oberarzt Dr. Färber zu sich. Der Ordinarius hatte einen Stapel Bilder auf seinem Tisch liegen. Fotos von Hansens Klinik.

»Unser Don Quichotte baut sich seine Windmühlen selbst«, sagte Runkel und betrachtete die Aufnahmen mit sichtlicher Freude. »Daß es immer wieder Menschen geben muß, die sich selbst zum Gespött machen. Fahren Sie mal hin, Herr Färber, und sehen Sie sich die Klinik an. Vielleicht kann man sie später einmal – wenn dieser Hansen pleite ist – als Kurheim erwerben.«

Dr. Färber verließ Runkel in bester Stimmung. Die Gedanken

des Professors lagen offen da wie ein aufgeschlagenes Buch. Svensson und Hansen bauten ihr großes Haus, um daran zugrunde zu gehen. Hansen baute sich selbst ein Mausoleum, in dem er sich und seinen Idealismus zu Grabe tragen würde. Und Runkel würde die Konkursmasse für ein Spottgeld an sich bringen...

Färber parkte seinen Wagen in einiger Entfernung von der Baustelle und nahm den Weg am Seeufer entlang. Am neuen Bootshaus vergaß er auf einmal weiterzugehen, so großartig und eindrucksvoll lag der Komplex der Klinik vor ihm. Er spürte etwas Achtung, ehrliche Achtung vor dem Mut dieses Hansen. Und dann empfand er plötzlich Mitleid, regelrechtes Mitleid.

Mit dem Rücken an das Bootshaus gelehnt, stand Hubert Färber da und versuchte, sich nun die Einzelheiten der Anlage einzuprägen: das weiße Bettenhaus mit den vielen kleinen Balkons nach Süden. Die Liegeterrassen. Den Behandlungsflügel mit den beiden OPs hinter großen Mattglasfenstern. Das Ärzte- und Schwesternhaus. Mitten unter den Arbeitern aber entdeckte er Björn Svensson in einer kalkbespritzten Hose und einem schmutzigen Pullover. Der Däne lebte also immer noch. Färber konnte nur den Kopf darüber schütteln.

»Gefällt Ihnen etwas nicht?« hörte er eine Stimme hinter sich.

Oberarzt Färber fuhr herum. Da stand Karin Hansen. Er hatte sie überhaupt nicht kommen hören. Karin streckte ihm die Hand entgegen. »Sie, Herr Dr. Färber? Bei uns...«

»Gnädige Frau!« Diese überraschende Begegnung verschlug Färber einen Moment die Sprache. Und die Erklärung dafür, daß er hier war, fiel auch nicht sehr elegant aus. »Da Ihr Gatte, gnädige Frau, mit Mitteln der Schäfer- und Kräuterweiber Krebs kurieren will, wollte ich nur mal nachsehen, ob denn, wenn schon keine Patienten, wenigstens die Schäfer- und Kräuterweiber schon eingetroffen sind...«

Karin sah ihn erstaunt an.

»Entschuldigen Sie bitte«, sagte Färber. »Es gehört nun einmal zu meinem Beruf, zynisch zu sein.«

»Warum reden Sie so? Muß ich Ihnen erst sagen, was Sie sind, Herr Färber?«

»Bestimmt nicht das, was Sie vermuten. Ich bin, wie ich bin: ein Techniker. Mich interessiert nur das Skalpell. Ein Körper, der vor mir abgedeckt auf dem OP-Tisch liegt, ist ein Fall. Oft kenne ich nicht einmal den Namen oder das Gesicht. Nur die Röntgenbilder und die Diagnose. Das genügt mir.« Dr. Färber sah hinüber zu dem weißen Klinikbau. »Ihr Gatte ist ein anderes Extrem. Die Welt hat nie etwas übrig gehabt für die großen Seelen. Sie gehorchte immer nur der Macht. Das scheint im Wesen der Menschheit zu liegen!«

Karin hakte sich bei Färber unter. Sie war blaß und schmal geworden. Die Sorge um die zurückgehende Praxis, die heimliche und auch offene Feindschaft, die ihrem Mann entgegenschlug, ertrug sie weniger standhaft als er. Sie ließ es sich nicht anmerken, aber in den Nächten lag sie wach, starrte an die Decke und begann immer wieder zu rechnen. Das elterliche Vermögen hatte die Vier-Betten-Klinik aufgesaugt. Das wenige, das geblieben war, wurde jetzt zugesetzt. Es ließ sich ziemlich genau überblikken, wann die finanziellen Sorgen akut wurden...

»Sie... Sie wissen mehr, als Sie angedeutet haben«, sagte sie stockend.

Färber legte seine große Hand auf ihre Finger. Wie rührend sie ist, dachte er. Und sie glaubt so fest an ihren Mann. Man kann sie nicht wehrlos in das Unglück stolpern lassen.

»Ich weiß mehr.« Dr. Färber sah auf den sandigen Uferboden. Die Spitzen seiner italienischen Schuhe stießen einen runden Kieselstein hin und her. »Überreden Sie Ihren Gatten, aus diesem herrlichen Haus eine Rekonvaleszenzklinik zu machen. Wir belegen ihm sofort alle Betten. Er könnte das sorgloseste Leben haben. Professor Runkel sogar würde sich mit seinem Namen vor die Klinik stellen. Nur eines sollte er nicht tun: eine Krebsklinik aufmachen, in der man mit wissenschaftlich fragwürdigen Methoden experimentiert. Er hetzt sich die gesamte Schulmedizin auf den Hals. Wissen Sie, was das bedeutet? Das ist sein fachlicher Tod!«

»Er weiß es.« Kläglich klang das. Karin hatte den Kopf gesenkt. Färber hatte das Empfinden, daß sie gegen die Tränen ankämpfte. Er legte den Arm um ihre Schulter. Nichts rechtfertigte diese intime Geste, aber er konnte in diesem Augenblick nicht anders.

»Und was sagt er?«

»Ich gehe meinen Weg.«

»Sie wissen, wohin er geht? Halten Sie ihn davor zurück, gnädige Frau. Ich habe als Mensch eine große Achtung vor Jens. Er könnte mir ein Freund werden, aber seine Wahnidee, ein Messias der Krebskranken zu werden, dieser blühende Irrsinn trennt uns unüberbrückbar. Er will einfach nicht einsehen, daß seine Idee von der chronischen Allgemeinerkrankung des Menschen an Krebs und die damit verbundene völlige Lebensumstellung nicht durchführbar ist. Zwei Methoden, das wissen Millionen, kämpfen – so gut sie können – gegen den Krebstod: Stahl und Strahl. Glauben Sie, daß Millionen auf das ›Kehrt marsch!‹ eines einzelnen wirklich umkehren und ihm nachlaufen zu Rohkost, Joghurt und Sauerkrautsaft?«

»Aber wenn Jens beweisen könnte, daß er Krebs heilen kann? Daß nicht mehr jeder Fünfte daran zu sterben braucht?«

»Glauben Sie, diese Tatsache schreckt ab? Lieber gut und kürzer gelebt, als hundert Jahre alt werden und wie ein Eremit vegetieren, das ist doch heute die Ansicht. Will Ihr Mann die ganze Welt umerziehen? Frau Karin, jeder real Denkende ist mehr als ein Phantast... er ist ein Selbstmörder!«

Karin schwieg. Sie drückte Dr. Färber die Hand und wandte

sich ab. Färber spürte, daß sie das, was sie dachte, ihm nicht sagen wollte und konnte.

Er sah ihr lange nach, bis sie im Eingang der Klinik verschwand. Dann erst ging er langsam am Ufer zurück zu seinem Wagen.

Die Begegnung mit Karin Hansen beschäftigte ihn noch auf der Heimfahrt. Konnte es sein, daß er Hansen Erfolg und Glück wünschte, nur weil sie ihm leid tat? Das konnte doch nicht sein, das konnte doch einem Zyniker wie ihm nicht passieren...

Jens Hansen kam spät nach Hause. Er hatte in der Stadt mit dem Feinmechaniker die neuen Warmäther-Inhalatoren durchgesprochen.

Er fand die Wohnung leer. Das Wohnzimmer war dunkel, die Küche, der Wintergarten. Auch in der Vier-Betten-Klinik brannte kein Licht. Hatte sie sich umgezogen und war wieder gegangen? Sie tat es sonst nie, ohne wenigstens einen Zettel zu hinterlassen.

Kopfschüttelnd ging er ins Schlafzimmer. Als er die Deckenlampe anknipste, sah er Karin im Bett liegen. Angezogen lag sie auf der Steppdecke, das Kleid über der Brust aufgerissen, mit leichenblassem Gesicht, die Hände um den zurückgezerrten Ausschnitt verkrampft.

»Karin! Was ist denn?«

Hansen stürzte an das Bett. Als er sie berührte, war sie kalt, als habe sie stundenlang in eisigem Wind gelegen. Eine wahnsinnige Angst zuckte in Hansen auf. Er beugte sich über Karin, legte das Ohr auf ihre Brust. Ganz schwach hörte er das Herz klopfen. Unregelmäßig, flatternd, außer Rhythmus, öfters einen Schlag aussetzend. Der Puls war weich, kaum tastbar. Er zog ihre unteren Lider herab. Sie waren fast blutleer. Der Atem wehte gerade noch spürbar aus den fahlen, bläulichen Lippen.

Dr. Hansen handelte schnell. Er wußte nicht, wann der akute

Herzanfall eingesetzt hatte und wie lange die Kreislaufschwäche schon andauerte. Er rannte in die Praxis, zog eine Spritze auf, rannte zurück und injizierte das Kreislaufmittel.

Langsam kehrte Karins Leben zurück. Der Puls wurde stärker, die Durchblutung normalisierte sich.

»Jens«, sagte sie leise, noch mit geschlossenen Augen. Ihre Hände tasteten nach ihm. Er ergriff sie und hielt sie fest, ganz fest. »Bleib bei mir, Jens...«

Er beugte sich über sie und küßte sie. »Ich bin ja da, Liebes.« Seine Stimme schwankte. »Ich bin ja da. Sag mir, wie ist das alles gekommen?«

Sie warf plötzlich die Arme um seinen Nacken und preßte seinen Kopf gegen ihre Brust. Eine solche Stärke war in diesem Griff, eine solche Verzweiflung, daß Hansen stillhalten mußte.

»Du sollst hier bleiben!« flüsterte sie. »Geh nicht weg... nie... Geh nicht an den See... Laß uns hier bleiben, Jens, ganz allein, für uns... Ich bitte dich, Jens, bleib hier...«

Hansen konnte nicht sprechen, er rang nach Luft. Sein Gesicht lag auf Karins kalter, glatter Haut. Ihre Arme preßten seinen Kopf an sie wie eine eiserne Zwinge.

Ihr Herz klopft wieder, dachte er nur. Unter seinem Ohr hörte er es hämmern, die Brust zitterte unter den Schlägen. Ihr Herz klopft wieder.

Karin, du bist bei mir.

Karin lag noch zu Bett und wurde von Hansen gepflegt, als die Nachricht aus Kopenhagen eintraf.

Svensson war erkrankt. Nicht an einem Karzinom, sondern an einer Lungenentzündung. Er war trotz der schon kalten Herbstwitterung nackt durch seinen Park gelaufen und von den Klippen ins Meer gesprungen. »Abhärten ist alles!« hatte er dem Diener zugerufen, der hinter ihm herlief, zur sichtbaren Unterscheidung von seinem Herrn mit einer Badehose bekleidet.

Während der Diener nur einen handfesten Schnupfen bekam, schüttelte Björn Svensson schon gegen Abend ein Fieberanfall. Mit klappernden Zähnen saß er am Kamin, trank heißen Melissensaft und wurde nach Eintreffen des Hausarztes sofort von ihm ins Bett geschickt.

Gegen Morgen phantasierte Svensson bereits, er kannte seinen Diener nicht mehr und nannte ihn Wilhelm. So hieß der Vorarbeiter der Plöner Baukolonne.

Der Hausarzt traktierte ihn mit Injektionen. Der Diener rief Dr. Hansen an.

»Ich komme morgen nach Nyköbing.« Dr. Hansen sah auf Karin. Ihr ging es besser. In zwei Tagen konnte sie aufstehen. Eine Krankenschwester von der Vier-Betten-Klinik würde sie so lange weiterpflegen.

»Was ist mit Björn?« fragte Karin.

»Pneumonie.«

»Ernst?«

Ihre besorgte Stimme veranlaßte Hansen zu lügen. Er zwang sich zu einem Lächeln. »Eine Lungenentzündung ist doch heute kaum noch ein Problem. Björn will mich nur um sich haben.«

In der Nacht noch fuhr Hansen nach Dänemark. Als er gegen zehn Uhr vormittags in Nyköbing eintraf, wehte an der Klinke der großen Eingangstür der Villa ein schwarzer Schleier.

Hansen rannte die Freitreppe hinauf, durch die Halle, riß die Tür des Schlafzimmers auf. Auf seinem Bett, unter einem Sauerstoffzelt, die Hände gefaltet, lag Björn Svensson. Der Hausarzt, die Verwandtschaft, das Hauspersonal standen um ihn herum. Björn Svensson lag in den Kissen, als träume er vom großen Glück.

Der Hausarzt stellte Dr. Hansen vor. Er schüttelte Hände, blickte in steinerne, von keiner Trauer gezeichnete Gesichter, in Augen, die ihn abschätzten, die ihn stumm anklagten: Du hast unserem Björn ein kleines Vermögen entzogen, das uns gehörte.

Hansen spürte die Feindschaft. Er verabschiedete sich schnell und bezog ein Hotel in Nyköbing. In der Nacht, als die Verwandtschaft schlief, ließ der Diener ihn noch einmal heimlich ins Haus. Lange saß Hansen dann vor dem aufgebahrten Leichnam, nahm Abschied von dem einzigen Freund und kam sich verlassen vor, wie ausgesetzt.

Im Park seines Schlosses, nahe den meerumrauschten Klippen, wurde Björn Svensson begraben. Er hatte es im Testament so angeordnet, und peinlich genau erfüllten es die Verwandten.

Aber nur bis zu diesem Punkt respektierten sie die letzte Bitte des Toten. Elmar Svensson, der Bruder, der die Reederei übernahm und neuer Chef der Familie wurde, sperrte sofort die Konten Björns.

Kaum war Jens Hansen wieder zu Hause, erreichte ihn die schriftliche Aufkündigung: »Da mein Bruder auf Grund seiner schweren Erkrankung vor zwei Jahren nicht voll geschäftsfähig war und zuletzt seine Handlungen nicht mehr überblickte, bedauern wir, alle Zahlungen, die mein Bruder Ihnen noch zugesagt hat, einstellen zu müssen. Ein fachärztliches Zeugnis über die Geschäftsunfähigkeit steht Ihnen bei Anforderung zur Verfügung.«

Hansen hatte es befürchtet. Daß die Sperre des Kontos so prompt erfolgte, das traf ihn allerdings unvorbereitet. Wie benommen legte er den Brief in seinen Schreibtisch. Um keinen Preis durfte Karin etwas davon erfahren.

Karin erholte sich von ihrem Herzanfall und nervlichen Zusammenbruch nur langsam. Sie lag noch immer apathisch im Bett, als vier Wochen nach dem plötzlichen Tode Björn Svenssons das niederschmetternde Telefongespräch Hansens mit Björns Bruder in Kopenhagen stattfand.

Wieder und wieder hatte Hansen versucht, Elmar Svensson, der alle Konten und Überweisungsaufträge Björns gesperrt hatte, schriftlich oder telefonisch zu erreichen. Die Briefe kamen mit dem Vermerk »Annahme verweigert« zurück; und bei Anrufen befand sich Herr Svensson stets in Konferenzen, die keine Unterbrechung duldeten. Es kann doch nicht sein, daß er den Klinikbau abwürgt, das Denkmal seines großherzigen Bruders zerstört, ehe es fertig ist, hatte Hansen Tag und Nacht gegrübelt und sich überwunden und immer noch einmal Kopenhagen angemeldet.

An diesem Tage meldete sich Elmar Svensson persönlich. Hansen erschrak. Ihm war plötzlich alles entfallen, was er sich zurechtgelegt hatte. Und als es ihm wieder gegenwärtig war, da war es zu spät. Elmar Svensson war bereits dabei, die Feindseligkeiten zu eröffnen.

»Herr Hansen oder Dr. Hansen«, sagte er, »was erdreisten Sie sich eigentlich, mich dauernd zu belästigen? Sie haben meinen Bruder schamlos ausgenommen, Sie haben ihn endlich auch ins Grab gebracht. Das müßte Ihnen doch eigentlich genügen.«

Hansen schoß die Röte ins Gesicht. »Ich muß doch sehr bitten, Herr Svensson, ich...«

»Bei mir gibt es ganz und gar nichts zu bitten.«

»Sie können aber die restlichen Zuweisungen, die Ihr Bruder der Klinik zugedacht hat, unmöglich einfach kassieren!«

»Jawohl, genau das ist es, was ich kann und auch bereits getan habe. Ich habe dafür gesorgt, daß Sie sich unter Ausnutzung der Unzurechnungsfähigkeit eines Kranken wenigstens keine komplette Klinik erschleichen.«

»Ihr Bruder war in seinen letzten Jahren körperlich und geistig gesünder als je, Herr Svensson. Sie wissen es. Alle, die ihn kannten, wissen es!«

»Da sieht man, was für ein famoser Arzt Sie sind. Wer, wie mein Bruder, Millionen in ein totgeborenes Unternehmen steckt, der ist nicht mehr zurechnungsfähig, der ist schwerkrank. Muß ich als Laie Ihnen das erst sagen?«

»Herr Svensson...«

»Ich wünsche nicht, unterbrochen zu werden, das bin ich nicht gewöhnt. Ich fasse zusammen: Das Klinikkonto bleibt gesperrt. Schritte wegen der bereits geleisteten Zahlungen behalte ich mir vor. Daß ich Sie nicht für das jähe Ableben meines Bruders wegen jahrelanger unsachgemäßer Behandlung Ihrerseits verantwortlich und haftbar mache, verdanken Sie...«

Dr. Hansen entfiel der Hörer. Vor seinen Augen sah er Funken. Von fern sprach noch die Stimme aus Kopenhagen. Es erleichterte ihn unsäglich, daß er den Sinn der Worte nicht mehr verstand. Dann verstummte sie...

Hansen wagte noch nicht, den Hörer anzufassen und auf die Gabel zurückzulegen. Er stützte den Kopf in die Hände und brütete vor sich hin. Was sollte werden, wovon sollte er die Lieferfirmen, die Handwerker bezahlen? Er selbst hatte schon längst keinen überflüssigen Pfennig mehr. Weder er noch Karin, die er Gott sei Dank bisher mit diesen Sorgen hatte verschonen können.

Vor ihm lagen die Pläne für die Klinik, Kostenvoranschläge, Abrechnungen und ein Stapel unbezahlter Rechnungen. Er konnte es drehen und wenden, wie er wollte: Bis die Klinik bezugsfähig war, mußte er noch mindestens 25 000 Mark hineinstecken. Natürlich, was sind 25 000 Mark bei einem Millionenobjekt. Aber wenn man sie nicht hat, sind auch 25 000 Mark noch viel Geld.

Vier Tage fuhr Hansen umher. Von Banken zu Sparkassen, von Versicherungen zu privaten Kreditinstituten. Überall hörte er den gleichen lapidaren Satz: »Wir sind gerne bereit, Ihnen das Geld zu leihen. Aber nur gegen Sicherheit. Ihre werdende Klinik, verzeihen Sie, Herr Doktor, ist keine Sicherheit. Wir sehen da noch einen Erbstreit in der Luft liegen. Außerdem, eine private Krebsklinik, die mit nicht anerkannten Methoden arbeitet... Wir haben da so manches gelesen und gehört... Aber selbstverständlich können wir ein Darlehen geben. Sie haben doch die zwei eigenen kleinen Grundstücke. Wenn Sie uns diese als Sicherheit überschreiben...«

Es blieb keine andere Wahl, wenn sein Krebsklinik-Projekt nicht kurz vor der Vollendung scheitern sollte: Karin mußte eingeweiht werden. Schließlich war es Karins Geld gewesen, das ihm den Erwerb des Bauernanwesens für seine Vier-Betten-Klinik ermöglicht hatte.

Er hatte ein sehr schlechtes Gewissen, als er sich zu Karin ans Bett setzte. »Karin«, sagte er gedehnt. »Der Tod Björns...« Er stockte und sah auf seine Hände. Karin ahnte, was kam.

»Sie sperren die Gelder?« sagte sie ruhig.

Hansen sah überrascht auf. »Du weißt es, Karin?«

»Ich habe mit diesem Elmar Svensson gesprochen. Er rief an, als du in der Stadt warst.«

»Und?«

»Ich habe ihm gesagt: Wir brauchen Ihr Geld nicht mehr.«

»Karin!«

»Brauchen wir es noch, Jens?«

»Fünfundzwanzigtausend Mark! Ich kann sie von allen Banken bekommen, wenn...«

»Wenn?«

»Sie verlangen die Häuser als Sicherheit! Ich wollte mit dir darüber sprechen. Erstens sind sie mit deinem Geld gekauft, und außerdem bist du durch unsere Gütertrennung und die Überschreibung der Häuser auf deinen Namen auch rechtlich der Besitzer. Du müßtest deine Einwilligung geben, daß eine Hypothek oder eine Grundschuld...«

»Nein!« sagte Karin hart. Ihr blasses Gesicht wirkte gespannt und kantig.

»Nein?« wiederholte er leise. »Du willst nicht...«

»Ich will ein ruhiges Leben haben, Jens. Ich verlange es von dir! Ich bitte nicht mehr darum... Ich habe keine Kraft mehr, zu bitten und zu betteln und zu warten! Ich muß es jetzt verlangen. Ruhe! Sicherheit! Vernunft! Zukunft! Sorglosigkeit! Ist das zuviel für ein Leben, wenn man es haben kann? Ist das unbescheiden, zu einem Mann zu sagen: Ich liebe dich, und weil ich dich so liebe, will ich mit dir in Frieden leben?« Sie legte ihre Hand auf seinen Arm. »Ich will nicht, daß du die Klinik aufmachst. Ich will nicht! Verpachte sie, mach von mir aus ein Hotel daraus, ein Erholungsheim, ein Kinderheim, nur laß uns dieses Leben für uns leben und nicht für die Unglücksklinik... Ich weiß es, sie wird uns nur Unglück bringen.«

»Und die inoperablen Krebskranken, die man einfach ihrem furchtbaren Schicksal überläßt?«

»Willst du Wunder vollbringen?«

»Ich will helfen!«

»Und dich und mich dabei zugrunde richten! Dich und mich und... und das Kind.«

»Das – Kind?« Hansen starrte Karin verständnislos an. Dann zuckte es über sein Gesicht. Unglaube und Freude, Zweifel und Erschrecken zugleich. »Du wünschst dir ein...«

»Ich weiß, daß ich ein Kind haben werde, seit vier Monaten... So wenig hast du mich bemerkt, seit die Schwierigkeiten mit der Klinik losgingen... Ich wollte es dir anders sagen, freudiger, glücklicher, in deinen Armen, so wie man es sich sagt und dabei außerhalb dieser Welt ist vor lauter Glück. Aber es hat nie mehr diese Stunden gegeben, es gab in all den Monaten nur noch die Klinik, am Tag, in der Nacht, sogar im Traum, nur die Klinik, nur die Klinik. Wie ich sie verwünsche! Mit meinen Händen könnte ich sie einreißen!«

»Karin!« rief Dr. Hansen bestürzt. Er war aufgestanden.

Er trat an das Fenster und starrte hinaus in den Garten. Der Herbstwind wehte die letzten Blätter von den Zweigen. Bald würde es schneien, in dicken, saftigen Flocken, und der Frost würde in die Mauern und Zimmer der Klinik ziehen. Zweiundfünfzig Zimmer, zwei OPs, ein Röntgenraum, eine Zahnstation, eine Diätküche, ein Labor, Büros, Ärzte- und Schwesternwohnungen, eine eigene Tischlerei, eine ganz kleine, runde Welt für die hoffnungslos Kranken... Sie brach zusammen in dieser Nacht unter der kämpfenden Liebe einer Frau. Einer Liebe, die so groß war, daß sie nur in ihm, Jens Hansen, allein die Erfüllung des Lebens sah und nicht gelten ließ, was dieser Liebe vielleicht eine Entsagung abforderte.

»Jetzt verachtest du mich«, sagte Karin leise hinter seinem Rücken. Ihre Stimme zitterte. Sie war lautlos aufgestanden und stand dicht hinter ihm, als er sich schnell herumdrehte.

»Wie kannst du das glauben, Karin? Es gibt für dich das Kind. Nur das Kind! Und für das Kind willst du alle Sicherheit haben, die es auf der Welt gibt. Wer könnte es nicht verstehen?«

»Es klingt nicht sehr teilnahmsvoll.«

»Verzeih, Karin, aber... Wir werden ein Kind haben. Und wir werden es lieben wie alle Eltern ihre Kinder. Wir werden glücklich auf sein Jauchzen lauschen und ängstlich am Bett sitzen, wenn es krank sein wird. Wir werden nicht anders sein als Millionen andere Väter und Mütter. Und einmal wird das Kind groß sein... Aber, Karin, soll damit unsere Lebensaufgabe wirklich erfüllt sein, daß wir ein Kind großgezogen haben? Müßten wir uns nicht immer und ewig vorwerfen, daß wir über dem gewiß Wichtigen, was wir getan haben, das Wichtigste versäumten? Jedem Menschen gibt Gott eine Idee mit auf die Welt, die er verwirklichen soll. Sie zu verwirklichen ist das Wichtigste, und wenn es das momentane Glück kostet.«

»Hör auf!« schrie Karin. Sie hielt sich die Ohren zu. »Ich kann den verstiegenen Unsinn nicht länger anhören. Was soll denn aus unserem Kind werden, wenn du mich länger quälst... Ich bitte dich, laß mich jetzt allein.« Sie wandte sich zitternd ab.

In dieser Nacht begriff Hansen den Sinn seines Lebens. Vor Elmar Svensson, vor Professor Runkel, vor Dr. Färber, vor einer

Welt von Feinden hätte er sich nie gebeugt – Karins Verzweiflung konnte er nichts entgegensetzen.

Am nächsten Morgen rief er am Plöner See an. Der Bauleiter war am Apparat. »Stellen Sie die Arbeiten ein«, sagte er gepreßt. »Sofort einstellen. Ich... ich bin nicht mehr zahlungsfähig. Sagen Sie allen, daß ich ihnen herzlich danke. Herzlich...«

Im November stand Hansen allein vor seiner Klinik, die nach dem Abzug der Handwerker völlig verlassen dalag. Nur zwei Invaliden aus der Nachbarschaft staksten abwechselnd um die Gebäude. Der Nordwind pfiff um die Ecken, fegte die Terrassen vom Schnee frei und häufte ihn im Eingang des Schwesternhauses. Dort fehlten noch die Fenster. Wie würde das Haus im Frühjahr aussehen?

Hansen war heimlich nach Plön gefahren. Karin hatte sich erholt, nachdem ihr Jens versprochen hatte, den Plan seiner Krebsklinik aufzugeben. So bald wie möglich – hatte er ihr erzählt – wollte er den Bau verpachten. Eine Versicherung interessierte sich bereits dafür als Erholungsheim für Unfallverletzte.

Es war ein zermürbendes Versteckspiel vor Karin. So wenig er mit ihr über die vergangenen Wochen sprach, so stetig wuchs in ihm die Verzweiflung, die ihn immer wieder hinaustrieb an den Plöner See. Dann wanderte er einsam durch die Flure seines Kliniktraumes, durch die Behandlungsräume, saß frierend, mit hochgeschlagenem Kragen, im OP, im Röntgensaal. Wie ein Gespenst geisterte er von Zimmer zu Zimmer. Fünfundsiebzig Hoffnungslose könnten hier Hoffnung haben, dachte er dumpf. Niemand ist einsamer als ein Mensch, der drauf und dran ist, von seiner Idee Abschied zu nehmen. Niemand war so einsam wie er, Jens Hansen.

Als er die Klinik am See verließ und zurück zu seinem Wagen gehen wollte, sah er aus dem Eingang des Bettenhauses neben einem der Wachmänner eine gedrungene Gestalt kommen.

Hansen erkannte den Mann. »Wottke! Was machen Sie denn hier?«

Werkmeister Franz Wottke trat unwillkürlich einen Schritt zurück und zog hastig den Hut. Sein Haar war eisgrau, sah Hansen. Der Körper, der einmal zwei Zentner wie mühelos stemmte, war gebeugt, die damals rosige, straffe Haut des runden Gesichtes war schlaff und kalkig. Damals – als seine Frau noch lebte. Heute war er nur mehr ein Schatten seiner selbst.

»Herr Doktor!« Wottke drehte den Hut in den Händen. »Ich wollte einmal sehen, wie's wird... So lange schon wollte ich mal raus. Wann wird sie denn eröffnet, die Klinik?«

Hansen sah an Wottke vorbei. »Nie. Mir ist das Geld ausgegangen.«

»Bei so 'nem Bau leiht Ihnen doch jeder Geld, Herr Doktor.«

»Das habe ich auch gedacht.«

»Ach so.« Wottke nickte mehrmals. »Verstehe. Ist eigentlich eine große Sauerei, was, Herr Doktor?«

»Sprechen wir nicht mehr darüber.« Hansen zeigte auf Wottkes Hut. »Setzen Sie Ihren Hut auf. Sie werden sich erkälten. Wie geht es Ihnen denn?«

»Mir? Ach...« Franz Wottke strich sich über das Gesicht. »Seit Erna tot ist, ist es nichts mehr mit mir, Herr Doktor. Überall fehlt sie mir. Wenn ich nach Hause komme – schrecklich ist das, Herr Doktor. Ich war fertig mit den Nerven, Herr Doktor. Im Betrieb hab' ich manchmal einfach abgebaut. Es ging nicht mehr. Da haben sie mich entlassen. In Ehren entlassen, mit Rente sogar. Wegen der Nerven. Man hat das so gedreht. Tja, und nun sitze ich zu Hause, bade die Kinder, sehe die Schulaufgaben durch und starre Löcher in die Wände. Und überall, wo ich hinsehe, überall ist Erna. Ich komme nicht davon los. Können Sie das verstehen, Herr Doktor?«

»Ja.« Hansen blickte schnell hinüber zu seinem Klinikgebäude. »Man kommt nicht davon los...«

»Und was wird nun aus der Klinik?« fragte Wottke.

»Ich werde sie verpachten.«

»Fehlt viel Geld?«

»Fünfundzwanzigtausend fürs erste.«

»Für 'n armen Mann ist das wie 'ne Million.«

»Eben.« Hansen schüttelte den Schnee von seinen Schuhen. »Wollen Sie mit mir zurückfahren, Herr Wottke?«

»Wenn ich Ihnen nicht lästig falle, Herr Doktor. Ich bin kein guter Unterhalter.«

Sie fuhren noch einmal an der Klinik vorbei. Wottke starrte durch die Scheibe auf den großen Komplex. »Was könnte das werden...«, sagte er langsam.

Dr. Hansen schwieg. Er trat nur das Gaspedal durch, und der Wagen schoß heulend davon.

»Hier, Herr Doktor, das war im Moment alles, was ich rausschlagen konnte.«

Franz Wottke saß im Sprechzimmer Dr. Hansen gegenüber und stapelte einige Päckchen Hundertmarkscheine aufeinander.

Hansen starrte wortlos auf das Geld.

»Es sind dreißigtausend Mark, Herr Doktor.« Wottke wischte sich den Schweiß von der Stirn. So fest hatte er sich vorgenommen, Haltung zu bewahren, aber jetzt war gar nichts mehr damit. »Ich habe mein Haus verkauft, ich konnte nicht mehr drin wohnen. Überall nur Erinnerungen an Erna... Ich wollte nicht nochmal durchdrehn, Herr Doktor. Da hab' ich's verkauft. Sofort.«

»Und warum stapeln Sie mir das Geld auf den Tisch? Was soll es denn hier?«

»Es gehört Ihnen, Herr Doktor.« In Wottkes Augen kam feuchter Glanz. »Für Ihre Klinik.«

»Sie sind wirklich verrückt, Wottke!« Dr. Hansen schob die

Geldbündel wieder zu Wottke hin. »Sie haben Kinder, sechs Stück, Wottke! Sie sind wirklich verrückt!«

»Nein, Herr Doktor. Ich habe mir alles genau überlegt. Sie brauchen für Ihre Klinik einen Hausmeister. Den mache ich! Dafür kriege ich von Ihnen eine Wohnung für mich und die Kinder, freies Essen und ein kleines Taschengeld. Und die dreißigtausend Mark sind ein Darlehen, das Sie mir zurückzahlen, wenn Sie's mal können. Ist alles genau überlegt.«

»Trotzdem. Das ist Unsinn!« Hansen sprang auf. Die Versuchung, das Geld zu nehmen, war ungeheuer. Der Weg würde frei sein. Wottke beobachtete, wie Hansen im Zimmer auf und ab rannte. Er wußte, was der Arzt dachte. Die Klinik konnte ein großer Erfolg werden. Aber sie konnte auch unter dem Neid und der Mißgunst und der Angst der Feinde zusammenbrechen, und mit ihr war das letzte Geld Wottkes verloren. Er würde arm wie ein Bettler dastehen, auf die Straße gesetzt mit sechs Kindern. Und Hansen dachte, das könnte er nicht verantworten.

»Aber ich nehme das Geld nicht an!«

»Sie müssen.« Wottke holte einen Bogen Papier aus der Tasche. Er entfaltete ihn und hielt ihn Hansen hin. »Hier ist der Vertrag. Ich muß am Ersten übernächsten Monats aus dem Haus heraus. Ich habe mich dazu verpflichtet. Sie müssen mir also die Wohnung und die Stelle geben, Herr Doktor.«

»Man sollte Sie einsperren!« rief Dr. Hansen.

Wottke nickte. »In Ihre Klinik... Da mache ich gleich mit.«

»Nochmals: Nehmen Sie das Geld weg!« Hansen begann, während er weitersprach, sinnlos seine Bücher in Reih und Glied zu rücken. »Kaufen Sie sich woanders ein neues Haus und leben Sie dort mit Ihren Kindern zufrieden. Und vergessen Sie Ihre Erna! Das klingt hart, aber die Kinder sind wichtiger! Man lebt für die Lebenden, nicht für die Toten! Seien Sie doch vernünftig, Wottke!«

»Das bin ich, Herr Doktor.«

Hinter Hansens Rücken raschelte es. Jetzt packt er die Scheine wieder ein, dachte Hansen.

»Und ich danke Ihnen für den Rat, Herr Doktor.«

Die Tür klappte. Wottke hatte das Sprechzimmer verlassen. Eine ganze Weile blieb Hansen noch vor dem Bücherregal stehen. Wie er alles hin und her betrachtete – er fand, daß er richtig gehandelt hatte.

Eine plötzliche Müdigkeit überfiel ihn. Draußen im Wartezimmer saß niemand mehr, der zu ihm wollte. Wottke war der einzige gewesen heute. Er konnte Schluß machen, er konnte sich ins Bett legen, oder er konnte sich auch gleich begraben lassen.

Als er sich umdrehte, sah er das Geld noch immer auf der Schreibtischplatte liegen. Wottke hatte vorhin die Bündel anscheinend nur in gleich hohe Stapel geordnet.

Hansen stürzte zur Tür, durch das Wohnzimmer in den Flur und hinaus in den Vorgarten. Über den Zaun schrie er die Straße hinab: »Herr Wottke! Herr Wottke! Wottke!«

Karin erschien in der Diele. »Was hast du denn?« fragte sie ahnungslos. »Warum schreist du denn nach Wottke?« Sie hatte eine locker gebundene Schürze um, aber trotzdem ließ sich ihr Zustand nicht mehr ganz verbergen. In ihrem Gesicht waren unregelmäßige, gelbliche Flecken. »Es wird ein Mädchen«, hatte sie vor dem Spiegel gesagt, als sie die Flecken zum erstenmal bemerkte.

»Wottke ist verrückt geworden!« schrie Hansen. »Ich muß ihm sofort nachfahren!«

»Verrückt? Wottke?«

»Ja. Er hat mir für die Klinik dreißigtausend Mark gebracht.«

»Für die Klinik?« fragte Karin leise. »Für was für eine Klinik, um Gottes willen? Für deine Klinik?« Sie rief: »Jens! Jens!«

Hansen hörte Karins Ruf nicht mehr. Er war schon in der Garage und fuhr seinen Wagen heraus. Er sah auch nicht mehr, wie Karin langsam durch das Wartezimmer in das Sprechzimmer ging und vor dem Schreibtisch stehenblieb. Sie starrte auf die Geldbündel, und in dem Augenblick wußte sie, daß sie den Kampf um Jens und ihrer beider Glück verloren hatte.

Ein wilder Zorn überkam sie. Sie fegte die Scheine mit einer so heftigen Bewegung vom Tisch, daß sie dabei das Gleichgewicht verlor. Sie versuchte sich zu fangen, aber sie fand keinen Halt, schlug hart zu Boden und blieb auf den verstreuten blauen Geldscheinen liegen.

Mit der Fertigstellung der Klinik wurde sofort begonnen. Der Ärzte- und Schwesternbau erhielt Fenster. Die Anstreicher legten letzte Hand an. Die Tanks für die Heizung wurden gefüllt, der Ölbrenner eingebaut. Die Installateure montierten Lampen und Leuchtröhren. Und währenddessen begann eine Kolonne von Putzfrauen schon, den gesamten Klinikkomplex zu scheuern und auf Hochglanz zu bringen.

Jens Hansen konnte sich um diese letzten Arbeiten nicht mehr kümmern. Er durfte die Aufsicht aber getrost dem neuen Hausmeister Franz Wottke überlassen, der sofort nach Anschließen der Heizung in seine Wohnung gezogen war und vom Morgengrauen bis zur Dämmerung keinen Winkel des großen Baues unbeaufsichtigt ließ.

»Unsere Klinik«, sagte Wottke stolz, wenn er von ihr sprach, und hatte damit nicht einmal ganz unrecht. Abends lief er manchmal durch die Räume und dachte: Dreißigtausend Mark. Der OP-Tisch da, der könnte mir gehören. Oder ein Teil der Röntgenanlage. Daß er aber fühlte, wie die alte Energie in ihn zurückkehrte, das war das, was ihn mit seinem Schicksal versöhnte.

Karin lag unterdessen in der Universitätsfrauenklinik. Der Chef der Klinik hatte noch nicht mit Dr. Hansen gesprochen. Er war dauernd besetzt oder verreist. Hansen wunderte es nicht.

Professor Commius war Bundesbruder und ein guter Freund

von Professor Runkel. Er wich dem eigensinnigen Außenseiter aus und schickte seinen Oberarzt vor.

»Wir glauben nicht«, sagte er zu Hansen, »daß wir die Schwangerschaft werden erhalten können. Natürlich versuchen wir es. Gegebenenfalls aber müssen wir... Sie wissen schon.«

»Ich weiß.« Dr. Hansen sah den Oberarzt aus müden, gequälten Augen an. »Ich gebe Ihnen meine Einwilligung.«

»Sollte alles gut gehen, so haben wir die Schnittentbindung vorgesehen. Professor Commius ist der Ansicht...«

»Warum läßt sich Commius verleugnen, Herr Kollege?«

Der Oberarzt zögerte mit der Antwort. »Sie wissen doch, wie das so ist«, sagte er dann vorsichtig. »Die Alten, die Heroen der Medizin auf dem Ordinariusstuhl...«

»Er will mich nicht sprechen?«

Der Oberarzt legte Hansen die Hand begütigend auf den Arm. »Wenn's drauf ankommt, wird Commius Ihre Frau wie seine eigene Tochter behandeln. Sie haben ja nur eine Leidenschaft, die Alten: Sie kokettieren mit ihrem Stolz. Sie, Herr Kollege, haben mit Ihrer Krebstherapie eben einen falschen Weg genommen. Sie hätten den alten Runkel als ärztlichen Oberaufseher bitten sollen. Dann wäre vielleicht alles oder vieles anders gelaufen. Die großen Namen wollen gestreichelt werden.«

»Ich wünschte, ich hätte etwas von Ihrer Ironie«, sagte Hansen bitter.

Karin wurde operiert. Es geschah im letzten Augenblick. Professor Commius selbst führte den Kaiserschnitt aus. Aber das Kind konnte er nicht retten.

Nach der Operation bemühte sich Dr. Hansen zwei Tage lang vergeblich, Karin zu sehen. Man ließ ihn nicht zu ihr ins Zimmer.

Am dritten Tag, als Hansen tobend im Wartezimmer saß, kam der Oberarzt herein und bat ihn zu sich. »Was haben Sie mit Ihrer Frau gemacht?« fragte er.

Hansen starrte ihn verständnislos an. »Ich? Mit Karin? Aber gar nichts! Ich will sie seit drei Tagen sprechen, aber...«

»Das ist es ja. Ihre Frau will Sie nicht sehen!«

»Sie will mich nicht...« Hansens entgeisterter Blick suchte nach einer Erklärung in den Mienen des Oberarztes. »Aber das ist doch... das ist... Bitte, lassen Sie mich sofort zu ihr!«

»Wenn es nach mir ginge, sofort. Aussprachen sind immer die beste Medizin zwischen Eheleuten. Aber...«

»Aber?«

»Professor Commius hat strikt untersagt, daß Sie Ihre Gattin besuchen.«

Hansen sprang auf. »Das ist unerhört! Ich verlange, sofort Commius zu sprechen!« Seine Stimme war sehr laut und drang durch die Doppeltür bis auf den Flur.

»Der Chef ist verreist.« Der Oberarzt zog Hansen am Ärmel zurück auf den Stuhl. »Nun drehen Sie nicht wieder durch, Kollege! Es ist keine Schikane, glauben Sie mir. Commius ist der Ansicht, daß bei dem geschwächten Zustand Ihrer Frau jede starke Aufregung zu einem sehr ernsten Kreislaufversagen führen kann. Aber das wissen Sie selbst. Sie... Sie könnten ja auch trotz allem zu ihr, wenn Ihre Frau sich nur ein wenig versöhnlicher äußerte. Aber sie macht Sie für den Tod des Kindes verantwortlich!«

Dr. Hansens Gesicht war bleich. »Das ist doch Unsinn«, stotterte er.

»Das erste Opfer der Krebsklinik, so nannte Ihre Frau das Kind...«

Hansen schlug die Hände vor die Augen.

»Sie will Sie erst sehen, wenn Sie den Plan mit Ihrer Klinik endgültig aufgesteckt haben. Am besten ist es, Sie warten mit dieser Aussprache, bis Ihre Gattin entlassen wird.«

Es blieb Hansen nichts anderes übrig, als sich zu fügen. Er machte seine tägliche Praxis, die nur noch aus wenigen Patienten bestand, und so oft es ging, fuhr er zu seiner Klinik, zu Franz Wottke, der ihm über die Fortschritte berichtete.

»Im Februar können wir, Herr Doktor«, sagte er.

Kurz vor der Entlassung Karins lud Dr. Hansen die Presse in seine neue Klinik ein. Im großen Speisesaal gab er eine Pressekonferenz.

»Es ist zu bestreiten«, sagte er, »daß Krebs – wenn er einwandfrei diagnostiziert ist – das Todesurteil bedeuten muß! Wir glauben, auf dem Wege zu einer Therapie zu sein, die das Fortschreiten der Krankheit eindämmen, das Leben der Inoperablen verlängern, ja sogar eine Besserung und unter Umständen eine teilweise oder vollständige Heilung herbeiführen kann. Es ist also – zumal die Erfolge, die durch Operation und Strahlen erzielt werden, nicht zufriedenstellend sind – völlig unverständlich, daß jede andere Therapie konsequent abgelehnt wird. Nobelpreisträger Professor Domagk hat einmal festgestellt, daß das Krebsproblem viel zu komplex sei, um dafür eine hundertprozentige ›Patenttherapie‹ zu finden. Es müßte also ›jedes Mittel recht sein‹, um gegen den Krebs anzugehen. Auch wenn es von der Schulmedizin als ›unwissenschaftlich‹ abgetan wird! – Ich stehe hier vor Ihnen«, sprach Hansen weiter, »wie ein Rufer in der Wüste, ich weiß es. Ich weiß auch, daß weltberühmte Namen aufstehen werden, um mich, den kleinen Arzt, mundtot zu machen. Wenn ich den Kampf trotzdem aufnehme, so nicht um durch Rummel einen Namen zu bekommen oder mich an der Klinik zu bereichern, sondern nur aus dem Verantwortungsbewußtsein heraus, das ich als Arzt gegenüber den Kranken habe, die als Unheilbare aufgegeben wurden. Solange ich die Möglichkeit habe zu helfen – und sei es mit unkonventionellen Mitteln –, so lange versuche ich zu helfen.«

Am Abend wurden Ausschnitte der Eröffnung der ersten deutschen Krebsklinik im Rundfunk übertragen.

Karin Hansen hatte sich in ihrem Krankenhausbett aufgesetzt und hielt den Kopfhörer an das rechte Ohr. So traf sie der Oberarzt an, der kurz vor dem Nachhausegehen noch einmal bei ihr ins Zimmer blickte.

»Wer singt?« fragte er. »Gigli oder Schock?«

»Mein Mann.«

»Was – der singt auch?« Der Oberarzt lachte, aber es klang unsicher. Die Augen Karins verhießen nichts Gutes.

»Er hat seine Klinik fertig. In vier Wochen soll sie eröffnet werden. Gerade spricht er vor der Presse.«

»Und gibt den ehrwürdigen Herren Professoren Fußtritte, was? Ihr guter Jens tut mir leid.«

»Mir auch. Aber er will keine Vernunft annehmen. Alle Warnungen hat er eigensinnig überhört. Alles, was ihm bisher auf diesem geraden Weg ins Unglück widerfahren ist, war ihm anscheinend noch nicht genug, um ihm zu zeigen, daß er einem Phantom nachrennt. Sogar der Tod seines Kindes…«

»Ihr Mann liebt Sie«, sagte der Oberarzt eindringlich. »Und der Verlust des Kindes hat ihn tief getroffen.«

»Er hat sein eigenes Kind der Klinik geopfert.«

»Können Sie sich nicht durchringen, Frau Karin, auch daran zu denken, daß Sie vielleicht falsch oder zu impulsiv reagiert haben?«

»Nein!« Karins Gesicht war spitz und hart. »Ich habe nun einmal nicht die Größe und die Nerven, das alles zu ertragen und weiter mitzumachen. Ich kann nicht mehr! Das ist doch keine Schande… Ich liebe Jens wie früher, vielleicht noch mehr, aber ich kann nicht mehr neben ihm sein, weil ich weiß, daß ich es nicht aushalte! Das klingt sehr egoistisch, nicht wahr?«

Statt zu antworten, stellte der Oberarzt das Radio ab. Die Stimme Hansens brach ab. Karin zuckte zusammen. Daß sie ihn nicht mehr hörte, war ihr wie ein plötzlicher körperlicher Schmerz.

»Aber wie soll es weitergehen?« fragte der Oberarzt.

»Ich weiß nicht!« Karin nahm den Kopfhörer an das Ohr und drückte die Ortstaste des Radios herunter. Da war Hansens Stimme wieder.

Leise verließ der Oberarzt das Zimmer. Frauen sind wirklich ein Rätsel, dachte er.

Am Entlassungstag holte Hansen seine Frau ab.

Es war das erstemal seit Wochen, daß er sie wiedersah. Sie begrüßten sich, als sei er gerade von einem Patientenbesuch zurückgekommen. Sie gaben sich die Hand, sahen sich lächelnd an und gingen Arm in Arm durch die Klinik und hinaus zum Parkplatz.

Vom Fenster des zweiten Stockwerkes blickte ihnen der Oberarzt nach. Er war versucht, beide Daumen zu drücken, daß die sichtbare Eintracht auch weiterhin bestehen bleibe. Als er sich vom Fenster wegwandte, stand Professor Commius hinter ihm. Auch er hatte hinausgeblickt. Der Oberarzt hatte ihn weder kommen hören noch hinter sich bemerkt.

»Das geht nicht gut«, sagte Commius. »Die kleine Frau befindet sich in einer völligen Auflösung. Sie kann diesen Hansen einfach nicht mehr verkraften. Er ist über ihre Welt hinausgewachsen – ob zu seinem Heil, das steht nicht zur Diskussion. Auf jeden Fall geht's so nicht gut.«

Sie sahen zu, wie Karin und Jens in den Wagen stiegen. Er half ihr beim Einsteigen, deckte sie mit einer Wolldecke zu und drückte ein weiches Kissen in ihren Rücken.

»Sie lieben sich«, sagte der Oberarzt.

Professor Commius nickte. »Das ist es! Hansen braucht für sein Vorhaben eine nüchterne, kalte Frau. Ein solches Übermaß an Seele hält nicht durch.«

Hansen fuhr schnell durch die Stadt.

Als sie die Ausfallstraße erreicht hatten, legte Karin die Hand auf Jens' Arm. »Wohin fährst du?« fragte sie.

»Nach Hause.«

»Aber die Straße führt nach Plön.«

»Ich hatte noch keine Gelegenheit, es dir zu sagen: Ich bin mit unseren Siebensachen inzwischen umgezogen. Wir wohnen jetzt in einem Anbau der Klinik. Aber bestimmt wirst du dich in der neuen Heimat schnell wohlfühlen.«

»Meine Heimat bleibt dort, wo ich glücklich mit dir war.« Ihre Stimme war ganz ruhig.

Hansen starrte geradeaus auf die vereiste Straße. »Ich sagte dir aber, Karin, alle Möbel sind bereits in der neuen Wohnung. Nur die Praxis ist noch eingerichtet. Sie wird nächste Woche abgebaut. Die Häuser sind vermietet.«

»Ohne meine Einwilligung, Jens?«

»Sicher wirst du damit einverstanden sein, habe ich angenommen. Der Professor hat mich ja nicht zu dir gelassen.«

Sie hob die Schultern, als friere sie trotz der sie einhüllenden dicken Decke. »Dann fahr bitte weiter nach Hamburg.«

»Nach Hamburg?« Hansen umklammerte das Lenkrad. Er hatte zuviel Gas gegeben, der Wagen schlidderte über die vereiste Straße.

Karin hielt sich an der Fensterkurbel fest. »Zu meiner Schwester. Ich bleibe dort, bis du dich endgültig entschieden hast. Klinik oder ich! Ich und Kinder – oder Scheidung!«

»Karin! Du stellst mir ein Ultimatum! Ich bitte dich, nimm es zurück! In drei Wochen kommen die ersten Patienten. In vierzehn Tagen ziehen die Ärzte und Schwestern ein. Es gibt doch kein Zurück mehr!«

»Eben, Jens! Drum fahr mich bitte nach Hamburg.«

Sie lehnte sich zurück. Die Gleichförmigkeit, mit der sie gesprochen hatte, erschreckte Hansen tief. Er spürte das Endgültige, zu dem sich Karin in den einsamen Wochen ihrer Krankheit durchgerungen hatte.

Widerspruchslos bog er nach ein paar Kilometern ab und fuhr über den Zubringer zur Hamburger Autobahn.

Karin schwieg. Nicht einmal das »Fahr bitte nicht so schnell« sagte sie mehr.

Kurz vor der Autobahnabfahrt hielt Hansen am Seitenstreifen an. Seine Stimme schwankte. »Karin, gibt es denn keine Möglichkeit mehr? Wir lieben uns doch!«

Sie drehte ihm einen langen Augenblick das Gesicht zu, dann wandte sie es wieder ab. »Fahr bitte weiter«, sagte sie, »es wird schon dunkel.«

»Soll das das Ende sein, Karin?«

»Für dich ist es ein Anfang. Ich werde beten, daß dir alles gelingt.«

Axel Munthe

Ein Modearzt

Avenue de Villiers. Dr. Munthe, Sprechstunde von 2–3.

Tag und Nacht erklang die Türklingel, kamen Bestellungen, dringende Briefe und Besuche. Das Telephon, diese tödliche Waffe in den Händen müßiger Frauen, hatte seinen nervenzermürbenden Feldzug gegen jede Stunde wohlverdienter Ruhe noch nicht begonnen. Das Empfangszimmer füllte sich rasch. Patienten jeglicher Art, meist nervöse Fälle, das schöne Geschlecht in der Überzahl. Viele waren krank, schwerkrank. Ich hörte aufmerksam zu, was sie sagten, untersuchte sie, so sorgfältig ich konnte, ganz überzeugt, daß ich helfen könne, was es auch sein mochte. Über diese Fälle möchte ich hier nicht reden. Eines Tages werde ich vielleicht auch über sie etwas zu sagen haben. Viele waren gar nicht krank und wären es nie geworden, hätten sie nicht mich konsultiert. Viele glaubten nur, sie wären krank. Diese hatten die längste Geschichte zu erzählen, von ihrer Großmutter, ihrer Tante oder Schwiegermutter, oder sie zogen kleine Zettel aus der Tasche und begannen eine lange Liste von Symptomen und Beschwerden vorzutragen: »Le malade au petit papier*«, wie Charcot zu sagen pflegte. Das war mir alles neu,

* Der Kranke mit dem Zettelchen.

da ich keine Erfahrung außerhalb der Krankenhäuser besaß, wo man für Unsinn keine Zeit hat. So machte ich manchen Schnitzer. Später, als ich ein wenig mehr Menschenkenntnis erworben hatte, lernte ich diese Patienten etwas richtiger behandeln, aber sehr gut kamen wir nie miteinander aus. Sie schienen ganz bestürzt, wenn ich meinte, sie sähen gut aus und hätten frische Farben, atmeten aber auf, wenn ich hinzufügte, ihre Zunge gefiele mir nicht recht – was auch oft der Fall war. In solchen Fällen war meine Diagnose meist: »Überfütterung, zuviel Kuchen und Süßigkeiten am Tage, zu schwere Diners am Abend.« Wahrscheinlich die richtigste Diagnose, die ich in jenen Tagen stellte, aber sie fand keinen Beifall. Niemand wollte Näheres hören. Niemand mochte sie. Was sie alle gern haben wollten, war Appendizitis. Nach Blinddarmentzündung war damals viel Nachfrage bei wohlhabenden Leuten, die sich nach einem passenden Leiden umsahen. All diese nervösen Damen hatten sie, wenn auch nicht im Unterleib, so doch im Kopf – und gediehen herrlich dabei, ebenso wie ihre ärztlichen Ratgeber. So steuerte ich mehr und mehr auf die Appendizitis zu und behandelte eine Anzahl solcher Fälle mit wechselndem Erfolg. Als aber das Gerücht umging, die Chirurgen Amerikas eröffneten einen Feldzug, um jeden Blinddarm in den Vereinigten Staaten herauszuschneiden, wurden meine Fälle in beängstigender Weise abtrünnig. Bestürzung: »Den Blinddarm entfernen? Meinen Blinddarm!« sagten die eleganten Damen und klammerten sich verzweifelt an ihren Wurmfortsatz wie eine Mutter an den Säugling. »Was soll ich ohne ihn anfangen?«

»Ihnen den Blinddarm entfernen, unseren Blinddarm!« sagten die Ärzte und betrachteten finster ihre Patientenliste. »Was für ein Unfug! Nichts fehlt Ihrem Blinddarm – ich muß es doch wissen, der ich Sie zweimal wöchentlich untersuche. Ich bin absolut dagegen!«

Appendizitis lag also wirklich in den letzten Zügen; ein neues

Leiden mußte erfunden werden, die allgemeine Nachfrage zu befriedigen. Die Fakultät bewährte sich, eine neue Krankheit wurde auf den Markt geworfen, ein neues Wort geprägt, eine wirkliche Goldmünze: Kolitis*! Es war ein nettes Leiden, sicher vor dem Messer des Chirurgen, immer zur Hand im Bedarfsfalle und jedem Geschmack anzupassen. Kein Mensch ahnte, wann es kam und wann es ging. Ich wußte, daß einige weitblickende Kollegen es schon mit Erfolg an Patienten ausprobiert hatten, aber mir war das Glück noch nicht hold gewesen.

Ich glaube, einer meiner letzten Fälle von Appendizitis war die Gräfin, die mich konsultierte, auf Empfehlung von Charcot, wie sie sagte. Er pflegte mir hier und da Patienten zu schicken. Da war ich denn natürlich bestrebt, mein Allerbestes zu tun, wäre sie auch nicht so hübsch gewesen, wie sie war. Ihre großen schmachtenden Augen sahen mit schlecht verhohlener Enttäuschung auf das junge Orakel. Dann sagte sie, sie wünsche den »Herrn Doktor selbst« zu sprechen und nicht den Assistenten. Ich war an diese Begrüßung bei neuen Patienten schon gewöhnt. Zunächst wußte sie nicht, ob sie Appendizitis hätte – und der Herr Doktor selbst wußte es auch nicht. Aber bald war sie überzeugt, sie zu haben, und ich, daß sie sie nicht hatte. Als ich dies mit unkluger Schroffheit äußerte, wurde sie sehr erregt. Charcot hätte doch gesagt, ich würde sicher herauskriegen, was ihr fehle, und ihr helfen, und statt dessen... Sie brach in Tränen aus, und ich hatte schreckliches Mitleid mit ihr.

»Was habe ich denn aber?« schluchzte sie und streckte mir mit verzweifelter Gebärde ihre beiden Hände hin.

»Ich will es Ihnen sagen, wenn Sie mir versprechen, ruhig zu sein.«

* Was wir heute unter Kolitis verstehen, kannte man damals nicht. Viele Sünden sind sowohl von Ärzten als auch von Patienten im Namen von Kolitis zu Beginn ihrer glänzenden Laufbahn begangen worden. Selbst heute bleibt die Diagnose noch häufig unklar und unbefriedigend. (Anm. d. Verf.)

Sie hörte auf zu weinen. Die letzten Tränen aus den großen Augen wischend, sagte sie tapfer: »Ich kann alles ertragen, ich habe ja schon so viel ertragen. Fürchten Sie nichts, ich werde nicht weinen. Was fehlt mir?«

»Kolitis.«

Ihre Augen wurden, wenn das möglich war, noch größer.

»Kolitis! Gerade das habe ich immer gedacht! Sie haben sicher recht! Kolitis! Sagen Sie, was ist Kolitis?«

Wohlweislich wich ich dieser Frage aus, denn das wußte ich ja selbst nicht, und in jenen Tagen wußte es niemand. Aber ich sagte, es wäre langwierig und schwer zu heilen, und darin hatte ich recht. Die Gräfin lächelte liebenswürdig. Und dabei sagte ihr Mann, es wären bloß die Nerven! Sie meinte, es wäre keine Zeit zu verlieren, und wollte die Behandlung sofort beginnen. So wurde verabredet, daß sie zweimal wöchentlich nach der Avenue de Villiers kommen sollte. Sie kam schon am nächsten Tag, und selbst ich, der schon an rasche Veränderungen bei Patienten gewöhnt war, staunte über ihr frisches Aussehen und ihr strahlendes Gesicht, so daß ich sie fragte, wie alt sie wäre.

Sie war gerade fünfundzwanzig. Sie war nur gekommen, um zu fragen, ob Kolitis ansteckend wäre.

»Ja, sehr.« Kaum hatte ich das gesagt, da begriff ich, daß dieses junge Geschöpf viel klüger war als ich.

Würde ich so gut sein, dem Grafen zu sagen, es wäre auf alle Fälle sicherer, wenn sie nicht im selben Zimmer schliefen?

Ich sagte ihr, das wäre gar nicht sicherer. Und wenn ich auch nicht die Ehre hätte, den Herrn Grafen zu kennen, wäre ich doch überzeugt, daß er sich nicht anstecken würde. Es wäre nur ansteckend für sehr empfindsame nervöse Naturen wie sie.

Ach – ich würde sie doch nicht empfindsam nennen, warf sie ein, während ihre großen Augen ruhelos im Zimmer umherwanderten...

»Doch, bestimmt!«

Ob ich sie davon heilen könnte?
»Nein.«

»Meine liebste Anne!

Denk Dir nur, ich habe Kolitis! Ich bin so froh, so froh, daß Du mir diesen Schweden empfohlen hast, oder war es Charcot? Jedenfalls hab' ich ihm gesagt, es sei Charcot gewesen, damit er mehr Zeit und Aufmerksamkeit für mich hätte. Du hast recht, er ist gescheit, wenn er auch nicht so aussieht. Ich empfehle ihn bereits all meinen Freunden; ich glaube, er könnte meiner Schwägerin sehr viel nützen. Die liegt noch immer nach dem dummen Sturz bei Eurem Kotillon. Sicher hat sie Kolitis! Schade, mein Liebes, daß wir uns morgen nicht sehen bei Josephines Diner, aber ich hab' ihr schon geschrieben, daß ich Kolitis habe und unmöglich kommen könnte. Wenn sie es doch bis übermorgen verschieben könnte!

Tausend Grüße
Deine Juliette.

P. S. Es fiel mir gerade ein, daß der Schwede sich mal Deine Schwiegermutter ansehen müßte, die so unter ihrer Taubheit leidet. Natürlich will die Marquise nicht noch mehr Ärzte sehen, wer will das denn! Aber könnte man es nicht so managen, daß er sie halb inoffiziell besuchte? Es würde mich nicht wundern, wenn bei ihr auch Kolitis dahintersteckte.

P. S. Ich habe nichts dagegen, den Doktor mal hier zum Diner zu haben, wenn Du die Marquise überredest, hier zu essen, im kleinen Kreis natürlich. Denk Dir, er stellte meine Kolitis fest, indem er mich durch seine Brille betrachtete! Im übrigen, mein Mann soll ihn auch kennenlernen, wenn er auch Ärzte ebensowenig liebt wie Deine Schwiegermutter. Dieser wird ihm gefallen.«

Eine Woche später hatte ich die unerwartete Ehre einer Diner-Einladung ins Hotel der Gräfin im Faubourg St. Germain. Ich saß neben der verwitweten Marquise, so daß mein Adlerblick ehrerbietig auf ihr ruhte, während sie in majestätischer Hoheit eine Riesenportion Gänseleberpastete verschlang. Sie sprach kein Wort mit mir, und meine schüchternen Versuche, eine Unterhaltung zu eröffnen, erstarben, als ich merkte, daß sie stocktaub war. Nach Tisch nahm mich der Graf in sein Rauchzimmer. Er war ein sehr höflicher kleiner Mann, sehr dick, mit sanften, fast scheuen Zügen, wenigstens doppelt so alt wie seine Frau, jeder Zoll ein Gentleman. Mir eine Zigarette reichend, begann er mit großer Wärme: »Wie danke ich Ihnen, daß Sie meine Frau von der Appendizitis geheilt haben! Schon das Wort ist mir verhaßt! Ich gestehe offen, ich habe eine starke Abneigung gegen Ärzte. Ich habe es schon mit so vielen versucht, aber bis jetzt hat noch keiner meiner Frau helfen können. Allerdings muß ich sagen, daß sie keinem recht Gelegenheit dazu gab, ehe sie schon wieder einen anderen nahm. Es wird Ihnen auch so gehen, ich warne Sie.«

»Dessen bin ich nicht so sicher.«

»Um so besser, sie scheint großes Vertrauen zu Ihnen zu haben. Damit haben Sie einen wertvollen Trumpf in der Hand.«

»Alle Trümpfe.«

»Ich gestehe, daß ich anfangs nicht sehr freundlich über Sie dachte – aber nun, da wir uns kennen, möchte ich meinen ersten Eindruck korrigieren, und«, setzte er höflich hinzu, »mir scheint, wir sind schon auf dem besten Wege. Übrigens, was ist Kolitis?« Er rettete mich aus der Verlegenheit, indem er gutgelaunt fortfuhr: »Was es auch sein mag, es kann nicht schlimmer sein als Appendizitis, und Sie können sicher sein, ich weiß bald soviel darüber wie Sie.«

Er war nicht anspruchsvoll. Seine nette, offene Art gefiel mir so gut, daß ich mir auch eine Frage erlaubte.

»Nein«, antwortete er mit leicht befangener Stimme, »ich wünschte weiß Gott – wir hätten! Wir sind jetzt fünf Jahre verheiratet, und bisher keinerlei Anzeichen. Ich wollte bei Gott, wir hätten! Wissen Sie, ich bin in diesem alten Hause geboren und mein Vater auch. Unser Landsitz in der Touraine gehört uns seit drei Jahrhunderten, ich bin der letzte meines Namens, und das ist hart, und... kann man nichts tun gegen diese verwünschten Nerven? Wüßten Sie keinen Rat?«

»Ich glaube, diese aufregende Luft in Paris ist nicht gut für die Gräfin. Warum gehen Sie nicht auf Ihr Schloß in der Touraine?«

Sein Gesicht strahlte. »Sie sind mein Mann«, sagte er und hielt mir die Hände fest, »ich wünsche mir nichts Schöneres! Da habe ich meine Jagd und mein großes Gut. Ich bin glücklich dort, aber die Gräfin langweilt sich zu Tode, und natürlich ist es auch einsam dort für sie, sie will doch ihre Freunde täglich sehen und abends ins Theater oder in Gesellschaft gehen. Wie sie es allerdings aushält, monatelang, obgleich sie immer über Müdigkeit klagt, begreife ich nicht. Mich würde es umbringen. Jetzt sagt sie, daß sie in Paris bleiben muß, um ihre Kolitis behandeln zu lassen, bisher war es Appendizitis. Aber Sie dürfen sie nicht für selbstsüchtig halten, sie denkt im Gegenteil immer an mich und will, daß ich allein nach Château Rameau gehe. Sie weiß, wie gern ich da bin. Aber wie kann ich sie allein in Paris lassen? Sie ist so jung und unerfahren.«

»Wie alt ist die Gräfin?«

»Erst neunundzwanzig, sie sieht sogar noch jünger aus.«

»Ja – sie sieht aus wie ein junges Mädchen.«

Er schwieg einen Augenblick. »Übrigens, wann werden Sie mal Ferien machen?«

»Ich hatte seit drei Jahren keine Ferien.«

»Um so mehr Grund, in diesem Jahr einmal auszuspannen.«

»Sie sind sehr liebenswürdig, Herr Graf, aber mir fehlt nichts, ich kann bloß nicht schlafen.«

»Schlafen! Da gäbe ich Ihnen gern etwas ab, davon habe ich mehr als nötig. Wissen Sie, ich brauche nur den Kopf aufs Kissen zu legen, um sofort fest zu schlafen, und dann kann mich nichts mehr wecken. Meine Frau steht früh auf, aber ich höre sie nie. Der Diener, der mir um neun den Kaffee bringt, muß mich schütteln, damit ich wach werde. Da tun Sie mir wirklich leid. Übrigens – Sie wissen wohl kein Mittel gegen Schnarchen?«

Es war ein klarer Fall. Wir gingen zurück in den Salon zu den Damen. Man setzte mich neben die ehrwürdige Marquise zu der inoffiziellen Beratung, die die Gräfin so geschickt herbeigeführt hatte. Nach einem weiteren Versuch, mit der alten Dame eine Unterhaltung zu eröffnen, brüllte ich in ihr Hörrohr, sie hätte noch keine Kolitis, aber sicher würde sie sie bekommen, wenn sie nicht auf ihre Gänseleberpastete verzichtete.

»Ich hab's dir doch gesagt«, flüsterte die Gräfin, »ist er nicht klug?«

Die Marquise wollte gleich alle Symptome der Kolitis wissen und lächelte strahlend, während ich das feine Gift durch ihr Hörrohr träufelte. Als ich mich zum Gehen wandte, hatte ich meine Stimme eingebüßt, aber eine Patientin gewonnen.

Eine Woche später hielt eines Tages ein elegantes Coupé in der Avenue de Villiers, und ein Diener stürzte die Treppe herauf mit einem eilig gekritzelten Brief von der Hand der Gräfin – ich solle sofort zur Marquise kommen, sie sei in der Nacht erkrankt, mit offenbaren Anzeichen von Kolitis. Das war meine Einführung in die Pariser Gesellschaft.

Kolitis verbreitete sich wie ein Steppenbrand über ganz Paris. Mein Wartezimmer war bald so voll, daß ich mein Eßzimmer als eine Art zweites Wartezimmer einrichten mußte. Mir blieb es schleierhaft, woher all diese Leute Zeit und Geduld nahmen, so lange zu warten, oft viele Stunden. Die Gräfin kam regelmäßig zweimal in der Woche, aber manchmal fühlte sie sich so matt, daß sie auch an anderen Tagen kommen mußte. Offenbar lag ihr

Kolitis viel besser als Appendizitis, ihr Gesicht hatte die schmachtende Blässe verloren, ihre großen Augen strahlten in jugendlichem Glanz.

Eines Tages, als ich das Hôtel der Marquise verließ, die aufs Land fuhr und von der ich mich verabschieden wollte, fand ich an meinem Wagen die Gräfin in freundlicher Unterhaltung mit Tom, der auf einem großen Paket saß, das halb verborgen unter der Wagendecke lag. Die Gräfin wollte in die »Magazins du Louvre« fahren, um ein kleines Geschenk für die Marquise zu kaufen, die morgen Geburtstag hatte. Sie hatte aber keine Ahnung, was! Ich schlug vor, einen Hund!

»Einen Hund! Was für eine glänzende Idee!« Es fielen ihr ihre Kinderbesuche bei der Marquise ein, und daß sie sie stets mit einem Mops auf dem Schoß gesehen hatte, einem Mops, der so fett war, daß er sich kaum rühren konnte, und der so furchtbar schnarchte, daß man es im ganzen Hause hörte. Ihre Tante hatte wochenlang in Tränen geschwommen, als er starb. Wahrhaftig, eine glänzende Idee! Wir gingen die Straße hinab bis zur Ecke der Rue Cambon, wo der Laden eines bekannten Hundehändlers war. Da saß zwischen einem halben Dutzend Fixkötern aller Art genau der Hund, den ich suchte, ein vornehmer kleiner Mops, der uns verzweiflungsvoll anschnarchte, um unsere Aufmerksamkeit auf sein trauriges Los zu lenken. Seine blutunterlaufenen Augen flehten, ihn aus dieser gemischten Gesellschaft zu erlösen, in die er durch Mißgeschick und ohne seine Schuld geraten war. Er erstickte fast vor Aufregung, als er sein Glück begriff und in einer Droschke nach dem Hôtel im Faubourg St. Germain geschickt wurde.

Ich war ein für allemal jeden Sonntag im Hôtel du Faubourg St. Germain zum Essen eingeladen. Der Graf hatte längst seine Abneigung gegen Ärzte überwunden und war reizend zu mir. Zu der kleinen Tafelrunde gehörten nur noch der Abbé und gelegentlich der Vetter der Gräfin, Vicomte Maurice, der mich mit beinahe herausfordernder Gleichgültigkeit behandelte. Mir war er seit der ersten Begegnung widerwärtig, und ich merkte bald, daß es nicht mir allein so ging. Offenbar hatten der Graf und er sich wenig zu sagen. Der Abbé war ein Priester alter Schule, ein Weltmann, der viel mehr vom Leben und dem Menschenherzen wußte als ich. Er war zunächst sehr zurückhaltend, und oft, wenn sein kluges Auge auf mir ruhte, kam es mir vor, als ob er mehr über Kolitis wüßte als ich. Fast schämte ich mich vor diesem alten Mann; gern hätte ich offen mit ihm gesprochen und meine Karten auf den Tisch gelegt. Aber es kam nie dazu, ich hatte nie Gelegenheit, ihn allein zu sehen. Eines Tages, als ich in mein Eßzimmer trat, um vor der Sprechstunde in aller Hast zu frühstücken, fand ich ihn zu meinem Erstaunen dort wartend. Er sagte, er käme als alter Freund der Familie aus eigenem Antriebe und wünsche, daß sein Besuch unerwähnt bliebe. »Sie haben fabelhaften Erfolg mit der Gräfin«, begann er, »und wir alle sind Ihnen sehr dankbar. Ich muß Ihnen auch mein Kompliment über die Marquise machen. Ich komme eben von ihr. Ich bin ja ihr Beichtvater und muß sagen, es geht ihr in jeder Hinsicht erstaunlich viel besser; aber heute komme ich, um mit Ihnen über den Grafen zu sprechen. Ich bin sehr in Sorge um ihn: ›il file un mauvais coton*.‹ Er geht fast nie aus, sitzt den ganzen Tag im Zimmer, raucht seine dicken Zigarren, und nach Tisch schläft er stundenlang. Ich finde ihn zu allen Tageszeiten schlafend im Sessel, die Zigarre im Mund. Auf dem Lande ist er ein anderer Mensch. Täglich nach der Messe macht er seinen Morgenritt, ist frisch und tätig und kümmert sich um die Bewirtschaftung seines großen Besitzes. Seine einzige Sehnsucht ist sein Schloß in der Touraine. Wenn die Gräfin, wie ich fürchte, nicht zu überreden ist, Paris zu verlassen, bleibt nichts anderes übrig, als daß er allein

* Er steckt in keiner gesunden Haut.

fährt. Zu Ihnen hat er Vertrauen. Wenn Sie ihm sagen, er müsse seiner Gesundheit zuliebe Paris verlassen, wird er es tun. Das ist es, um was ich Sie bitten wollte.«

»Ich bedaure, Herr Abbé, aber das kann ich nicht.«

Er sah mich erstaunt, fast mißtrauisch an. »Darf ich Sie nach dem Grund Ihrer Weigerung fragen?«

»Die Gräfin kann Paris noch nicht verlassen, und es wäre doch nur natürlich, daß sie den Grafen begleitete.«

»Warum kann ihre Kolitis nicht auf dem Lande behandelt werden? Es gibt da einen guten, zuverlässigen Doktor, der sie wiederholt behandelt hat, als sie Appendizitis hatte.«

»Mit welchem Erfolg?«

Er antwortete nicht.

»Darf nun ich Sie etwas fragen?« sagte ich. »Nehmen wir an, die Gräfin würde heute von der Kolitis kuriert. Könnten Sie sie dann bewegen, Paris zu verlassen?«

»Ehrlich gesagt, nein. Aber wozu diese Annahme? Wie ich Sie verstehe, ist dies Leiden langwierig und schwer zu heilen?«

»Ich könnte die Gräfin von ihrer Kolitis an einem Tag heilen.«

Er sah mich verblüfft an. »Und warum in aller Heiligen Namen tun Sie es nicht? Sie übernehmen eine große Verantwortung.«

»Wenn ich Verantwortung scheute, wäre ich nicht Arzt. Lassen Sie uns offen sein. Ja, ich könnte die Gräfin noch heute heilen. Sie hat nicht mehr Kolitis als Sie oder ich, hat auch nie Appendizitis gehabt. Es steckt in ihrem Kopf und in ihren Nerven. Nähme ich ihr zu rasch ihre Kolitis, so könnte sie völlig das Gleichgewicht verlieren. Oder sie würde zu Schlimmerem greifen, sagen wir zu Morphium oder zu einem Liebhaber. Ob ich der Gräfin helfen kann, wird sich zeigen. Ihr zu raten, jetzt Paris zu verlassen, wäre ein psychologischer Fehler. Sie würde wahrscheinlich widersprechen. Hat sie aber erst einmal gewagt, sich aufzulehnen, so ist es aus mit ihrem Vertrauen zu mir. Geben Sie mir noch zwei Wochen, und sie verläßt Paris auf eigenen Wunsch – wenigstens wird sie es glauben. Es ist nur eine taktische Frage. Den Grafen allein gehen zu lassen wäre ein Fehler auf anderem Gebiet, und Sie, Herr Abbé, wissen das so gut wie ich.«

Er sah mich aufmerksam an und sagte nichts.

»Was nun die Marquise betrifft: Sie waren so freundlich anzuerkennen, was ich für sie getan habe, und ich nehme Ihr Lob an. Medizinisch habe ich nichts getan, und niemand hätte etwas tun können. Taube Leute leiden sehr unter ihrer unfreiwilligen Vereinsamung, besonders wenn sie keine eigenen geistigen Hilfsquellen haben, und das ist bei der Mehrzahl der Fall. Sie von ihrem Unglück ablenken ist alles, was man tun kann. Die Marquise denkt jetzt an Kolitis, statt an Taubheit, und Sie selbst sehen, mit welchem Erfolg. Ich selbst habe mehr als genug von Kolitis, und da die Marquise aufs Land geht, ersetze ich dies Leiden jetzt durch einen Schoßhund, der fürs Landleben besser paßt.«

In der Tür wandte sich der Abbé um und sah mich an. »Wie alt sind Sie?«

»Sechsundzwanzig.«

»Vous irez loin, mon fils – vous irez loin*!«

Ja, dachte ich, weit, weit – weg von diesem erniedrigenden Leben voller Schwindel und Betrug, von all diesen verkünstelten Leuten.

Zu meinem Glück hatte ich auch andere Patienten. Sogar reichlich, und sie bewahrten mich davor, restlos zum Scharlatan zu werden. Es gab viel weniger Spezialisten in jenen Tagen. Ich mußte alles können, sogar Chirurgie. Es kostete mich zwei Jahre, bis ich einsah, daß ich zum Chirurgen nicht taugte; ich fürchte, meine Patienten haben weniger Zeit dazu gebraucht als ich. Ich galt als Nervenarzt, tat aber alles, was von einem Arzt

* Sie werden es weit bringen.

verlangt werden kann, ja, sogar Geburtshilfe, und Gott half Mutter und Kind. Merkwürdig, wie gut meine Patienten meine Behandlung überstanden. Als Napoleons Adlerblick die Liste der Offiziere überflog, die für die Beförderung zum General vorgeschlagen waren, schrieb er an den Rand: »Hat er Glück?« Ich hatte Glück, erstaunliches, fast unheimliches Glück bei allem, was ich anfing, bei jedem Patienten, den ich besuchte. Ich war kein guter Arzt, mein Studium war zu hastig, meine Ausbildung im Krankenhaus zu kurz gewesen, aber zweifellos war ich ein erfolgreicher Arzt. Was ist das Geheimnis des Erfolges? Vertrauen erwecken. Was ist Vertrauen? Wo entsteht es, im Kopf oder im Herzen? Entstammt es den höheren Schichten unseres Bewußtseins, oder ist es ein Baum der Erkenntnis des Guten und Bösen, dessen Wurzeln in die Tiefe unseres Seins hinabreichen? Auf welchen Wegen teilt sich das Vertrauen anderen mit? Wird es sichtbar im Auge, wird es vernehmbar im gesprochenen Wort? Ich weiß es nicht, weiß nur, es kann nicht aus Büchern erworben werden und nicht am Krankenbett. Es ist ein magisches Kleinod, durch Geburtsrecht dem einen gewährt, dem andern versagt. Ein Arzt, der diese Gabe hat, vermag nahezu Tote zu erwecken. Wer sie nicht hat, muß es sich gefallen lassen, daß bei einem Fall von Masern ein Kollege zur Konsultation zugezogen wird.

Ich entdeckte bald, daß mir diese unschätzbare Gabe ohne eigenes Verdienst beschert war. Ich entdeckte das noch rechtzeitig, denn ich war im Begriff, eingebildet und recht selbstzufrieden zu werden. So aber begriff ich, wie wenig ich wußte, und wandte mich mehr und mehr an Mutter Natur, die alte weise Pflegerin, um Rat und Hilfe. Schließlich hätte noch ein guter Arzt aus mir werden können, wäre ich bei der Hospitalarbeit und meinen armen Patienten geblieben. Aber dazu verlor ich alle Aussicht, denn nun wurde ich ein »Modearzt«. Wenn ihr einem solchen begegnet, beobachtet ihn vorsichtig aus sicherer Entfernung, ehe ihr euch in seine Hände begebt. Er kann ein guter Arzt sein, aber in vielen Fällen ist er es nicht. Erstens ist er meist viel zu beschäftigt, um eure langen Berichte geduldig anzuhören. Zweitens wird er fast immer zum Snob, wenn er es nicht von Natur aus ist. Er wird die Gräfin vor den übrigen Patienten hereinbitten, die Leber des Grafen sorgfältiger untersuchen als die seines Dieners, zum Gartentee der britischen Botschaft statt zu dem Neugeborenen gehen, dessen Keuchhusten schlimmer geworden... Wenn sein Herz nicht sehr gesund ist, wird dies Organ unverkennbare Zeichen vorzeitiger Verhärtung aufweisen; gleichgültig wird er werden wie die ganze vergnügungssüchtige Gesellschaft, in der er lebt, und fühllos für das Leiden anderer. Du kannst kein guter Arzt sein ohne Mitleid.

Bei meiner Vorliebe für psychologische Probleme stellte ich mir nach einem langen Tagewerk bisweilen die Frage: Warum sitzen da all diese törichten Leute und warten stundenlang in meinem Sprechzimmer? Warum gehorchen sie mir alle, warum fühlen sie sich oft schon nach einer bloßen Berührung meiner Hand besser? Und warum wurden selbst Sterbende, die, nicht mehr fähig zu sprechen, mich mit den in Todesangst geweiteten Augen anstarrten, friedvoll und ruhig, wenn ich ihnen die Hand auf die Stirn legte? Warum wurden die Irren im Asyl Ste. Anne, die eben noch vor Wut schäumten und wie wilde Tiere brüllten, friedlich und zahm, wenn ich ihnen die Zwangsjacke öffnete und ihre Hand in meine nahm? Es war einer meiner Tricks, alle Wärter und viele meiner Kameraden kannten ihn. Selbst der Professor pflegte zu sagen: »Ce garçon a le diable au corps*!« Ich hatte von jeher eine verstohlene Vorliebe für Verrückte und ging unbekümmert unter den Tobsüchtigen wie unter Freunden umher. Mehr als einmal war ich gewarnt worden, es würde schlecht enden, aber natürlich wußte ich das besser. Eines Tages aber schlug

* Der Kerl hat den Teufel im Leibe.

mir einer meiner besten Freunde mit einem Hammer, den er sich heimlich beschafft hatte, auf den Hinterkopf. Ich wurde bewußtlos auf die Krankenstation getragen. Es war ein schauerlicher Schlag, mein Freund war Hufschmied und verstand sein Handwerk. Man vermutete einen Schädelbruch. O nein! Nur eine Gehirnerschütterung. Mein Pech trug mir obendrein eine schmeichelhafte Bemerkung von unserem Chef ein: »Ce sacré Suédois a le crâne d'un ours, faut voir, s'il n'a pas cassé le marteau*!«

»Vielleicht liegt es doch am Kopf und nicht an der Hand«, sagte ich mir, als nach einem Stillstand von achtundvierzig Stunden mein Denkapparat wieder einsetzte. Eine ganze Woche lang lag ich da, einen Eisbeutel auf meinem Bärenschädel, ohne Besuch und ohne Bücher. Da fing ich an, über diese Frage scharf nachzudenken, und selbst der Hammer des Hufschmieds konnte mir nicht die Überzeugung nehmen, daß alles in der Hand lag.

Warum konnte ich meine Hand zwischen die Stäbe am Käfig des schwarzen Panthers in der Menagerie Pezon stecken, wobei die große Katze, wenn niemand da war, der sie ärgerte, sich auf den Rücken legte, mich freundlich anschnurrte und, meine Hand zwischen ihren Pranken, mich mit weit aufgerissenem Rachen angähnte? Warum konnte ich die Lanzette in das Geschwür an Léonies Fuß stoßen und den Holzsplitter herausziehen, der der großen Löwin eine Woche lang Qualen bereitet hatte, während sie auf drei Pfoten umherstrich? Da die örtliche Betäubung nicht wirkte, wimmerte Léonie wie ein Kind, als ich den Eiter aus der Pfote drückte.

Nur beim Desinfizieren wurde sie ungeduldig; aber es war kein Zorn in dem gedämpften Donner ihrer Stimme, nur Enttäuschung, daß sie nicht selber lecken durfte. Als ich nach der Ope-

* Der verfluchte Schwede hat einen Bärenschädel, hoffentlich ist der Hammer heil geblieben.

ration ging, mit dem Pavianbaby unterm Arm, das mir Herr Pezon als Honorar geschenkt hatte, sagte der berühmte Löwenbändiger: »Herr Doktor, Sie haben Ihren Beruf verfehlt; Sie hätten Tierbändiger werden sollen!«

Und kletterte nicht Iwan, der große Eisbär im Jardin des Plantes, bei meinem Anblick aus seinem Bassin, um ans Gitter seines Gefängnisses zu kommen? Da stand er hochaufgerichtet auf den Hinterbeinen, steckte seine schwarze Nase dicht an meine und nahm den Fisch aus der Hand, ganz freundschaftlich. Der Wärter sagte, das täte er sonst bei niemand. Wahrscheinlich sah er in mir eine Art Landsmann. Sagt nicht, er wollte den Fisch und nicht die Hand, denn wenn ich nichts hatte, stand er auch da in der gleichen Stellung, solange ich dablieb. Seine blanken schwarzen Augen unter den weißen Wimpern schauten mich stetig an, und dabei beschnupperte er meine Hand. Freilich sprachen wir schwedisch mit einem Polarakzent, den ich von ihm angenommen hatte. Ich bin überzeugt, daß er jedes Wort verstand, wenn ich ihm mit gedämpfter monotoner Stimme sagte, wie leid er mir täte, und ihm erzählte, daß ich einmal als Knabe zwei seiner Verwandten gesehen hätte, dicht an unserem Boot zwischen Treibeis schwimmend – fern in unserer gemeinsamen Heimat.

Und der arme Jacques, der berühmte Gorilla des Zoos, damals der einzige seines Stammes, den man gefangen und in das sonnenlose Land seiner Feinde gebracht hatte! Legte er nicht seine hornige Hand vertrauend in meine, sowie er mich sah? Hatte er es nicht gerne, wenn ich ihm sanft den Rücken kraulte? Er saß dann minutenlang ganz still, hielt meine Hand und sagte gar nichts. Manchmal betrachtete er meine Handfläche sehr aufmerksam, als ob er etwas von Chiromantie verstünde, und bog meine Finger einzeln, wie um die Gelenke zu prüfen. Dann ließ er meine Hand fallen, blickte genauso in seine eigene und schmunzelte, als wollte er sagen, er sähe keinen Unterschied, worin er ganz recht hatte. Meist saß er still in der Ecke des Käfigs, wo die Besucher ihn nicht sehen konnten, und fingerte an einem Strohhalm. Selten benutzte er die Schaukel, die man für ihn angelegt hatte in der plumpen Hoffnung, daß er sie für den Ast einer Sykomore halten würde, auf der er in den Tagen seiner Freiheit Siesta hielt. Er schlief auf einem niedrigen Lager aus Bambusstäben, ähnlich dem »serit« der Araber; aber er stand früh auf, und ich sah ihn erst liegen, als er krank war. Sein Wärter hatte ihm beigebracht, sein Mittagessen sitzend einzunehmen an einem niedrigen Tischchen, eine Serviette unterm Kinn. Man hatte ihm sogar aus hartem Holz Messer und Gabel gemacht, doch er mochte sie nicht, sondern zog es vor, mit den Fingern zu essen, wie unsere Vorfahren bis vor wenigen Jahrhunderten und wie es noch heute die Mehrzahl der Menschen tut. Aber seine Milch trank er mit sichtlichem Behagen aus seiner eigenen Tasse, ebenso seinen Morgenkaffee mit viel Zucker. Es ist richtig, daß er sich mit den Fingern schneuzte, aber das taten auch Petrarkas Laura, Maria Stuart und Le Roi Soleil. Armer Jacques, wir blieben Freunde bis zum Schluß. Er hatte seit Weihnachten gekränkelt, seine Gesichtsfarbe wurde aschgrau, die Wangen hohl, und die Augen sanken tiefer und tiefer in ihre Höhlen. Er wurde unruhig und reizbar, magerte zusehends ab, und bald setzte ein trockener, verdächtiger Husten ein. Ich nahm öfters seine Temperatur, mußte aber sehr vorsichtig sein, denn wie ein Kind neigte er dazu, das Thermometer zu zerbrechen, um zu sehen, was sich darin bewegte. Eines Tages, als er auf meinen Knien saß und meine Hand hielt, bekam er einen heftigen Hustenanfall und eine leichte Lungenblutung. Der Anblick von Blut erfüllte ihn mit Entsetzen, wie es auch bei den meisten Menschen der Fall ist. Oft habe ich im Kriege gesehen, wie selbst die tapfersten Soldaten, die ganz unbekümmert ihre klaffenden Wunden ansahen, beim Anblick von ein paar Tropfen frischen Blutes erblaßten. Er verlor mehr und mehr den Appetit, und nur mühsam konnte man ihn überreden, eine Feige oder Banane zu essen. Eines Morgens fand ich ihn auf dem Bett liegend. Er hatte die Decke über den Kopf gezogen; genauso pflegten meine Patienten im Saal Ste. Claire zu liegen, wenn sie todmüde waren und alles satt hatten. Er mußte mich kommen gehört haben, denn er streckte seine Hand unter der Decke hervor und griff nach der meinen. Ich wollte ihn nicht stören und saß lange da, hielt seine Hand und lauschte dem mühsamen, unregelmäßigen Atem und dem Rasseln in seiner Kehle. Plötzlich erschütterte ein scharfer Husten seinen ganzen Körper. Er setzte sich auf und hielt mit verzweifelter Gebärde beide Hände an die Schläfen. Der Ausdruck in seinem Gesicht war ein anderer. Die Tierverkleidung war abgefallen, was ich vor mir sah, war ein menschliches Wesen im Todeskampf. So nah war er mir, daß er das einzige Vorrecht verloren hatte, das der allmächtige Gott den Tieren gewährt als Ausgleich für alle Leiden, die die Menschen ihnen zufügen – das Vorrecht eines leichten Todes. Seine Agonie war schrecklich, er wurde langsam erwürgt von demselben Henker, den ich so oft im Saal Ste. Claire an der Arbeit gesehen hatte. Ich kannte ihn gut an dem grausamen Griff seiner Hand.

Und dann? Was wurde aus meinem armen Freund Jacques? Ich weiß, sein ausgemergelter Körper kam in die Anatomie, und sein Skelett mit der großen Hirnschale steht noch aufrecht im Museum Dupuytren. Aber ist das alles?

Mika Waltari

Sinuhe – »Er, der einsam ist«

Im Hause des Lebens im großen Ammontempel überwachten angeblich die königlichen Ärzte, ein jeder auf seinem besonderen Gebiete, den Unterricht. Doch bekamen wir sie nur selten zu sehen, denn ihr Patientenkreis war groß, und sie erhielten von den Reichen große Geschenke für ihre ärztlichen Hilfeleistungen und wohnten in vornehmen Häusern außerhalb der Stadt. Kam aber in das Haus des Lebens ein Patient, dessen Krankheit die gewöhnlichen Ärzte nicht erkannten oder dessen Heilung sie mit ihren Kenntnissen nicht zu übernehmen wagten, dann erschien ein königlicher Arzt und führte den Studenten seines Faches seine ganze Gewandtheit vor. So konnte auch der ärmste Kranke zur Ehre Ammons die Pflege eines königlichen Arztes genießen.

Denn von den Patienten im Hause des Lebens erhob man Gaben je nach ihren Vermögensverhältnissen, und obgleich viele von ihnen das Zeugnis eines städtischen Arztes mitbrachten, gemäß welchem kein gewöhnlicher Heilkünstler ihr Leiden zu heilen imstande sei, gelangten auch die Allerärmsten geradewegs ins Haus des Lebens, und von ihnen wurde kein Geschenk verlangt. Das alles war sehr schön und richtig, doch hätte ich auf keinen Fall ein mittelloser Kranker sein wollen, denn an ihnen übten die Unerfahrenen ihre Kunst, und die Schüler durften sie behandeln, um zu lernen. Auch wurden keine schmerzstillenden Mittel an sie verschwendet, sondern sie mußten Zange, Messer und Feuer ohne Betäubung erdulden. Deshalb drangen oft Schmerzensrufe und Wehgeschrei aus den Vorhallen zum Hause des Lebens, wo die Allerärmsten empfangen wurden.

Das ärztliche Studium und die Praxis währten lange, auch für die begabten Schüler. Wir mußten die Lehre der Arzneien durchgehen und die Pflanzen kennenlernen, mußten lernen, sie zur rechten Zeit zu sammeln, zu trocknen und auszuziehen, denn ein Arzt muß bei Bedarf seine Heilmittel selbst zubereiten können. Ich und mancher mit mir murrten darüber, weil wir keinen Nutzen darin sehen konnten, nachdem man nur ein Rezept auszuschreiben brauchte, um aus dem Hause des Lebens alle bekannten Heilmittel fertig gemischt und abgewogen zu erhalten. Später aber sollte ich, wie ich noch erzählen werde, großen Nutzen von meinen Kenntnissen auf diesem Gebiete haben.

Wir mußten die Namen aller Körperteile sowie die Aufgabe und Arbeitsweise der verschiedenen menschlichen Organe kennenlernen. Wir mußten uns üben, mit Messer und Zahnstange umzugehen, vor allem aber sollten unsere Hände sich daran gewöhnen, die Krankheit eines Menschen aus seinen Körperhöhlungen oder durch Betasten seiner Haut herauszufühlen, und auch aus den Augen eines Menschen mußten wir sein Leiden erkennen. Wir sollten einer Frau bei der Entbindung beistehen können, wenn die Kunst der Hebamme versagte. Wir sollten, je nach Krankheitsfall, Schmerzen hervorrufen und Schmerzen stillen können. Wir mußten lernen, kleine von großen, seelische von körperlichen Leiden zu unterscheiden. Wir sollten lernen, in den Reden der Patienten das Wahre vom Unwahren zu unterscheiden und alle nötigen Fragen zu stellen, um ein klares Krankheitsbild zu erhalten.

Man wird daher verstehen, daß ich, je weiter meine Studien fortschritten, immer klarer einsah, wie wenig ich im Grunde wußte. In der Tat dürfte ein Arzt erst dann ausgebildet sein, wenn er bescheiden sich selbst gesteht, nichts zu wissen. Doch darf er das dem Laien nicht verraten, denn das Wichtigste von allem ist, daß der Patient an den Arzt glaubt und seiner Kunst vertraut. Das ist das Fundament, auf dem sich die ganze Heilkunst aufbaut. Daher darf ein Arzt sich niemals eines Irrtums schuldig machen, denn ein Arzt, der nicht sicher ist, verliert seinen Ruf und schadet dem der anderen Ärzte. In den Häusern der Reichen, wo man in schweren Fällen zwei bis drei Ärzte zuzieht, geschieht es deshalb öfters, daß diese den Irrtum ihres Vorgängers lieber ins Grab tragen lassen, als daß sie ihn zur Schande der ganzen Ärzteschaft aufdeckten. Es heißt daher auch, daß die Ärzte sich gegenseitig ihre Patienten begraben helfen.

Doch alles das wußte ich damals noch nicht, sondern ich betrat das Haus des Lebens voller Ehrfurcht, im Glauben, dort alle irdische Weisheit und Güte vorzufinden. Die ersten Wochen gestalteten sich schwer, denn der letztgekommene Schüler ist der Diener aller anderen, und keiner aus der ganzen Dienerschaft ist so niedrig, daß er nicht über ihm stünde und ihm befehlen könnte. Zuerst muß der Schüler Reinlichkeit lernen, und es gibt keine so schmutzige Beschäftigung, daß er sie nicht ausführen müßte; deshalb wird er krank vor Ekel, bis er schließlich abgehärtet ist. Aber bald genug weiß er sogar im Schlafe, daß ein Messer erst dann sauber ist, wenn es im Feuer gereinigt, und daß ein Tuch nicht rein ist, bevor es in Wasser und Lauge gekocht wurde.

Doch alles, was zur Heilkunst gehört, ist bereits in anderen Büchern aufgezeichnet worden, und ich will mich daher nicht länger dabei aufhalten. Lieber berichte ich, was mich selbst betrifft, was ich selbst gesehen und worüber andere nicht geschrieben haben.

Nach einer langen Prüfungszeit kam endlich jener Moment, da andere, nachdem ich mich durch heilige Zeremonien gereinigt hatte, mir ein weißes Gewand anzogen und ich in der Empfangshalle lernen durfte, starken Männern Zähne auszuziehen, Wunden zu verbinden, Geschwüre aufzustechen und gebrochene Glieder zu schienen. Zwar war mir das nichts Neues, und dank meines Vaters Lehren machte ich gute Fortschritte und durfte bald meinen Kameraden Anweisungen und Unterricht erteilen. Bisweilen erhielt ich sogar Geschenke wie ein richtiger Arzt, und ich ließ meinen Namen Sinuhe in den grünen Stein schneiden, den Nefernefernefer mir geschenkt hatte, um mein Siegel unter die Rezepte setzen zu können.

Immer schwerere Aufgaben wurden mir anvertraut. Ich durfte in den Sälen wachen, wo die Unheilbaren lagen, und der Krankenpflege wie den Operationen berühmter Ärzte beiwohnen, Operationen, an denen zehn Patienten starben, während einer geheilt wurde. Ich lernte auch einsehen, daß der Tod für den Arzt nichts Schreckhaftes und für den Kranken oft ein barmherziger Freund ist, so daß eines Menschen Gesicht nach dem Tode oft glücklicher ist, als es in den armseligen Tagen seines Lebens war.

Dennoch war ich blind und taub bis zum Tage des Erwachens, wie einst in meiner Kindheit, als die Bilder, Worte und Buchstaben in mir lebendig wurden. So kam auch jetzt der Augenblick, da sich meine Augen öffneten, ich wie aus einem Traum erwachte, meine Seele jubelte und ich mich fragte: »Warum?« Denn der erschreckende Schlüssel zu allem Wahren ist die Frage: »Warum?« Sie ist stärker als das Rohr des Thtoh und besitzt mehr Kraft als eine in Stein gemeißelte Schrift.

Also geschah es: Es war eine Frau, die kein Kind bekommen hatte und die sich unfruchtbar glaubte, denn sie war bereits vierzig Jahre alt. Aber ihre monatlichen Beschwerden hörten auf, und sie erschrak und machte sich Kummer und kam ins Haus des Lebens, weil sie befürchtete, ein böser Geist sei in sie gefahren und vergifte ihren Leib. Wie vorgeschrieben, nahm ich Getreidekörner und legte sie in Erde. Einige davon befeuchtete ich mit dem Wasser des Nils, die übrigen aber mit dem Wasser der Frau.

Die Erde stellte ich an die Sonne und bat die Frau, in einigen Tagen zurückzukommen. Als sie wiederkehrte, sah ich, daß die Keime aufgegangen waren und daß die mit Wasser befeuchteten klein, die übrigen aber grün und saftig waren. Also war es wahr, was geschrieben stand, und ich sprach zu der erstaunten Frau: »Freue dich, Weib, der heilige Ammon hat in seiner Gnade deinen Schoß gesegnet, und wie andere gesegnete Frauen wirst du ein Kind gebären.«

Die arme Frau weinte vor Freude und reichte mir einen Silberreifen von zwei Deben Gewicht von ihrem Armgelenk, denn sie hatte schon längst die Hoffnung aufgegeben. Und sie fragte mich: »Wird es ein Sohn?« Sie glaubte nämlich, daß ich allwissend sei. Ich faßte Mut, sah ihr in die Augen und sagte: »Es wird ein Sohn.« Denn die Möglichkeiten standen eins zu eins, und zu jener Zeit hatte ich Glück im Spiel. Die Frau freute sich noch mehr und gab mir von ihrem andern Handgelenk noch einen zweiten Silberreifen von zwei Deben Gewicht.

Doch nachdem sie gegangen war, stellte ich mir selbst die Frage: Wie ist es möglich, daß ein Getreidekorn weiß, was kein Arzt erforschen, wissen oder sehen kann, bevor die Anzeichen der Schwangerschaft dem Auge sichtbar werden? Ich faßte mir ein Herz und ging meinen Lehrer fragen, warum es so sei. Er aber betrachtete mich, wie man einen Toren betrachtet, und sagte nur: »So steht es geschrieben.« Doch das war keine Antwort auf meine Frage: »Warum?« Nochmals schöpfte ich Mut und fragte den königlichen Geburtsarzt im Hause der Wöchnerinnen, warum es so sei. Er antwortete: »Ammon ist der König aller Götter. Sein Auge sieht den Schoß des Weibes, in den sich die Samen ergossen. Wenn er die Befruchtung gestattet, warum sollte er dann nicht auch dem Gerstenkorn, das mit dem Wasser eines befruchteten Weibes befeuchtet wurde, gestatten, in der Erde zu keimen?« Er sah mich an wie einen Toren, doch für mich waren seine Worte keine Antwort auf mein »Warum?«.

Da gingen mir die Augen auf, und ich sah, daß die Ärzte im Hause des Lebens nur die Schriften und Gebräuche kannten, aber nichts darüber hinaus. Denn wenn ich fragte, weshalb eine ätzende Wunde gebrannt, eine gewöhnliche Wunde aber gesalbt und verbunden werden sollte, und warum Schimmel und Spinnengewebe Geschwüre heilten, gab man mir zur Antwort: »Es ist so geschehen.« So hat auch der im Gebrauch des heiligen Messers Erfahrene das Recht, die hundertzweiundzwanzig Operationen und Schnitte, die aufgezeichnet worden sind, vorzunehmen, und er führt sie aus, je nach seiner Erfahrung und Geschicklichkeit, besser oder schlechter, rascher oder langsamer, schmerzloser oder unter Verursachung unnützer Qualen. Darüber hinaus aber kann er nichts tun, weil nur diese in den Büchern aufgezeichnet und abgebildet sind und weil nichts anderes in früheren Zeiten unternommen wurde.

Es gab Menschen, die abmagerten und ihre Gesichtsfarbe verloren, ohne daß der Arzt eine Krankheit oder ein Übel bei ihnen zu entdecken vermochte. Trotzdem konnten sie sich erholen und gesund werden, wenn sie rohe, zu hohem Preise gekaufte Leber von den Opfertieren aßen. Doch man durfte nicht fragen, warum es so geschah. Es gab Menschen, die Leibschmerzen bekamen und deren Gesicht und Hände brannten. Sie erhielten Abführmittel und schmerzstillende Arzneien, und einige genasen, und andere starben, ohne daß der Arzt im voraus hätte sagen können, wer Heilung finden werde. Doch weshalb der eine gesund wurde und der andere starb, wußte niemand, noch durfte man danach fragen.

Ich merkte nämlich bald, daß ich zuviel Fragen stellte, denn man begann mir abgeneigt zu werden, und die, die nach mir kamen, wurden bevorzugt und über mich gesetzt. Da zog ich mein weißes Gewand aus, reinigte mich und verließ das Haus des Lebens und nahm die zwei Silberreifen mit, die zusammen vier Deben wogen.

Doch als ich mitten am Tage aus dem Tempel trat, was seit Jahren nicht geschehen war, gingen mir die Augen nochmals auf, und ich sah, daß während der Zeit meiner Arbeit und Studien Theben sich verändert hatte. Ich sah es, als ich den Weg der Widder entlang und über die Plätze ging, denn überall herrschte eine neue Rastlosigkeit. Die Gewänder der Leute waren kostbarer und üppiger geworden, und man konnte wegen der Faltenröcke und Perücken nicht mehr Mann von Weib unterscheiden. Aus den Weinstuben und Freudenhäusern erschallte schrille syrische Musik, und auf der Straße vernahm man immer mehr fremde Sprachen, und immer frecher drängten sich Syrer und reiche Neger unter die Ägypter. Der Reichtum und die Macht Ägyptens waren unermeßlich. Seine Städte waren seit Jahrhunderten von keinem Feinde betreten worden, und die Männer, die niemals einen Krieg erlebt hatten, standen bereits in den mittleren Jahren. Doch weiß ich nicht, ob dies den Menschen größere Lebensfreude brachte, denn aller Blicke waren unstet, und alle hasteten und alle waren unzufrieden mit dem Gegenwärtigen und sehnten sich nach etwas Neuem.

Ich durchwandelte Thebens Straßen und war einsam. Mein Herz war schwer von Trotz und Kummer. Ich ging nach Hause und sah, daß mein Vater Senmut alt geworden war; sein Rücken war gekrümmt, und er konnte die Buchstaben auf dem Papyrus nicht mehr lesen. Ich sah auch, wie meine Mutter Kipa alt geworden war und keuchte, wenn sie über den Boden ging. Sie sprach von nichts anderem mehr als von ihrem Grabe. Mein Vater hatte nämlich aus seinen Ersparnissen für sie beide in der Totenstadt, am westlichen Ufer des Stromes, ein Grab gekauft. Ich hatte es gesehen, es war ein schmuckes, aus Lehmziegeln ausgeführtes Grab, das die üblichen Bilder und Inschriften an den Wänden trug. Dicht daneben und rundherum lagen Hunderte und Tausende solcher Gräber, die die Ammonpriester zu teurem Preise an ehrliche und sparsame Leute verkauften, welche Unsterblichkeit erlangen wollten. Zur Freude meiner Mutter hatte ich den Eltern auch ein Totenbuch geschrieben, das ihnen ins Grab folgen würde, damit sie sich auf dem weiten Weg nicht verirren sollten. Es war ein fehlerfrei geschriebenes, vortreffliches Totenbuch, wenn es auch keine gemalten Bilder enthielt, wie die im Bücherhof des Ammontempels zum Verkauf feilgebotenen.

Meine Mutter reichte mir zu essen, mein Vater fragte nach meinen Studien, aber sonst hatten wir einander nichts mehr zu sagen, und das Haus war mir fremd, und die Straße war mir fremd, und die Menschen an der Straße ebenso. Deshalb wurde mir das Herz immer schwerer, bis mir der Tempel Ptahs und mein Freund Thotmes, der Künstler werden sollte, in den Sinn kamen. Da dachte ich: Ich habe vier Deben Silber in der Tasche. Ich gehe meinen Freund Thotmes holen, damit wir uns zusammen freuen und uns am Weine gütlich tun, denn auf meine Frage werde ich ohnehin nie Antwort erhalten.

Deshalb nahm ich Abschied von meinen Eltern und sagte, daß ich in das Haus des Lebens zurückkehren müsse. Kurz vor Sonnenuntergang fand ich den Tempel Ptahs und fragte den Türwächter nach der Künstlerschule, ging hinein und verlangte nach dem Schüler Thotmes. Erst jetzt erfuhr ich, daß er schon längst aus der Schule fortgejagt worden war. Die Schüler mit den lehmbeschmierten Händen, bei denen ich mich nach ihm erkundigte, spuckten beim Nennen seines Namens auf den Boden. Einer von ihnen sagte: »Wenn du Thotmes suchst, findest du ihn am sichersten in einer Bierstube oder einem Freudenhause.« Ein zweiter sagte: »Hörst du die Götter schmähen, dann ist Thotmes sicher in der Nähe.« Und ein dritter sagte: »Wo man sich prügelt und Beulen und blutige Wunden zufügt, kannst du sicher sein, deinen Freund Thotmes zu finden.« Sie spuckten wieder auf den Boden, weil ich mich Thotmes' Freund genannt hatte, aber sie taten es nur des Lehrers wegen. Als er den Rücken kehrte, rieten sie mir, in die Weinstube »Zum syrischen Krug« zu gehen.

Ich fand diese Weinstube. Sie lag an der Grenze zwischen dem Armenviertel und dem Stadtteil der Reichen. Eine Inschrift über der Türe lobte den Wein aus Ammons Rebbergen und dem Hafen. Drinnen waren die Wände mit fröhlichen Bildern bemalt, auf denen Paviane junge Tänzerinnen liebkosten und Ziegen auf Flöten spielten. Am Boden saßen Künstler, die eifrig Bilder auf Papyri zeichneten, und ein alter Mann blickte betrübt in seine leere Weinschale.

»Sinuhe, bei der Drehscheibe aller Töpfer«, rief jemand und erhob sich, um mich zu begrüßen, indem er als Ausdruck seiner Überraschung die Hand emporstreckte. Ich erkannte Thotmes, obgleich sein Achseltuch schmutzig, zerrissen und seine Augen blutunterlaufen waren und seine Stirn eine große Beule trug. Er war gealtert, war abgemagert, und trotz seiner Jugend lagen Falten um seine Mundwinkel. Nur seine Augen funkelten mich noch ansteckend kühn und unternehmungslustig an, und er beugte seinen Kopf zu mir, so daß unsere Wangen sich berührten. Damit wußte ich, daß wir noch Freunde waren.

»Mein Herz ist schwer von Kummer, und alles ist nichtig«, sprach ich zu ihm. »Deshalb habe ich dich aufgesucht, damit wir unsere Herzen gemeinsam mit Wein erquicken, denn niemand gibt mir Antwort auf meine Frage: ›Warum?‹«

Thotmes hob seinen Lendenschurz, um zu zeigen, daß er nicht die Mittel besitze, um Wein zu kaufen.

»Ich trage vier Deben Silber an den Handgelenken«, sagte ich stolz. Thotmes aber wies auf meinen Kopf, der immer noch glatt rasiert war, weil ich den Menschen zeigen wollte, daß ich ein Priester ersten Grades sei. Sonst besaß ich ja nichts, worauf ich hätte stolz sein können. Aber jetzt ärgerte ich mich, daß ich mein Haar nicht hatte wachsen lassen. Deshalb sagte ich ungeduldig: »Ich bin kein Priester, sondern ein Arzt. Ich glaube über der Türe gelesen zu haben, daß hier auch Wein aus dem Hafen ausgeschenkt wird. Laß uns versuchen, wie er schmeckt!« Dabei klirrte ich mit den Silberreifen an meiner Hand, der Wirt eilte herbei und verbeugte sich vor mir und streckte die Hände in Kniehöhe vor.

»Ich habe in meinem Keller Weine aus Sidon und Byblos, deren Siegel noch ungebrochen und die süß von Myrrhe sind«, erklärte er. »Es gibt auch gemischte Weine in bunten Bechern. Sie steigen einem in den Kopf wie das Lächeln eines schönen Mädchens und erfreuen das Herz.« Noch viel anderes sprach und plapperte er, ohne ein einziges Mal Atem zu schöpfen, so daß ich schließlich verlegen wurde und Thotmes fragend ansah. Thotmes bestellte uns gemischten Wein. Ein Sklave goß Wasser über unsere Hände und stellte auf einen niederen Tisch vor uns eine Schüssel mit gerösteten Lotussamen. Der Wirt brachte selbst die bunten Becher. Thotmes hob einen Becher, goß einen Tropfen auf den Boden und sagte: »Für den göttlichen Töpfer! Möge die Pest die Kunstschule und ihre Lehrer verschlingen!« Und er zählte die Namen der ihm am meisten verhaßten Lehrer auf.

Auch ich hob meinen Becher und goß einen Tropfen auf den Boden. »Im Namen Ammons«, sagte ich, »möge sein Boot ewig kentern, mögen die Bäuche seiner Priester platzen und möge die Pest die unwissenden Lehrer im Hause des Lebens verschlingen!« Aber ich sagte es mit leiser Stimme und blickte um mich, ob kein Fremder meine Worte höre.

»Fürchte dich nicht«, sagte Thotmes. »In diesem Wirtshaus hat man schon so viele Ohren Ammons zerrissen, daß er das Horchen satt bekommen hat. Wir alle hier drinnen sind ohnehin Verworfene. Ich vermöchte mir nicht einmal Brot und Bier zu kaufen, wenn ich nicht auf die Idee gekommen wäre, Bilderbücher für die Kinder der Reichen zu zeichnen.«

Er zeigte mir Papyrusrollen, auf die er, als ich die Weinstube betrat, Bilder zeichnete. Ich mußte lachen, denn ich sah eine Festung, die durch eine vor Schrecken zitternde Katze gegen angreifende Mäuse verteidigt wurde. Außerdem hatte er noch ein

Flußpferd gezeichnet, das in einem Baumwipfel saß und sang, während eine Taube auf einer Leiter mühsam den Baum erkletterte.

Thotmes sah mich an, und seine braunen Augen lächelten. Aber er entfaltete die Rolle weiter – und da lachte ich nicht mehr, denn ein Bild kam zum Vorschein, auf dem ein kleiner, kahlköpfiger Priester den Pharao als Opfertier an einem Seil zum Tempel führte. Weiter zeigte er mir ein Bild, auf dem ein kleiner Pharao sich vor einer mächtigen Ammonstatue verbeugte. Ich sah ihn fragend an.

Er nickte und sagte: »Ist es etwa nicht so? Auch die Erwachsenen lachen über die Bilder, weil sie unsinnig sind. Es ist ja lächerlich, daß eine Maus eine Katze angreift, und ebenso lächerlich, daß ein Priester einen Pharao führt. Aber die Wissenden fangen an, sich allerlei zu denken. Deshalb leide ich keinen Mangel an Brot und Bier, bis mich die Priester eines Tages von ihren Wächtern an einer Straßenecke totschlagen lassen. Derlei ist schon vorgekommen.«

»Laß uns trinken!« sagte ich, und wir tranken Wein, aber mein Herz empfand keine Freude. »Ist es unrecht zu fragen: ›Warum?‹«? sagte ich.

»Natürlich ist es unrecht«, erklärte Thotmes, »denn ein Mensch, der ›Warum?‹ zu fragen wagt, hat kein Heim, kein Obdach und kein Nachtlager im Lande Kêmet. Alles soll beim alten bleiben, das weißt du ja. Du wirst dich erinnern, Sinuhe, daß ich vor Stolz und Freude zitterte, als ich in die Kunstschule aufgenommen wurde. Ich glich einem Dürstenden, der eine Quelle findet. Ich glich einem Hungernden, der nach einem Stück Brot greift. Und ich lernte viel Nützliches. Ich lernte, wie ein Künstler seinen Stift zu halten und seinen Meißel zu handhaben hat, wie ein Modell in Wachs zu formen ist, ehe es in Stein gehauen wird, und wie Stein poliert, Alabaster gefärbt und farbige Steine zusammengefügt werden. Doch als ich vor Eifer brannte, ans Werk zu gehen, um zur Freude meiner Augen das zu gestalten, was mir träumte, da stieß ich an eine Mauer, und man hieß mich Lehm treten, den andere formen sollten. Denn über allem steht eine Formel. Die Künste, genau wie die Buchstaben, haben ihre Formeln, und wer dagegen verstößt, wird verdammt. Deshalb gibt es für alles ein Vorbild, und wer von ihm abweicht, taugt nicht zum Künstler. Seit Urzeiten ist es vorgeschrieben, wie man einen stehenden Menschen abzubilden hat und wie einen sitzenden. Seit Urzeiten ist es festgesetzt, wie ein Pferd seine Füße hebt und ein Ochse seinen Schlitten zieht. Seit Urzeiten ist es bestimmt, wie ein Künstler seine Arbeit auszuführen hat, und wer davon abweicht, ist untauglich für den Tempel, und Stein wie Meißel werden ihm verweigert. O Sinuhe, mein Freund, auch ich habe gefragt: ›Warum?‹ Nur zu oft habe ich ›Warum?‹ gefragt. Deshalb sitze ich hier mit Beulen am Kopfe.«

Wir tranken Wein und wurden besserer Stimmung. Mein Herz fühlte sich erleichtert, denn ich war nicht mehr einsam. Und Thotmes sagte: »Sinuhe, mein Freund, wir wurden zu einer seltsamen Zeit geboren. Alles bewegt sich und wechselt seine Form, wie der Lehm auf der Drehscheibe des Töpfers. Die Kleidung ändert sich, die Worte und die Sitten ändern sich, und die Menschen glauben nicht mehr an die Götter, obwohl sie sie noch immer fürchten. Sinuhe, mein Freund, vielleicht wurden wir geboren, um im Sonnenuntergang der Welt zu leben, denn die Welt ist bereits alt geworden, nachdem tausend und zweitausend Jahre seit der Erbauung der Pyramiden vergangen sind. Wenn ich daran denke, möchte ich am liebsten mein Haupt in meine Hände stützen und weinen wie ein Kind.«

Aber er weinte nicht, denn wir tranken gemischten Wein aus farbenfrohen Bechern, und beim Wiederauffüllen unserer Becher verbeugte sich der Wirt des »Syrischen Kruges« jedesmal vor uns und streckte seine Hände in Kniehöhe vor. Von Zeit zu Zeit kam ein Sklave und goß Wasser über unsere Hände. Mir wurde so leicht ums Herz wie einer segelnden Schwalbe. Ich hätte Gedichte vortragen und die ganze Welt umarmen mögen.

»Gehen wir in ein Freudenhaus«, sagte Thotmes lachend. »Gehen wir tanzende Mädchen bewundern, damit unsere Herzen sich erfreuen und wir nicht länger ›Warum?‹ zu fragen noch Wein zu trinken wünschen.«

Ich bezahlte mit dem einen Armreifen und empfahl dem Wirt, ihn sorgfältig zu behandeln, weil er noch feucht sei von dem Wasser eines schwangeren Weibes. Dieser Gedanke ergötzte mich sehr, und auch der Wirt lachte herzlich und wechselte mir eine ganze Menge gestempelter Silberstücke, so daß ich auch dem Sklaven davon geben konnte. Dieser verneigte sich vor mir bis zum Boden, und der Wirt begleitete uns zur Türe und bat mich, den »Syrischen Krug« nicht zu vergessen. Er behauptete noch, eine Menge unbefangener, junger Mädchen zu kennen, die gerne meine Bekanntschaft machen würden, falls ich sie mit einem bei ihm gekauften Weinkrug aufsuchen möchte. Aber Thotmes erklärte, daß bereits sein Großvater mit diesen syrischen Mädchen geschlafen habe. Man könnte sie also eher Großmütter als Schwestern nennen. So scherzhaft waren wir durch den Wein geworden.

Wir zogen durch die Straßen, die Sonne war gesunken, und ich lernte nun jenes Theben kennen, in dem es niemals Nacht ward, weil die vergnügungssüchtigen Menschen ihren prunkhaften Stadtteil in der Nacht taghell erleuchteten. Vor den Freudenhäusern flammten Fackeln, und auf Säulen an den Straßenecken brannten Lampen. Sänftentragende Sklaven kamen gelaufen, und die Rufe der Vorläufer mischten sich mit den Klängen der aus den Häusern strömenden Musik und mit dem Gegröle der vom Wein Berauschten.

Wir warfen einen Blick in die Weinstube der Kuschländer und sahen Neger mit den Händen und mit Keulen auf Trommeln schlagen, deren furchtbares Dröhnen weithin hallte. Mit ihnen wetteiferte die primitive, schrille syrische Musik, deren fremdartige Töne das Ohr schmerzten, deren Rhythmus aber anfeuernd wirkte und das Blut in Wallung versetzte.

Ich war noch nie zuvor in einem Freudenhaus gewesen und hatte daher ein ängstliches Gefühl, aber Thotmes führte mich in ein Haus, das den Namen »Katze und Taube« führte. Es war ein kleines, schmuckes Gebäude mit weichen Teppichsitzen und angenehm gelblicher Beleuchtung. Junge, für meinen Geschmack schöne Mädchen schlugen mit rotgefärbten Händen den Takt zum Klang der Flöten und der Saiteninstrumente. Als die Musik verstummte, setzten sie sich neben uns und baten mich um Wein, weil ihre Kehlen trocken wie Stroh seien. Wieder begann die Musik zu spielen, und zwei nackte Tänzerinnen führten einen kunstvollen Tanz vor, der viel Geschicklichkeit erheischte und den ich mit großer Aufmerksamkeit verfolgte. Als Arzt war mir der Anblick entblößter Mädchen nichts Ungewöhnliches, doch nie zuvor noch hatten ihre Brüste, die kleinen Bäuche und schmalen Gesäße sich so verführerisch vor mir entblößt wie hier, bei diesen rhythmischen Bewegungen.

Dennoch weckte die Musik von neuem meine Schwermut. Ich fühlte eine Sehnsucht nach etwas Unbestimmtem. Ein schönes Mädchen legte ihre Hand in die meine und lehnte sich an mich und sagte: »Du hast die Augen eines Weisen!« Ihre Augen aber waren nicht grün wie der Nil in der Sommerhitze, und ihr Gewand war nicht aus königlichem Leinen, wenn es auch den Busen frei ließ. Deshalb trank ich Wein und blickte ihr nicht in die Augen und verspürte keine Lust, sie Schwester zu nennen und um ihre Liebe zu bitten. Darum war meine letzte Erinnerung an dieses Freudenhaus der Fußtritt eines zornigen Negers in mein Hinterteil und eine Beule, die ich erhielt, als ich die Treppe hinunterkollerte. Es erging mir genauso, wie Mutter Kipa es vorausgesagt hatte. Ich lag an einer Straßenecke, ohne ein Kupferstück in meiner Tasche, mit zerrissenem Achseltuche und einer Beule am Kopfe. Thotmes stützte mit seiner starken Schulter meinen Arm. Er geleitete mich zum Kai, wo ich meinen Durst mit dem Wasser des Nils stillen, mein Gesicht, meine Hände und Füße waschen konnte.

An jenem Morgen betrat ich das Haus des Lebens mit verschwollenen Augen, mit einer Beule am Kopfe und einem schmutzigen Achseltuch, ohne die geringste Lust zu fragen: »Warum?« Ich sollte die Abteilung der Tauben und der Ohrenkranken betreuen, deshalb reinigte ich mich eilig und zog das weiße Ärztegewand an, um die Patienten aufzusuchen. Doch mein Lehrer und Aufseher kam mir im Gang entgegen, sah mein Gesicht und begann mich mit den gleichen Worten, die ich aus den Büchern kannte und auswendig wußte, zu tadeln.

»Was soll aus dir werden«, sagte er, »wenn du nachts auf den Mauern lustwandelst und Wein trinkst, ohne Maß zu halten? Was soll aus einem Menschen werden, der seine Zeit in den Freudenhäusern vergeudet und mit Stöcken auf Krüge trommelt und Menschen erschreckt? Was soll aus dir werden, der du blutige Wunden schlägst und vor den Wächtern die Flucht ergreifst?«

Nachdem er so seine Pflicht getan, lächelte er vor sich hin, stieß einen Seufzer der Erleichterung aus, geleitete mich in sein Zimmer und gab mir einen Trank, der meinen Bauch ausspülen sollte. Es ward mir wohler zumute, und ich verstand, daß auch der Genuß von Wein und Freudenhäusern im Haus des Lebens gestattet ist, wenn man nur nicht fragte: »Warum?«

So drang das Fieber Thebens auch mir ins Blut, und ich begann, die Nacht mehr als den Tag, den flackernden Schein der Laternen mehr als das Licht der Sonne, syrische Musik mehr als den Jammer der Kranken, das Flüstern schöner Mädchen mehr als alte Schriftzeichen auf vergilbtem Papyrus zu lieben. Und niemand hatte dagegen etwas einzuwenden, solange ich meine Aufgaben im Haus des Lebens erfüllte, die Prüfungen bestand und meine

Hand nicht an Sicherheit einbüßte. All das gehörte zum geweihten Leben, denn nur wenige Studierende besaßen die Mittel, ein eigenes Heim zu gründen und vor der Beendigung der Lehrzeit zu heiraten. Deshalb gaben mir meine Lehrer zu verstehen, daß ich gut tue, die Hörner abzustoßen, meinen Leib zu befriedigen und mein Herz zu ergötzen. Trotzdem berührte ich kein Weib, wenn ich auch zu wissen glaubte, daß der Schoß einer schönen Frau nicht wie Feuer brannte.

Die Zeiten waren unruhig, und der große Pharao war krank. Ich sah sein vertrocknetes Greisengesicht, als er beim Herbstfest in den Tempel getragen wurde, mit Gold und Edelsteinen geschmückt, unbeweglich wie ein Götzenbild, den Kopf unter der Schwere der Doppelkrone gebeugt. Er war krank, und die Mittel der königlichen Ärzte vermochten ihn nicht mehr zu heilen, und ein Gerücht wußte zu erzählen, daß seine Zeit abgelaufen sei und daß sein Nachfolger bald den Thron der Pharaonen besteigen werde. Der Thronerbe aber war noch ein Jüngling wie ich.

Im Tempel fanden Opfer und Zeremonien statt, aber Ammon vermochte seinem göttlichen Sohne nicht zu helfen, obwohl Pharao Amenophis der Dritte ihm den mächtigsten Tempel aller Zeiten errichtet hatte. Es wurde auch behauptet, daß der König den Göttern Ägyptens grolle und daß er einen Eilboten zu seinem Schwiegervater, dem König von Mitani im Lande Naharina, entsandt habe, um die Wundertäterin von Ninive, Ischtar, zu seiner Heilung zu fordern. Doch das bedeutete eine solche Schmach für Ammon, daß man auf dem Tempelgebiete und im Hause des Lebens nur flüsternd davon sprach.

Das Bildnis der Ischtar kam, und ich sah krausbärtige Priester mit seltsamen Kopfbedeckungen und dicken Wollmänteln es schweißtriefend unter dem Klange metallener Posaunen und dem Gerassel kleiner Trommeln durch Theben tragen. Zur Freude der Priester aber vermochte auch die Gottheit des fremden Landes dem Pharao nicht zu helfen, denn als die Wasser des

Stromes zu steigen begannen, wurde der königliche Schädelbohrer in den Palast berufen.

Seit ich im Hause des Lebens weilte, hatte ich Ptahor noch nie gesehen. Schädelbohrungen kamen selten vor, und ich wurde während meiner Lehrzeit weder zur Pflege noch zu Operationen auf solchen Spezialgebieten zugelassen. Jetzt wurde Ptahor eilends aus seinem vornehmen Wohnsitz ins Haus des Lebens getragen. Er reinigte sich im Vorbereitungsraume, und ich war darauf bedacht, mich in seiner Nähe zu halten. Er war ebenso kahlköpfig wie früher, sein Gesicht war runzlig geworden, und seine Wangen hingen traurig zu beiden Seiten des mürrischen Greisenmundes herab. Er erkannte mich, lächelte und sagte: »Du bist es, Sinuhe? Bist du wirklich schon so weit gekommen, du Sohn Senmuts?« Er reichte mir einen Schrein aus Ebenholz, in dem er seine Instrumente aufbewahrte, und hieß mich ihm folgen. Das bedeutete eine unverdiente Ehre für mich, um die mich sogar ein königlicher Arzt beneidet hätte, und ihr entsprechend trat ich auf.

»Erst muß ich die Sicherheit meiner Hand erproben«, sagte Ptahor. »Wir beginnen damit, hier ein paar Schädel zu öffnen, damit wir sehen, wie die Arbeit vonstatten geht.« Seine Augen waren wässerig, und seine Hände zitterten ein wenig. Wir gingen in den Krankensaal hinüber, in dem die Unheilbaren, die Gelähmten und die Patienten mit Kopfverletzungen lagen. Ptahor untersuchte einige von ihnen und wählte einen alten Mann, für den der Tod eine Befreiung bedeutet hätte, und einen starken Sklaven, der die Sprache verloren hatte und seine Glieder nicht mehr bewegen konnte, weil sein Kopf bei einer Straßenprügelei mit einem Stein eingeschlagen worden war. Beide erhielten ein Betäubungsmittel und wurden in das Operationszimmer übergeführt und gereinigt. Ptahor wusch seine Instrumente selbst und läuterte sie im Feuer.

Meine Aufgabe bestand darin, den beiden Patienten mit dem

feinsten Messer die Häupter kahl zu schaben. Alsdann wurde der Kopf nochmals gewaschen und gesäubert und die Haut mit einer betäubenden Salbe eingerieben. Jetzt konnte Ptahor ans Werk gehen. Erst schnitt er die Kopfhaut des Greises auf und schob sie zur Seite, ohne sich um die reichliche Blutung zu kümmern. Dann machte er mit einem groben, rohrförmigen Bohrer geschickt ein Loch in das entblößte Scheitelbein und zog das lose Knochenstück heraus. Der Greis begann zu jammern, und sein Gesicht färbte sich blau.

»Ich finde keinen Fehler in seinem Schädel«, sagte Ptahor, drückte das Knochenstück wieder an seinen Platz, nähte die Haut mit einigen Stichen zu und verband den Kopf, worauf der Alte sein Leben aushauchte.

»Meine Hände scheinen ein wenig zu zittern«, bemerkte Ptahor. »Vielleicht bringt mir einer von den jungen Leuten einen Becher Wein.« Unter den Zuschauern befanden sich, außer den Lehrern aus dem Hause des Lebens, alle jene Schüler, die Kopfärzte werden wollten. Nachdem Ptahor seinen Wein erhalten hatte, widmete er seine Aufmerksamkeit dem Sklaven, der festgebunden dasaß und trotz des betäubenden Trankes zornig um sich blickte. Ptahor gebot, ihn noch fester anzubinden, und sein Kopf wurde an einem Schädelgestell befestigt, das selbst ein Riese nicht zu verrücken vermocht hätte. Ptahor öffnete dem Manne die Kopfhaut, und diesmal achtete er genau auf die Blutung. Die Adern am Rande der Kopfhaut wurden mit Feuer behandelt, damit sie sich schlossen, und das Blut wurde mit Medikamenten gestillt. Dies mußten die anderen Ärzte besorgen, denn Ptahor wollte seine Hände nicht ermüden. Allerdings gab es im Hause des Lebens wie üblich einen Blutstiller, einen ungebildeten Mann, der nur durch seine bloße Anwesenheit jede Blutung in kurzer Zeit stillte. Ptahor aber wollte eine Vorlesung halten und gleichzeitig die Kräfte des Blutstillers für den Pharao sparen.

Nachdem Ptahor die Schädeldecke gereinigt hatte, zeigte er allen Anwesenden die Stelle, wo der Knochen eingedrückt worden war. Unter Verwendung eines Bohrers, einer Säge und einer Zange löste er ein faustgroßes Stück aus der Hirnschale und zeigte wiederum allen, wie sich zwischen den weißen Gehirnwindungen geronnenes Blut gesammelt hatte. Mit äußerster Vorsicht entfernte er das Blut, Körnchen um Körnchen, und zog einen in die Gehirnmasse eingedrungenen Knochensplitter heraus. Die Operation dauerte geraume Zeit, so daß jeder Schüler Gelegenheit fand, Ptahors Arbeitsweise zu verfolgen und sich das Aussehen eines lebenden Gehirns im Gedächtnis einzuprägen. Alsdann schloß Ptahor die Öffnung mit einer im Feuer geläuterten Silberplatte, die inzwischen nach dem herausgenommenen Knochenstück geformt worden war, und befestigte sie mit kleinen Stiften an der Schädeldecke. Er nähte die Wunde zu, verband sie und sagte: »Wecket den Mann!« Der Patient hatte nämlich schon längst das Bewußtsein verloren.

Der Sklave wurde von seinen Fesseln befreit, man goß ihm Wein durch die Kehle und ließ ihn an starken Arzneien riechen. Nach einer Weile setzte er sich auf und brach in Flüche aus. Es war ein Wunder, an das man nicht hätte glauben können, ohne es selbst erlebt zu haben, denn vor der Schädelbohrung konnte der Mann weder reden noch seine Glieder bewegen. Diesmal aber brauchte ich nicht nach dem »Warum?« zu fragen, denn Ptahor erklärte von selbst, daß das eingedrückte Schädelbein und der Bluterguß ins Gehirn diese Symptome hervorgerufen hätten.

»Wenn er nicht binnen drei Tagen stirbt, kann er als geheilt betrachtet werden«, bemerkte Ptahor, »und nach zwei Wochen kann er bereits den Mann verprügeln, der ihm mit dem Stein den Schädel zertrümmert hat. Und ich glaube nicht, daß er stirbt.«

Dann dankte er freundlich allen, die ihm behilflich gewesen waren, und nannte dabei auch mich, obwohl ich ihm nur die jeweils benötigten Instrumente gereicht hatte. Ich ahnte ja nicht, in welcher Absicht er mir diese Aufgabe anvertraut hatte. Als er mir seinen Ebenholzschrein übergab, hatte er mich zu seinem Gehilfen im Palast des Pharao ausersehen. Ich hatte ihm nun bei zwei Operationen die Instrumente gereicht, und deshalb war ich ein Sachverständiger, von dem er bei einer Schädelbohrung mehr Nutzen hatte als von den königlichen Ärzten. Doch das verstand ich nicht und geriet daher außer mir vor Staunen, als er sagte: »Nun dürften wir reif sein, den königlichen Schädel aufzubohren. Bist du bereit, Sinuhe?«

So kam es, daß ich mich in meinem schlichten Ärztemantel in die königliche Sänfte neben Ptahor setzen durfte. Der Blutstiller mußte sich mit einer der Tragstangen als Sitzgelegenheit begnügen. Die Sklaven des Pharao eilten in so ebenmäßigem Laufe zum Kai, daß die Sänfte nicht im geringsten schwankte. Am Ufer erwartete uns das königliche Schiff des Pharao, dessen Ruderer ausgewählte Sklaven waren und in einem Takte ruderten, daß das Schiff mehr über das Wasser zu fliegen als zu gleiten schien. Von der Landungsbrücke des Pharao wurden wir rasch in das goldene Haus getragen, und ich wunderte mich nicht über diese Eile, denn längs den Straßen Thebens marschierten bereits Soldaten, die Tore wurden geschlossen, und die Kaufleute schleppten ihre Waren in die Lagerhäuser und schlossen Türen und Fensterläden. Aus all dem konnte man erkennen, daß der große Pharao bald sterben werde.

Viele Leute aus dem Volke und auch Vornehme hatten sich vor den Mauern des goldenen Hauses versammelt. Selbst am verbotenen Ufer wimmelte es von Schiffen. Man sah hölzerne Ruderfahrzeuge der Reichen und mit Pech verdichtete Binsenboote der Armen. Als das Volk uns entdeckte, ging ein Flüstern durch die Menge, ähnlich dem Rauschen ferner Wasser, und von Mund zu Mund verbreitete sich die Kunde von der Ankunft des königlichen Schädelbohrers. Da streckten alle ihre Hände in Trauerstellung empor, und ihr Jammern und ihr Klagen begleitete uns zum Palast hinauf, denn jedermann wußte, daß noch kein Pharao nach der Schädelbohrung den dritten Sonnenaufgang erlebt hatte.

Wir wurden durch das Lilientor in die königlichen Gemächer geführt. Vornehme Hofleute waren unsere Diener und verbeugten sich bis zum Boden vor Ptahor und mir, denn wir trugen den Tod in unseren Händen. Man hatte in aller Eile ein Reinigungszimmer für Ptahor und mich eingerichtet, doch nachdem Ptahor einige Worte mit dem Leibarzt gewechselt hatte, hob er die Hände zum Zeichen der Trauer und vollzog gleichgültig die Reinigungszeremonien. Das heilige Feuer wurde hinter uns hergetragen, während wir durch eine Flucht von prachtvollen königlichen Gemächern zum Schlafzimmer des Pharao schritten.

Der große König ruhte auf seinem Lager unter einem goldenen Baldachin. Die Pfeiler seines von Löwen getragenen Bettes stellten Schutzgötter dar. Aller Zeichen seiner Macht entkleidet, ruhte er aufgedunsen, nackten Leibes, zerfallen und bewußtlos. Das magere Greisenhaupt hatte er zur Seite geneigt und röchelte schwer, während der Speichel aus dem erschlafften Mundwinkel floß. So vergänglich und schattenhaft sind irdische Macht und Ehre, daß ein Pharao nicht zu unterscheiden ist von einem sterbenden Greise in der Empfangshalle im Hause des Lebens. Aber an den Wänden seines Gemaches sah man ihn noch immer in seinem königlichen Wagen, von schnellen, federbuschgeschmückten Pferden gezogen. Sein starker Arm spannte den Bogen, und durchbohrt von seinen Pfeilen sanken die Löwen tot zu Boden. Die Wände seines Gemaches leuchteten in Rot, Gold und Blau. Die Verzierung des Fußbodens bildeten schwimmende Fische, fliegende Wildenten mit rauschenden Flügelschlägen und im Winde wehendes Schilf.

Wir verbeugten uns bis zum Boden vor dem sterbenden Pharao. Jeder, der den Tod kennt, wußte, daß Ptahors Kunst vergeblich sein würde. Doch seit jeher pflegte man als letzten Ausweg den Schädel des Pharao zu öffnen, falls er nicht eines natürlichen Todes sterben konnte. So sollte es auch jetzt geschehen, und wir gingen ans Werk. Ich öffnete den Ebenholzschrein, reinigte noch einmal die Messer, Bohrer und Zangen im Feuer und reichte Ptahor das heilige Steinmesser. Der Leibarzt hatte bereits den Kopf des Pharao geschoren und gewaschen, und Ptahor befahl dem Blutstiller, sich auf den Rand des Bettes zu setzen und den Kopf des Pharao in seinen Schoß zu nehmen.

Da trat die große königliche Gemahlin Teje ans Lager und verwehrte es ihm. Bis jetzt hatte sie, unbeweglich wie ein Götzenbild, an der Wand gestanden, die Arme zum Zeichen der Trauer erhoben. Hinter ihr standen der junge Thronerbe Amenophis und seine Schwester Baketamon, doch hatte ich es bis jetzt nicht gewagt, meine Blicke zu ihnen zu erheben. Jetzt, da die Verwirrung im Zimmer entstand, erkannte ich sie nach den königlichen Bildern des Tempels. Der Thronerbe stand in meinem Alter, doch war er von höherem Wuchs als ich. Er trug sein Haupt aufrecht, schob das stark entwickelte Kinn vor und hielt die Augen fest geschlossen. Seine Glieder waren krankhaft schmächtig, und seine Augenlider und Kiefermuskeln zitterten. Die Prinzessin Baketamon besaß regelmäßige vornehme Züge und große längliche Augen. Ihr Mund und ihre Wangen waren orangefarbig bemalt, und ihr Gewand aus königlichem Leinen ließ ihre göttliche Gestalt durchscheinen. Aber eindrücklicher als diese beiden wirkte die erhabene Königsgemahlin Teje, obgleich sie klein von Wuchs und im Laufe der Jahre rundlich geworden war. Ihre Haut war sehr dunkel, und ihre Backenknochen standen breit hervor. Es wurde behauptet, daß sie ursprünglich ein einfaches Weib aus dem Volke war und daß Negerblut in ihren Adern fließe, doch kann ich mich hierüber nicht äußern, weil ich es nur von andern vernommen habe. Dagegen weiß ich, daß ihre Augen klug, furchtlos und scharf waren und ihre Haltung Macht verriet, trotzdem ihre Eltern keine Ehrentitel in den Schriften trugen. Als sie die Hand bewegte und den Blutstiller ansah, schien er nicht mehr als ein Staubkorn unter ihren breiten dunkelbraunen Füßen zu sein. Ich verstand sie gut, denn der Blutstiller war ein Ochsentreiber niederer Herkunft, der weder schreiben noch lesen konnte. Er stand da, mit gebeugtem Haupt und hängenden Armen, mit offenem Munde und dummstolzem Gesichtsausdruck. Er besaß weder Begabung noch Verstand, aber er hatte die Fähigkeit, durch seine bloße Anwesenheit Blutungen zu stillen, und deshalb hatte man ihn von seinem Pflug und seinen Ochsen weggeholt und im Tempel angestellt. Allen Reinigungsmitteln zum Trotz haftete der Geruch von Ochsenmist noch immer an ihm, und er vermochte nicht zu erklären, woher seine Fähigkeit stammte. Er besaß sie einfach, wie ein Edelstein sich oft in einem Klumpen Kies verbirgt, und diese Gabe kann weder durch Studien noch durch geistige Übungen erworben werden.

»Ich gestatte nicht, daß er den Gott berührt«, sprach die große königliche Gemahlin. »Wenn nötig, werde ich selbst das Haupt des Gottes halten.«

Ptahor machte Einwände und erklärte, daß die Verrichtung blutig und unangenehm sein werde. Dessenungeachtet setzte sich die große königliche Gemahlin auf den Rand des Bettes und hob mit äußerster Behutsamkeit das Haupt ihres sterbenden Gemahls in ihren Schoß, ohne sich darum zu kümmern, daß der Speichel aus seinem Munde auf ihre Hände tropfte.

»Er ist mein«, sprach die Königin, »und kein anderer soll ihn berühren. Aus meinem Schoße mag er in das Land des Todes eingehen.«

»Er, der Gott, wird das Schiff der Sonne besteigen und geradewegs in das Land der Seligen segeln«, sagte Ptahor und schlitzte des Königs Kopfhaut mit dem Steinmesser auf. »Von der Sonne ist er geboren, und zur Sonne wird er wiederkehren, und alle Völker werden von Ewigkeit zu Ewigkeit seinen Namen preisen.

Bei Seth und allen Teufeln, was trödelt denn der Blutstiller dort?« Er plauderte absichtlich allerlei belangloses Zeug, um die Gedanken der königlichen Gemahlin von der Operation abzulenken, wie jeder geschickte Arzt immer zu einem Patienten spricht, dem er Schmerzen verursacht. Mit den letzten Worten aber fauchte er den Blutstiller an, der mit schläfrig gesenkten Lidern am Torpfosten lehnte, denn aus dem Haupte des Pharao begann dickflüssiges Blut hervorzuquellen und in den Schoß der königlichen Gemahlin zu fließen, so daß sie zusammenzuckte und ihr Gesicht sich gelblichgrau verfärbte. Der Blutstiller erwachte aus seinen Gedanken. Vielleicht hatte er an seine Ochsen und Bewässerungskanäle gedacht, nun aber entsann er sich seines Berufes, trat näher, blickte den Pharao an und hob die Hände. Die Blutung hörte augenblicklich auf, und ich wusch und reinigte den Kopf.

»Verzeih«, sagte Ptahor und nahm den Bohrer aus meiner Hand. »Zur Sonne gewiß, geradenwegs zu seinem Vater wird er im goldenen Schiffe segeln. Ammon segne ihn.« Während Ptahor so vor sich hin redete, drehte er mit raschen, gewandten Bewegungen den Bohrer zwischen seinen Händen, der knirschend in den Knochen eindrang. Da schlug der Thronerbe die Augen auf, trat einen Schritt näher heran und sprach mit zuckendem Gesichte: »Nicht Ammon, sondern Rê-Harachte möge ihn segnen, und Aton sei seine Offenbarung.« Ich hob ehrfürchtig meine Hände, obgleich ich nicht verstand, wovon er sprach. Wer hätte auch all die tausend Götter Ägyptens kennen können? Am wenigsten ein geweihter Priester Ammons, dessen heilige Dreieinigkeiten und Neunfältigkeiten ihm genügend Kopfzerbrechen bereiteten.

»Ja gewiß, Aton«, murmelte Ptahor beschwichtigend. »Warum nicht Aton? Meine Zunge wird sich versprochen haben.« Wieder nahm er sein Steinmesser und den Hammer mit dem Stiel aus Ebenholz und begann mit leichten Schlägen das

Knochenstück zu lösen. »Tatsächlich, ich entsinne mich, daß er in seiner göttlichen Weisheit Aton einen Tempel errichten ließ. Geschah es nicht kurz nach der Geburt des Prinzen, oder wie, schöne Teje? So – nur noch ein klein wenig Geduld!« Er schielte besorgt zu dem Thronfolger hin, der mit geballten Fäusten und zuckendem Gesichte am Bette stand. »Eigentlich würde ein Schluck Wein meine Hand festigen und sicher auch dem Prinzen nicht schlecht bekommen. Nach diesen Anstrengungen würde es sich wahrhaftig lohnen, sogar das Siegel eines königlichen Kruges zu brechen!« Ich reichte ihm die Zange, und er riß das gelöste Knochenstück von dem auf den Knien der Königin ruhenden Haupte, daß es nur so knirschte. »Leuchte mir ein wenig, Sinuhe!«

Ptahor stieß einen Seufzer der Erleichterung aus, denn das Schlimmste war vorüber. Auch ich seufzte instinktiv, und es war, als hätte sich dasselbe Gefühl auf den Pharao übertragen, denn seine Glieder bewegten sich, der Atem ging ruhiger, und er schien in noch tiefere Bewußtlosigkeit zu versinken. Beim klaren Scheine des Lichtes betrachtete Ptahor eine Weile nachdenklich das Gehirn des Pharao, das entblößt in der geöffneten Hirnschale lag. Die zuckende Hirnmasse war graublau.

»Hm«, meinte Ptahor grüblerisch. »Was getan ist, ist getan. Möge Aton das übrige besorgen, denn dies ist Sache der Götter und nicht der Menschen.« Leicht und behutsam legte er das Knochenstück wieder an seinen Platz, strich Leim in die Fuge, zog die Kopfhaut zurecht und verband die Wunde. Die königliche Gemahlin legte das Haupt des Sterbenden an eine aus kostbarem Holz geschnitzte Genickstütze und blickte Ptahor an. Das Blut in ihrem Schoße war getrocknet, doch sie schenkte ihm keine Beachtung. Ptahor begegnete ihrem furchtlosen Blick und sprach, ohne sich vor ihr zu verbeugen, mit leiser Stimme: »Er wird bis zum Morgengrauen leben, falls sein Gott es ihm gestattet.«

Dann hob er die Hände zum Zeichen der Trauer, und ich folgte seinem Beispiel. Doch als Ptahor dann die Hände zum Ausdruck der Teilnahme hob, wagte ich nicht, ihn nachzuahmen, denn wer war ich, daß ich Mitleid mit den Königlichen hätte zeigen dürfen. Ich reinigte die Werkzeuge im Feuer und legte sie in den Ebenholzschrein zurück.

»Du wirst große Geschenke erhalten«, sagte die erhabene königliche Gemahlin und gab uns mit der Hand zu verstehen, daß wir entlassen seien.

In dem königlichen Saale stand eine Mahlzeit für uns bereit, und Ptahor sah erfreut die vielen Weinkrüge. Nachdem er die Siegel genau studiert hatte, ließ er einen der Krüge öffnen, und Sklaven gossen Wasser über unsere Hände.

Als man uns allein gelassen hatte, wagte ich Ptahor über Aton auszufragen, denn ich wußte wirklich nicht, daß Amenophis der Dritte auch einem Gotte dieses Namens einen Tempel zu Theben hatte bauen lassen. Ptahor erklärte, daß Rê-Harachte der Familiengott der achtzehnten Dynastie sei, weil der größte der Kriegerkönige, Thutmosis der Erste, einst in der Wüste bei der Sphinx einen Traum hatte, in dem sich jener Gott ihm offenbarte und ihm prophezeite, daß er eines Tages die Doppelkrone beider Reiche tragen werde, obschon Thutmosis zu jener Zeit nicht die geringsten Aussichten zu haben schien, Herrscher zu werden. Es gab nämlich zu viele Thronerben, die vor ihm an der Reihe waren. Dies entsprach der Wahrheit, denn Ptahor hatte selbst in den Tagen seiner jugendlichen Torheit eine Reise zu den Pyramiden unternommen und mit eigenen Augen den Tempel gesehen, den Thutmosis, zum Andenken an dieses Ereignis, zwischen den Tatzen der Sphinx hatte errichten lassen. Er sah auch die Tafel, auf welcher der König seine Offenbarung schilderte. Vor allen andern Gottheiten Ägyptens verehrte seither dieser Pharao und sein Geschlecht den Rê-Harachte, der seinen Sitz in Heliopolis im unteren Reiche hatte und der sich als Aton offenbarte.

Dieser Aton war ein uralter Gott, älter als Ammon, doch war er vergessen gewesen, bis Teje, die große Gemahlin unseres sterbenden Königs, nach einem Besuche in Heliopolis, wo sie zu Aton gebetet hatte, einen Sohn gebar. Deshalb errichtete man Aton später auch in Theben einen Tempel, obschon er eigentlich von niemand anderem als den Mitgliedern der königlichen Familie besucht wurde. Aton war dort in der Gestalt eines Stieres, der die Sonne zwischen seinen Hörnern trug, dargestellt. Auch Horus war auf dem Bilde als Falke zu sehen.

»Infolgedessen ist der Thronerbe ein göttlicher Sohn dieses Aton«, erklärte Ptahor und nahm einen Schluck Wein. »Es geschah ja im Tempel Rê-Harachtes, daß die königliche Gemahlin eine Offenbarung hatte, worauf sie einen Sohn gebar. Von dort brachte sie auch einen besonders ehrgeizigen Priester mit, an dem sie Gefallen fand. Sein Name ist Eje, und er verstand es so einzurichten, daß seine Frau Amme beim Thronerben wurde. Er besitzt nämlich eine Tochter namens Nofretete, die an derselben Brust wie der Thronerbe gesogen und als Kind im Palaste an Schwester Statt mit ihm gespielt hatte. Du kannst wohl ahnen, was daraus werden wird.« Ptahor trank von neuem, seufzte und sagte: »Ah, für einen alten Mann gibt es nichts Herrlicheres, als Wein zu trinken und über Dinge zu reden, die ihn nichts angehen. Ja, mein Sohn Sinuhe, wenn du wüßtest, wie viele Geheimnisse hinter dem Stirnbein des alten Schädelbohrers ruhen! Vielleicht verbergen sich dort sogar königliche Geheimnisse, und mancher fragt sich wohl erstaunt, warum nie ein lebender Knabe im Frauenhause des Palastes geboren wurde; denn das widerspricht allen Gesetzen der Heilkunst. Auch er, der jetzt mit geöffnetem Schädel dort drinnen ruht, war in den Tagen seiner Kraft und seiner Freude kein Verächter eines guten Bechers. Er war ein großer Jäger, der im Laufe seines Lebens tausend Löwen und fünfhundert Auerochsen gefällt hat, doch wie viele Jungfrauen er hinter seinem Bettvorhang zu Fall gebracht hat, das können wohl nicht einmal die Wächter des Frauenhauses zählen. Und trotzdem besitzt er nur von der königlichen Teje einen Sohn.«

Ich begann unruhig zu werden, denn auch ich hatte Wein getrunken. Deshalb seufzte ich und betrachtete den grünen Stein an meinem Finger. Ptahor aber fuhr unerbittlich fort: »Seine große königliche Gemahlin fand er, der jetzt dort drinnen liegt, auf einer Jagdreise. Man behauptet, daß Teje damals bloß eine Vogelfängerin im Schilfe des Nils war, doch der König machte sie um ihrer Klugheit willen zu seinesgleichen, und auch ihren einfachen Eltern zollte er Achtung und füllte ihr Grab mit den kostbarsten Geschenken. Teje hatte nichts gegen seine Leidenschaft, solange die Nebenfrauen keine Knaben gebaren. Hierin war sie von einem fast unglaublichen Glück begünstigt. Doch wenn er, der dort drinnen ruht, auch das Zepter und die Geißel in seiner Hand trug, so war es doch die große königliche Gemahlin, die diese Hand und diesen Arm führte. Als der König sich aus Staatsgründen mit der Tochter des Königs von Mitani vermählte, um für alle Zeiten Kriege in Naharina zu verhindern, überzeugte ihn Teje, daß die Prinzessin an Stelle eines Leibes, nach dem des Mannes Verlangen steht, einen Ziegenhof habe und daß sie nach einer Ziege rieche. So erzählt man wenigstens, und diese Prinzessin wurde übrigens später wahnsinnig.«

Ptahor schielte auf mich, sah sich rasch um und fügte hinzu: »Doch sollst du, Sinuhe, diesen Geschichten keinen Glauben schenken, denn sie stammen von böswilligen Schwätzern, und ein jeder kennt die Milde und Weisheit der großen königlichen Gemahlin und auch ihre Gabe, fähige Männer um sich und den Thron zu versammeln. So ist es!«

Alsdann sagte er: »Führe mich, mein Sohn Sinuhe, denn ich bin ein alter Mann, und meine Füße sind schwach.« Ich geleitete ihn an die frische Luft hinaus, die Nacht war herabgesunken, und im Osten flammten die Lichter Thebens über der roten Glut des Himmels. Ich hatte Wein getrunken und fühlte das Fieber Thebens von neuem in meinem Blute brennen, während die Blumen im Garten dufteten und die Sterne blinkten.

»Ptahor«, sagte ich, »mich dürstet nach Liebe, wenn die Lichter Thebens die Finsternis der Nacht erhellen.«

»Es gibt keine Liebe«, erklärte Ptahor bestimmt. »Ein Mann ist traurig, wenn er kein Weib besitzt, mit dem er schlafen kann. Doch wenn er mit einem Weib geschlafen hat, ist er noch trauriger als zuvor. So ist es, und so wird es bleiben.«

»Warum?« fragte ich.

»Das wissen selbst die Götter nicht«, sagte Ptahor. »Sprich nicht von Liebe zu mir, sonst öffne ich dir deinen Schädel. Ich tue es umsonst und ohne um das kleinste Geschenk zu bitten, denn dadurch erspare ich dir viel Kummer.«

Da hielt ich es für das Beste, die Pflichten eines Sklaven zu übernehmen. Ich nahm ihn in meine Arme und trug ihn in das Zimmer, das uns angewiesen worden war. Er war so klein und so alt, daß ich ihn ohne jede Anstrengung tragen konnte. Als ich ihn aufs Bett legte, schlief er sofort ein, nachdem er noch vergeblich nach einem Weinbecher getastet hatte. Ich deckte ihn mit weichen Fellen zu, denn die Nacht war kalt. Dann ging ich wieder auf die Blumenterrasse hinaus, denn ich war noch jung, und die Jugend sehnt sich nicht nach Schlaf in der Todesnacht des Königs.

Bis zur Terrasse hinauf drang das Gemurmel der Menschen, die vor den Mauern des Palastes übernachteten, wie fernes Windesrauschen im Schilfe.

Ich wachte beim Duft der Blüten, und die Lichter Thebens leuchteten grellrot am östlichen Himmel, und ich entsann mich zweier Augen, die grün wie die Wasser des Nils in der Sommerhitze waren, bis ich plötzlich merkte, daß ich mich nicht allein auf der Terrasse befand.

Schmal war des Mondes Sichel, blaß und flackernd das Licht der Sterne, so daß ich nicht zu unterscheiden vermochte, ob ein Mann oder ein Weib sich mir näherte. Aber jemand trat an mich heran und versuchte, mir ins Gesicht zu sehen, um mich zu erkennen. Ich bewegte mich, und eine kindlich schrille, befehlende Stimme fragte: »Du bist es also, und ganz allein?« Da erkannte ich den Thronerben an der Stimme und an der schmächtigen Gestalt und verneigte mich vor ihm zu Boden und wagte nichts zu sagen. Doch er stieß mich ungeduldig mit dem Fuß und sagte: »Steh auf und benimm dich nicht einfältig! Niemand sieht uns, und du brauchst dich also nicht vor mir zu verneigen. Spare deine Verbeugung für den Gott, dessen Sohn ich bin, denn es gibt nur einen Gott, und alle anderen sind seine Offenbarungsformen, weißt du das?« Ohne eine Antwort abzuwarten, sann er eine Weile nach und fügte dann hinzu: »Alle anderen Götter, außer vielleicht Ammon, aber er ist ein falscher Gott.«

Ich machte eine abwehrende Handbewegung und sagte: »Oh!«, um zu zeigen, daß ich solche Reden fürchtete.

»Ach, laß sein!« sagte er. »Ich sah dich neben meinem Vater stehen und dem halbverrückten Ptahor Messer und Hammer reichen. Deshalb nannte ich dich den ›Einsamen‹. Meine Mutter aber gab Ptahor den Beinamen ›der alte Affe‹. Diese Namen werdet ihr tragen, falls ihr sterben müßt, bevor ihr den Palast verlasset. Deinen Namen habe ich selbst ausgeklügelt.«

Ich dachte, daß er tatsächlich krank und verrückt sein mußte, um solche sinnlosen Reden zu führen; aber auch Ptahor hatte gesagt, daß wir sterben müßten, falls der Pharao stürbe, und der Blutstiller hatte es geglaubt. Deshalb begannen mich die nachwachsenden Haare auf meinem Kopf zu kitzeln, und ich hob abwehrend die Hand, denn ich wollte nicht sterben.

Neben mir atmete der Thronfolger unregelmäßig und keuchend, seine Hände bewegten sich, und er murmelte vor sich hin. »Ich bin unruhig«, sagte er, »ich möchte anderswo als hier sein.

Mein Gott wird sich mir offenbaren, ich weiß es, aber ich fürchte mich. Bleib bei mir, Einsamer, denn der Gott in seiner Kraft zermalmt meinen Leib und läßt meine Zunge erkranken, wenn er sich mir offenbart.«

Ich begann zu zittern, denn ich glaubte, daß er krank sei und irre rede. Doch er sagte in befehlendem Ton: »Komm!« Deshalb folgte ich ihm. Er führte mich von der Terrasse hinunter, an dem königlichen See vorbei, und hinter den Mauern vernahmen wir das Flüstern des trauernden Volks als ein düsteres Gemurmel. Ich hatte große Angst, denn Ptahor hatte gesagt, daß wir vor dem Tode des Königs das Gebiet des Palastes nicht verlassen dürften, aber ich konnte dem Thronerben doch nicht widersprechen.

Er ging mit gespanntem Leib und ruckartig gleitenden Schritten, so daß ich mich anstrengen mußte, um ihm zu folgen. Er trug nur ein Lendentuch, und der Mond schien auf seine helle Haut, seine schlanken Beine und seine Oberschenkel, die breit wie die eines Weibes waren. Der Mond beleuchtete seine abstehenden Ohren und sein Antlitz, das gequält schien, als folge er einem Gesichte, das kein anderer sehen konnte.

Als wir am Ufer standen, sagte er: »Wir nehmen ein Boot. Ich muß mich nach Osten begeben, um meinem Vater zu begegnen.« Ohne Wahl bestieg er das erste Fahrzeug, ein Binsenboot, und ich folgte ihm. Wir begannen über den Strom zu rudern, und niemand verfolgte uns, obwohl wir das Boot gestohlen hatten. Die Nacht war voller Unruhe, und viele Boote waren auf dem Strom, und immer stärker leuchtete vor uns am Himmel der rote Widerschein der Lichter Thebens. Als wir das Ufer erreichten, ließ er das Boot treiben und schritt, ohne sich umzusehen, vorwärts, als hätte er diesen Weg schon manches Mal zuvor beschritten. Da mir nichts anderes übrigblieb, folgte ich ihm mit angsterfülltem Herzen. Auch andere Leute waren auf den Beinen, und die Wächter riefen uns nicht an, denn Theben wußte schon, daß der König in dieser Nacht sterben werde.

Er ermüdete sich selbst mit seinem raschen Gange, und ich staunte über die Ausdauer seines schwachen Leibes, denn obgleich die Nacht bitter kalt war, rann mir der Schweiß über den Rücken, während ich ihm folgte. Die Sterne wechselten ihre Stellung, und der Mond ging unter. Er aber ging immer weiter, und wir stiegen aus dem Tale in die unbebaute Wüste und ließen Theben hinter uns, und vor uns ragten die drei Berge des Ostens, die Wächter Thebens, schwarz zum Himmel. Ich grübelte im stillen darüber nach, woher eine Sänfte für den Rückweg zu bekommen wäre, denn ich ahnte, daß es ihm seine Kräfte nicht erlauben würden, zu Fuß zurückzukehren.

Schließlich setzte er sich keuchend in den Sand und sagte ängstlich: »Halte meine Hände, Sinuhe, denn sie zittern, und mein Herz klopft. Die Stunde naht, denn die Welt ist öde, und auf Erden gibt es niemand außer dir und mir, doch wohin ich gehe, darfst du mir nicht folgen. Dennoch will ich nicht allein bleiben.«

Ich griff nach seinen Handgelenken und fühlte seinen ganzen schweißbedeckten Körper zucken. Die Welt um uns war wüst und leer, und irgendwo in weiter Ferne heulte, todverkündend, ein Schakal. Die Sterne verblaßten nach und nach, und die Luft verfärbte sich ins Bleierne. Da schüttelte er plötzlich meine Hände ab, erhob sich und wandte das Gesicht gen Osten, den Bergen zu.

»Der Gott erscheint!« sprach er leise, und sein kränkliches Gesicht strahlte voller Andacht. »Der Gott erscheint!« wiederholte er mit stärkerer Stimme. »Der Gott erscheint!« rief er in die Wüste hinaus, und ringsum ward es heller, und die Berge vor uns flammten golden im Sonnenaufgang. Da schrie er gellend auf und sank bewußtlos um. Durch seine Glieder lief ein Zucken, sein Mund bewegte sich, und seine Füße wirbelten den Sand auf. Ich aber fürchtete mich nicht länger, denn ähnliche Rufe hatte ich bereits im Hause des Lebens vernommen und wußte daher wohl, was ich zu tun hatte. Ich besaß kein Holzstück, das ich zwischen seine Kiefer hätte schieben können, deshalb riß ich ein Stück von meinem Lendentuche ab, rollte den Stoff zusammen, steckte ihn in seinen Mund und begann seine Glieder zu reiben. Ich wußte, daß er beim Erwachen krank und verwirrt sein würde, und blickte mich daher hilfesuchend um, aber Theben lag weit hinter uns, und in der Nähe war nicht die kleinste Hütte zu entdecken.

Im selben Augenblick flog ein Falke schreiend vorüber. Er tauchte gerade aus der strahlend aufgehenden Sonne empor und beschrieb einen hohen Bogen über uns. Dann senkte er sich, und es sah aus, als hätte er sich auf der Stirn des Thronfolgers niederlassen wollen. Ich war so überrascht, daß ich instinktiv das heilige Zeichen Ammons schlug. Vielleicht hatte der Prinz mit seinem Gotte Horus gemeint, und vielleicht offenbarte sich uns dieser in seiner Falkengestalt. Der Prinz stöhnte, und ich beugte mich über ihn, um ihm zu helfen. Als ich den Kopf von neuem hob, sah ich, daß der Falke Menschengestalt angenommen hatte. Vor mir stand im Strahlenschein der aufgehenden Sonne, schön wie ein Gott, ein junger Mann. Er trug einen Speer in der Hand und um die Schultern das grobe Achseltuch der Armen. Wohl glaubte ich nicht an die Götter, aber der Sicherheit halber verneigte ich mich bis zum Boden vor ihm.

»Was ist los?« fragte er in der Mundart des unteren Landes und wies auf den Thronfolger. »Ist der Jüngling krank?«

Ich schämte mich, erhob mich auf die Knie und grüßte wie gebräuchlich. »Falls du ein Räuber bist«, sagte ich, »wirst du von uns keine große Beute erhalten, aber ich habe einen Kranken bei mir, und vielleicht werden dich die Götter segnen, wenn du uns hilfst.«

Er stieß einen Schrei aus, der dem eines Falken glich, und hoch aus den Lüften stürzte plötzlich wie ein Stein ein Falke herab und setzte sich auf seine Schulter. Ich hielt es für gegeben, auch weiterhin vorsichtig aufzutreten, falls er trotz allem ein Gott, wenn auch nur einer von den unbedeutenden Göttern, sein sollte. Deshalb nahm ich einen ehrfürchtigen Ton an, als ich ihn höflich nach seinem Namen, seiner Herkunft und seinem Ziele befragte.

»Ich bin Haremhab, des Falken Sohn«, erwiderte er stolz. »Meine Eltern sind zwar nur einfache Leute, aber bei meiner Geburt wurde prophezeit, daß ich einst über viele befehlen werde. Der Falke flog vor mir her, deshalb bin ich hier, nachdem ich kein Nachtquartier in der Stadt finden konnte. In Theben fürchtet man sich nach Anbruch der Dunkelheit vor Speeren. Meine Absicht aber ist, als Krieger in den Dienst des Pharao zu treten, denn man behauptet, der Pharao sei krank, und wenn dem so ist, wird er, denke ich, Verwendung für starke Arme zum Schutze seiner Macht haben.«

Sein Leib war stattlich wie der eines jungen Löwen, und seine Augen schossen Blitze wie fliegende Pfeile. Ich dachte voller Neid, daß manche Frau zu ihm sagen würde: »Schöner Knabe, willst du mich in meiner Einsamkeit ergötzen?«

Der Thronfolger wimmerte, tastete mit den Händen über sein Gesicht und verdrehte seine Beine. Ich nahm den Fetzen aus seinem Munde und wünschte Wasser zu haben, um ihn zu erquikken.

Haremhab betrachtete ihn neugierig und fragte unbewegt: »Liegt er im Sterben?«

»Nein«, entgegnete ich ungeduldig. »Er leidet an der heiligen Krankheit.«

Haremhab sah mich an und umklammerte seinen Speer. »Du brauchst mich nicht zu verachten«, sagte er, »obwohl ich barfuß gehe und noch arm bin. Ich kann einiges schreiben und Geschriebenes lesen, und ich werde eines Tages über viele befehlen. Welcher Gott ist in den da gefahren?«

Das Volk glaubt nämlich, daß ein Gott aus jenen spricht, die an der heiligen Krankheit leiden, daher seine Frage.

»Er hat seinen eigenen Gott«, erklärte ich. »Ich glaube, er ist ein bißchen irrsinnig. Wenn er wieder zu sich kommt, hilfst du mir vielleicht, ihn bis zur Stadt zu tragen. Dort werde ich eine Sänfte finden, um ihn nach Hause zu bringen.«

»Er friert«, sagte Haremhab, zog seinen Mantel aus und breitete ihn über den Thronfolger. »Die Morgenluft ist kalt in Theben, doch mich hält mein eigenes Blut warm. Außerdem kenne ich viele Götter und könnte dir manche nennen, die mir beigestanden sind. Mein eigener, besonderer Gott aber ist Horus. Der Junge da ist sicher ein Kind reicher Eltern, denn seine Haut ist weiß und dünn, und seine Hände haben noch nie eine Arbeit verrichtet. Und wer bist du selber?«

Er redete viel und lebhaft, denn er war ein armer Jüngling, der einen weiten Weg gewandert war, um nach Theben zu gelangen, und dabei auf Unfreundlichkeit und Demütigungen gestoßen war. »Ich bin Arzt«, gab ich zur Antwort. »Auch wurde ich zum Priester ersten Grades im Ammontempel zu Theben geweiht.«

»Da hast du ihn wohl in die Wüste gebracht, um ihn zu heilen?« vermutete Haremhab. »Aber du hättest ihn wärmer bekleiden sollen. Allerdings will ich die Kunst eines Arztes nicht bekritteln«, fügte er höflich hinzu.

Der kalte rote Sand flammte im Schein der aufgehenden Sonne. Haremhabs Speerspitze glühte rot, und der Falke kreiste um sein Haupt. Der Thronfolger setzte sich auf, er klapperte mit den Zähnen, wimmerte leise und blickte verwirrt um sich.

»Ich habe gesehen«, sagte er. »Der Augenblick war wie ein Jahrhundert, ich besaß kein Alter, und Er streckte segnend tausend Hände über meinem Haupte aus, und eine jede dieser Hände reichte mir das Zeichen des ewigen Lebens. Wie sollte ich da nicht glauben?«

»Ich hoffe, du hast dich nicht in die Zunge gebissen«, sagte ich besorgt. »Ich versuchte, dich davor zu schützen, aber ich hatte kein Holzstück, um es dir zwischen die Kiefer zu schieben.«

Aber meine Rede war in seinen Ohren wie das Summen einer Fliege. Er betrachtete Haremhab, und seine Augen weiteten sich und wurden klarer, und er war schön mit seinem verwunderten Lächeln.

»Bist du von Aton, dem Alleinigen, gesandt?« fragte er erstaunt.

»Der Falke flog vor mir her, und ich folgte ihm«, sagte Haremhab. »Deshalb bin ich hier, mehr weiß ich nicht.« Doch der Thronfolger betrachtete den Speer in seiner Hand und runzelte die Stirn.

»Du trägst einen Speer«, sagte er vorwurfsvoll.

Haremhab zeigte seinen Speer. »Der Schaft ist aus erlesenem Holze«, sagte er. »Die aus Kupfer geschmiedete Spitze dürstet nach dem Blut der Feinde des Pharaos. Mein Speer ist durstig, und sein Name lautet: ›Der Kehlenspalter‹.«

»Kein Blut«, sagte der Thronfolger. »Für Aton ist jedes Blutvergießen ein Greuel. Es gibt nichts Furchtbareres als fließendes Blut.«

Obwohl ich gesehen hatte, wie der Thronfolger die Augen schloß, während Ptahor die Schädelbohrung ausführte, wußte ich noch nicht, daß er zu den Menschen gehörte, die krank und ohnmächtig werden, sobald sie Blut fließen sehen.

»Das Blut reinigt die Völker und macht sie stark«, sagte Haremhab. »Blut macht die Götter gesund und beleibt. Solange man Krieg führt, so lange muß auch Blut fließen.«

»Es wird keinen Krieg mehr geben«, sagte der Thronfolger.

»Der Junge ist verrückt«, lachte Haremhab. »Es hat immer Kriege gegeben und wird immer welche geben, denn die Völker müssen, um zu leben, gegenseitig ihre Tüchtigkeit erproben.«

»Alle Völker sind Seine Kinder, alle Sprachen und alle Farben, das schwarze und das rote Land«, sprach der Thronerbe und starrte in die Sonne. »In allen Ländern will ich Ihm Tempel errichten lassen und allen Fürsten das Zeichen des Lebens senden, denn ich habe Ihn geschaut; von Ihm bin ich geboren, um zu Ihm zurückzukehren.«

»Verrückt ist er«, sagte Haremhab zu mir und schüttelte mitleidig das Haupt. »Jetzt verstehe ich, daß er einen Arzt benötigt.«

»Sein Gott offenbarte sich ihm soeben«, sagte ich ernst, um Haremhab zu warnen, denn ich fand bereits Gefallen an ihm. »Die heilige Krankheit hat ihn Gott schauen lassen, und es ziemt uns nicht, die Worte seines Gottes abzuwägen. Ein jeder wird selig in seinem Glauben.«

»Ich glaube an meinen Speer und meinen Falken«, sagte Haremhab.

Aber der Thronfolger hob die Hand, um die Sonne zu begrüßen, und sein Gesicht verklärte sich zu neuer Schönheit, wie wenn er eine andere Welt sähe als wir. Wir ließen ihn sein Gebet beenden und geleiteten ihn dann zur Stadt, ohne daß er sich dagegen gewehrt hätte. Der Anfall hatte seine Glieder so sehr geschwächt, daß er klagte und beim Gehen wankte. Deshalb trugen wir ihn schließlich, und vor uns flog der Falke.

Als wir an die Grenze des bebauten Landes kamen, bis wohin sich die Bewässerungskanäle erstreckten, sahen wir eine königliche Sänfte auf uns warten. Die Sklaven hatten sich auf dem Boden ausgestreckt, und aus der Sänfte trat ein dicker Priester auf uns zu, dessen Haupt rasiert und dessen dunkles Gesicht von düsterer Schönheit war. Ich streckte die Hände in Kniehöhe vor ihm aus, denn ich vermutete in ihm den Rê-Harachte-Priester, von dem Ptahor gesprochen hatte. Er aber beachtete mich nicht. Er warf sich vor dem Thronfolger auf sein Antlitz und begrüßte ihn als König. Daraus entnahm ich, daß Amenophis der Dritte verschieden war. Alsdann eilten die Sklaven herbei, um sich des neuen Königs anzunehmen. Seine Glieder wurden gewaschen, gerieben und gesalbt, er wurde in königliches Linnen gehüllt, und ihm wurde die Kopfbedeckung der Könige aufgesetzt.

Inzwischen wandte Eje sich an mich: »Ist er seinem Gott begegnet, Sinuhe?« fragte er.

»Er ist seinem Gott begegnet«, sagte ich. »Ich wachte über ihn, damit ihm nichts Böses widerfahre. Woher aber weißt du meinen Namen?«

Er lächelte und sagte: »Meine Aufgabe ist es, alles, was im Palaste vor sich geht, zu wissen, bis meine Stunde kommt. Ich kenne deinen Namen und weiß, daß du Arzt bist. Deshalb konnte ich ihn deiner Obhut anvertrauen. Ich weiß auch, daß du ein Priester Ammons bist und diesem Gotte deinen Eid geschworen hast.«

Letzteres äußerte er mit drohender Betonung, ich aber machte eine abwehrende Handbewegung und fragte: »Was hat ein Eid vor Ammon zu bedeuten?«

»Du hast recht«, sagte er, »und brauchst ihn nicht zu bereuen. Wisse also, daß dein Schützling von Unruhe befallen wird, sobald sich der Gott ihm naht. Nichts vermag ihn dann zurückzuhalten, und er gestattet keinem Wächter, ihm zu folgen. Dennoch wart ihr die ganze Nacht in Sicherheit, keine Gefahr hat euch bedroht und, wie du siehst, harrt eine Sänfte seiner. Und dieser Speerträger?« Er wies auf Haremhab, der etwas abseits stand und mit der Hand die Spitze seines Speeres prüfte, während der Falke auf seiner Schulter saß. »Vielleicht sollte er am besten sterben, denn die Geheimnisse des Pharaos darf nicht mancher teilen.«

»Er hat den Pharao mit seinem Mantel gegen die Kälte geschützt«, sagte ich. »Er ist bereit, seinen Speer gegen die Feinde des Pharaos zu richten. Ich glaube, Priester Eje, du wirst mehr Nutzen von dem Lebenden haben als von dem Toten.«

Da warf ihm Eje mit lässiger Gebärde einen goldenen Reifen von seinem Arme zu und sagte: »Du kannst mich eines Tages in dem goldenen Haus aufsuchen, Speerträger.«

Aber Haremhab ließ den Goldreifen in den Sand zu seinen Füßen fallen und blickte Eje trotzig an. »Ich nehme nur vom Pharao Befehle entgegen«, sagte er. »Wenn ich nicht irre, ist er, der die königliche Kopfbedeckung trägt, der Pharao. Der Falke hat mich zu ihm geführt, das genügt.«

Eje zürnte nicht. »Gold ist kostbar und stets nützlich«, sagte er, nahm den Goldreifen aus dem Sande auf und streifte ihn wieder über seinen Arm. »So verneige dich vor deinem Pharao, deinen Speer aber lege in seiner Anwesenheit beiseite.«

Der Thronfolger trat zu uns. Sein Gesicht war bleich und ausgemergelt, aber immer noch von dem geheimnisvollen Feuer durchglüht, das sein Herz erwärmte. »Folgt mir«, sprach er, »folgt mir alle auf dem neuen Wege, denn die Wahrheit ist mir aufgegangen.«

Wir geleiteten ihn zur Sänfte. Haremhab murmelte zwar: »Im Speere sitzt die Wahrheit.« Aber er bequemte sich, dem Vorläufer den Speer zu übergeben, und wir nahmen Platz auf den Tragstangen, als die Sänfte sich in Bewegung setzte. Die Träger eilten im Laufschritt zum Ufer, wo bereits ein Schiff uns erwartete, und wir kehrten auf dem gleichen Wege, den wir gekommen waren, in den Palast zurück, ohne Aufsehen zu erregen, obgleich das Volk in dichten Reihen vor den Mauern stand.

Wir durften dem Thronfolger in seine Gemächer folgen, und er zeigte uns große Krüge aus Kreta, auf denen schwimmende Fische und andere Tiere abgebildet waren. Ich hätte Thotmes gegönnt, sie zu sehen, denn sie bewiesen, daß die Kunst anders aufgefaßt werden konnte als in Ägypten. Nachdem der erschöpfte Thronfolger sich beruhigt hatte, redete und führte er sich so vernünftig auf wie andere Jünglinge unseres Alters, ohne übertriebene Höflichkeit und Ehrfurcht zu verlangen. Dann wurde gemeldet, daß die große königliche Mutter nahe, um sich vor ihm zu verneigen. Da nahm er Abschied von uns und versprach, uns beide nicht zu vergessen. Als wir gegangen waren, blickte mich Haremhab unschlüssig an.

»Ich bin besorgt«, sagte er. »Ich weiß nicht, wohin ich gehen soll.«

»Bleibe ruhig da«, sagte ich. »Er versprach, sich deiner zu erinnern. Deshalb ist es am besten, du bist in der Nähe, wenn er sich deiner entsinnt. Die Götter sind launisch und vergessen rasch.«

»Du meinst, ich solle hier bleiben und mich diesem Fliegenschwarm anschließen?« sagte Haremhab und wies auf die Hofleute, die sich vor den Türen zu den Gemächern des Thronfolgers drängten. »Nein, ich habe wahrhaftig Grund, besorgt zu sein«, fuhr er düster fort. »Was soll aus einem Ägypten werden, dessen Pharao Blut scheut und meint, daß alle Völker und alle Sprachen und alle Farben ebenbürtig seien? Ich bin zum Krieger geboren, und mein Kriegerverstand sagt mir, daß dies ein schlechtes Omen für die Zukunft eines Kriegers ist. Jedenfalls will ich meinen Speer suchen gehen. Der Vorläufer hat ihn behalten.« Wir trennten uns, und ich forderte ihn auf, mich im Haus des Lebens aufzusuchen, falls er einen Freund brauche.

In unserem Zimmer erwartete mich Ptahor erzürnt, mit roten Augen. »Du warst verschwunden, als der Pharao in der Morgendämmerung seinen letzten Seufzer tat«, schalt er. »Du warst verschwunden, und ich schlief, und keiner von uns beiden hat gesehen, wie die Seele des Pharaos, einem Vogel gleich, aus seiner Nase flog und geradenwegs zur Sonne stieg. Viele Augenzeugen haben es berichtet. Auch ich wäre gerne zugegen gewesen, denn ich liebe solche Wunder sehr, du aber warst nicht da, um mich zu wecken. Mit welchem Mädchen hast du heute nacht geschlafen?«

Ich berichtete ihm, was sich in dieser Nacht zugetragen hatte, und er hob die Hände zum Zeichen größter Verwunderung. »Ammon behüte uns!« rief er. »Der neue Pharao ist also verrückt.«

»Ich glaube nicht, daß er verrückt ist«, sagte ich zögernd, denn mein Herz fühlte sich in seltsamer Weise zu dem kranken Jüngling hingezogen, über den ich gewacht hatte und der freundlich zu mir gewesen war. »Ich glaube, er hat einen neuen Gott geschaut. Wenn er selbst aus seinen verworrenen Gedanken zur Klarheit kommt, werden wir im Lande Kêmet vielleicht Wunder erleben.«

»Ammon bewahre uns davor«, sagte Ptahor entsetzt. »Schenke mir lieber Wein ein, denn meine Kehle ist trocken wie der Staub der Straßen.«

Dann führte man uns in einen Pavillon im Hause der Gerechtigkeit, wo der alte Siegelbewahrer als Richter saß und die vierzig Lederrollen, auf denen das Gesetz geschrieben war, vor ihm lagen. Bewaffnete Soldaten umringten uns, um uns am Fliehen zu hindern, und der Siegelbewahrer verlas uns aus einer Lederrolle das Gesetz und teilte uns mit, daß wir sterben müßten, weil der Pharao nach der Schädelbohrung nicht genas. Ich blickte Ptahor an, aber er lächelte nur, als der Henker mit seinem Schwerte vortrat. »Mag der Blutstiller als erster gehen«, sagte er. »Er hat es eiliger denn wir, in das Land des Westens zu gelangen.«

Der Blutstiller nahm freundlich Abschied von uns, schlug das heilige Zeichen Ammons und kniete unterwürfig vor den Lederrollen zu Boden. Der Henker schwang sein Schwert und ließ es sausend einen Bogen über dem Haupte des Verurteilten beschreiben, hielt jedoch im Schlage inne, so daß die Schneide den Hals des Blutstillers nur ganz leicht berührte. Trotzdem sank der Blutstiller zu Boden, und wir glaubten, er sei vor Schrecken ohnmächtig geworden, denn an seinem Nacken war nicht die geringste Wunde zu entdecken. Als die Reihe an mir war, kniete ich furchtlos nieder; der Henker lachte und berührte meinen Nakken mit dem Schwerte, ohne mich weiter zu erschrecken. Ptahor war der Ansicht, er sei so klein von Wuchs, daß er nicht zu knien brauche, und der Henker schwang das Schwert über seinem Nacken. Somit waren wir tot, das Urteil war vollstreckt, und wir erhielten neue, in schwere Goldreifen eingravierte Namen. In Ptahors Ring stand wirklich: »Er, der dem Pavian gleicht« und in meinem: »Er, der einsam ist.« Dann wurde für Ptahor ein Geschenk in Gold abgewogen. Auch für mich wurde Gold abgewogen, und wir erhielten neue Kleider, und zum ersten Male trug ich ein Faltengewand aus königlichem Leinen mit einem Kragen, der schwer von Silber und kostbaren Steinen war. Doch als die Diener den Blutstiller aufrichten und zum Bewußtsein wecken wollten, erwachte er nicht mehr, sondern war tot. Das habe ich mit eigenen Augen gesehen und kann bezeugen, daß es wahr ist. Doch warum er starb, kann ich nicht verstehen, falls es nicht geschah, weil er glaubte, sterben zu müssen. Denn trotz seiner Einfalt besaß er die Fähigkeit, Blutungen zu stillen, und ein solcher Mensch ist nicht wie andere.

Trotz der Landestrauer um den Pharao verbreitete sich die Kunde von dem seltsamen Tode des Blutstillers, und wer sie vernahm, konnte sich des Lachens nicht enthalten. Viele brüllten vor Lachen und schlugen sich auf die Knie, denn das Ereignis war tatsächlich spaßig.

Auch ich wurde von Amtes wegen als tot betrachtet, und von nun an konnte ich keine Akten mehr unterzeichnen, ohne dem Namen Sinuhe die Bezeichnung »Er, der einsam ist« hinzuzufügen. Am Hofe kannte man mich nur noch unter diesem Namen.

Quellen- und Rechte-Nachweis

Christian Barnard: Ein gebrochenes Herz. Aus: Ch. B.: Die Erbsünde. Deutsche Rechte beim Scherz Verlag, Bern und München

Will Berthold: Ein Doktor macht noch keinen Arzt: Aus: W. B.: Iwans Doktor. Copyright © 1976 bei AVA – Autoren- und Verlags-Agentur, München/Breitbrunn

Michail Bulgakow: Das Handtuch mit dem Hahn. Copyright © 1981 bei Paul Neff Verlag, Wien

Taylor Caldwell: Hysterie. Aus: T. C.: Doktor Ferrier. Copyright © 1990 der deutschsprachigen Ausgabe bei Paul Neff Verlag, Wien – Eine Neff-Edition im Diana-Verlag, Zürich

Robin Cook: Die Abtreibung. Aus: R. C.: Pharmakon. Copyright © 1988 der deutschsprachigen Ausgabe bei Hestia-Verlag GmbH, Rastatt

A. J. Cronin: Sir Walters letzter Patient. Aus: A. J. C.: Kaleidoskop in K. Copyright © 1939 Paul Zsolnay Verlag GmbH, Wien

Marie Louise Fischer: Wettlauf mit der Zeit. Aus: M. L. F.: Gehirnstation. Alle Rechte bei der Autorin

Richard Gordon: Rumbelows Sensation. Aus: R. G.: Arzt vor Gericht. Alle Rechte am Original beim Autor; die Rechte an der Übersetzung beim Wilhelm Heyne Verlag, München

Peter Heim: Jeder Mensch ist etwas ganz Besonderes. Aus: P. H.: Das blaue Zimmer. Copyright © 1988 bei Autor und AVA – Autoren- und Verlags-Agentur GmbH, München/Breitbrunn

Rudyard Kipling: Botschaft aus dem Jenseits. Alle deutschsprachigen Rechte beim Paul List Verlag, München

John Knittel: Damnoorah. Aus: J. K.: El Hakim. Alle Rechte bei Engelhorn Verlag GmbH, Stuttgart

Heinz G. Konsalik: Die Reihenuntersuchung. Aus: H. G. K.: Die schöne Ärztin. Copyright © 1989 bei Blanvalet Verlag GmbH, München

Heinz G. Konsalik: In der »Schwimmenden Stadt«. Aus: H. G. K.: Der Dschunkendoktor. Copyright © 1983 bei Autor und AVA – Autoren- und Verlags-Agentur GmbH, München/Breitbrunn

Heinz G. Konsalik: Das Ultimatum. Aus: H. G.K.: Die Begnadigung, Copyright © 1988 bei Blanvalet Verlag GmbH, München

Axel Munthe: Ein Modearzt. Aus: A. M.: Der Arzt von San Michele. Alle deutschsprachigen Rechte beim Paul List Verlag, München

Mika Waltari: Sinuhe – »Er, der einsam ist«. Aus: M. W.: Sinuhe der Ägypter. Copyright © bei Mika Waltari. Alle Rechte vorbehalten: Paul Neff Verlag, Wien